全国中医药行业高等教育"十三五"规划教材

全国高等中医药院校规划教材（第十版）

医学免疫学

（新世纪第二版）

（供中医学、中药学、中西医临床医学专业用）

主　编

刘文泰（河北中医学院）

副 主 编

卢芳国（湖南中医药大学）　　　　　官　妍（安徽中医药大学）

边育红（天津中医药大学）　　　　　肖　健（广西中医药大学）

朱诗国（上海中医药大学）

编　　委（以姓氏笔画为序）

叶荷平（江西中医药大学）　　　　　刘文洪（浙江中医药大学）

李　岩（广州中医药大学）　　　　　张天娥（成都中医药大学）

张丹丹（黑龙江中医药大学佳木斯学院）　周　宏（长春中医药大学）

侯殿东（辽宁中医药大学）　　　　　施京红（陕西中医药大学）

梅　雪（河南中医药大学）　　　　　颜春鲁（甘肃中医药大学）

戴　军（河北中医学院）

学术秘书

戴　军（兼）（河北中医学院）

中国中医药出版社

·北　京·

图书在版编目（CIP）数据

医学免疫学/刘文泰主编．—2 版．—北京：中国中医药出版社，2017.7（2018.6 重印）

全国中医药行业高等教育"十三五"规划教材

ISBN 978 - 7 - 5132 - 4195 - 3

Ⅰ．①医…　Ⅱ．①刘…　Ⅲ．①医学 - 免疫学 - 中医学院 - 教材　Ⅳ．①R392

中国版本图书馆 CIP 数据核字（2017）第 100331 号

请到"医开讲 & 医教在线"（网址：www.e-lesson.cn）
注册登录后，刮开封底"序列号"激活本教材数字化内容。

中国中医药出版社出版

北京市朝阳区北三环东路 28 号易亨大厦 16 层

邮政编码　100013

传真　010 64405750

河北省武强县画业有限责任公司印刷

各地新华书店经销

开本 850 × 1168　1/16　印张 14　字数 349 千字

2017 年 7 月第 2 版　2018 年 6 月第 2 次印刷

书　号　ISBN 978 - 7 - 5132 - 4195 - 3

定价　55.00 元

网址　www.cptcm.com

社 长 热 线　010 - 64405720

购 书 热 线　010 - 89535836

侵 权 打 假　010 - 64405753

微信服务号　zgzyycbs

微商城网址　https://kdt.im/LIdUGr

官 方 微 博　http://e.weibo.com/cptcm

天猫旗舰店网址　https://zgzyycbs.tmall.com

如有印装质量问题请与本社出版部联系（010 64405510）

全国中医药行业高等教育"十三五"规划教材

全国高等中医药院校规划教材（第十版）

专家指导委员会

严世芸（上海中医药大学教授）

李灿东（福建中医药大学校长）

李青山（山西中医药大学校长）

李金田（甘肃中医药大学校长）

杨　柱（贵阳中医学院院长）

杨关林（辽宁中医药大学校长）

余曙光（成都中医药大学校长）

宋柏林（长春中医药大学校长）

张欣霞（国家中医药管理局人事教育司师承继教处处长）

陈可冀（中国中医科学院研究员　中国科学院院士　国医大师）

陈明人（江西中医药大学校长）

武继彪（山东中医药大学校长）

范吉平（中国中医药出版社社长）

周仲瑛（南京中医药大学教授　国医大师）

周景玉（国家中医药管理局人事教育司综合协调处处长）

胡　刚（南京中医药大学校长）

谭元生（湖南中医药大学校长）

徐安龙（北京中医药大学校长）

徐建光（上海中医药大学校长）

唐　农（广西中医药大学校长）

彭代银（安徽中医药大学校长）

路志正（中国中医科学院研究员　国医大师）

熊　磊（云南中医学院院长）

秘　书　长

王　键（安徽中医药大学教授）

卢国慧（国家中医药管理局人事教育司司长）

范吉平（中国中医药出版社社长）

办公室主任

周景玉（国家中医药管理局人事教育司综合协调处处长）

林超岱（中国中医药出版社副社长）

李秀明（中国中医药出版社副社长）

李占永（中国中医药出版社副总编辑）

全国中医药行业高等教育"十三五"规划教材

编审专家组

组　长

王国强（国家卫生计生委副主任　国家中医药管理局局长）

副组长

张伯礼（中国工程院院士　天津中医药大学教授）

王志勇（国家中医药管理局副局长）

组　员

卢国慧（国家中医药管理局人事教育司司长）

严世芸（上海中医药大学教授）

吴勉华（南京中医药大学教授）

王之虹（长春中医药大学教授）

匡海学（黑龙江中医药大学教授）

王　键（安徽中医药大学教授）

刘红宁（江西中医药大学教授）

翟双庆（北京中医药大学教授）

胡鸿毅（上海中医药大学教授）

余曙光（成都中医药大学教授）

周桂桐（天津中医药大学教授）

石　岩（辽宁中医药大学教授）

黄必胜（湖北中医药大学教授）

前　言

　　为落实《国家中长期教育改革和发展规划纲要（2010-2020年）》《关于医教协同深化临床医学人才培养改革的意见》，适应新形势下我国中医药行业高等教育教学改革和中医药人才培养的需要，国家中医药管理局教材建设工作委员会办公室（以下简称"教材办"）、中国中医药出版社在国家中医药管理局领导下，在全国中医药行业高等教育规划教材专家指导委员会指导下，总结全国中医药行业历版教材特别是新世纪以来全国高等中医药院校规划教材建设的经验，制定了"'十三五'中医药教材改革工作方案"和"'十三五'中医药行业本科规划教材建设工作总体方案"，全面组织和规划了全国中医药行业高等教育"十三五"规划教材。鉴于由全国中医药行业主管部门主持编写的全国高等中医药院校规划教材目前已出版九版，为体现其系统性和传承性，本套教材在中国中医药教育史上称为第十版。

　　本套教材规划过程中，教材办认真听取了教育部中医学、中药学等专业教学指导委员会相关专家的意见，结合中医药教育教学一线教师的反馈意见，加强顶层设计和组织管理，在新世纪以来三版优秀教材的基础上，进一步明确了"正本清源，突出中医药特色，弘扬中医药优势，优化知识结构，做好基础课程和专业核心课程衔接"的建设目标，旨在适应新时期中医药教育事业发展和教学手段变革的需要，彰显现代中医药教育理念，在继承中创新，在发展中提高，打造符合中医药教育教学规律的经典教材。

　　本套教材建设过程中，教材办还聘请中医学、中药学、针灸推拿学三个专业德高望重的专家组成编审专家组，请他们参与主编确定，列席编写会议和定稿会议，对编写过程中遇到的问题提出指导性意见，参加教材间内容统筹、审读稿件等。

　　本套教材具有以下特点：

　　1. 加强顶层设计，强化中医经典地位

　　针对中医药人才成长的规律，正本清源，突出中医思维方式，体现中医药学科的人文特色和"读经典，做临床"的实践特点，突出中医理论在中医药教育教学和实践工作中的核心地位，与执业中医（药）师资格考试、中医住院医师规范化培训等工作对接，更具有针对性和实践性。

　　2. 精选编写队伍，汇集权威专家智慧

　　主编遴选严格按照程序进行，经过院校推荐、国家中医药管理局教材建设专家指导委员会专家评审、编审专家组认可后确定，确保公开、公平、公正。编委优先吸纳教学名师、学科带头人和一线优秀教师，集中了全国范围内各高等中医药院校的权威专家，确保了编写队伍的水平，体现了中医药行业规划教材的整体优势。

　　3. 突出精品意识，完善学科知识体系

　　结合教学实践环节的反馈意见，精心组织编写队伍进行编写大纲和样稿的讨论，要求每门教材立足专业需求，在保持内容稳定性、先进性、适用性的基础上，根据其在整个中医知识体系中的地位、学生知识结构和课程开设时间，突出本学科的教学重点，努力处理好继承与创新、理论与实践、基础与临床的关系。

4. 尝试形式创新，注重实践技能培养

为提升对学生实践技能的培养，配合高等中医药院校数字化教学的发展，更好地服务于中医药教学改革，本套教材在传承历版教材基本知识、基本理论、基本技能主体框架的基础上，将数字化作为重点建设目标，在中医药行业教育云平台的总体构架下，借助网络信息技术，为广大师生提供了丰富的教学资源和广阔的互动空间。

本套教材的建设，得到国家中医药管理局领导的指导与大力支持，凝聚了全国中医药行业高等教育工作者的集体智慧，体现了全国中医药行业齐心协力、求真务实的工作作风，代表了全国中医药行业为"十三五"期间中医药事业发展和人才培养所做的共同努力，谨向有关单位和个人致以衷心的感谢！希望本套教材的出版，能够对全国中医药行业高等教育教学的发展和中医药人才的培养产生积极的推动作用。

需要说明的是，尽管所有组织者与编写者竭尽心智，精益求精，本套教材仍有一定的提升空间，敬请各高等中医药院校广大师生提出宝贵意见和建议，以便今后修订和提高。

国家中医药管理局教材建设工作委员会办公室

中国中医药出版社

2016 年 6 月

编写说明

医学免疫学是一门重要的基础医学课程，是临床医学、预防医学重要的理论基础，在疾病诊断、预防、发病机制和治疗中发挥着重要作用。随着免疫学理论和技术的飞速发展，免疫学在生命科学领域的应用日益广泛，有力地推动了生命科学研究的进步。

《医学免疫学》教材是在国家中医药管理局教材建设工作委员会、中国中医药出版社规划指导下，由16所中医药院校同行专家共同完成。与上一版教材相比，本教材有以下4个特点：

1. 更新章节顺序。免疫学知识体系复杂、前后知识交错、衔接不够紧密，初学者普遍感到难以掌握。针对这一问题，本教材对选定知识内容进行了系统整理和归纳，尽量将相关性知识编排在同一章中。如将固有免疫细胞、固有免疫分子放在固有免疫应答章节，将适应性免疫细胞放在适应性免疫应答章节，注重免疫学知识的连贯性和系统性。

2. 对某些有争议的免疫学理论问题，以"知识拓展"的形式提出了新诠释。如病原相关分子模式的定义与分类、T细胞在胸腺中发育的阳性选择与阴性选择过程和移植排斥反应的直接识别机制等，愿与同道商讨与完善，同时开阔学生的思路。

3. 每章章末设有知识纲要和复习思考题，为学生掌握知识要点和复习提供了方便；也为开展PBL教学提供了帮助，学生可先以"知识纲要"为提纲，导入本章相关知识的深入学习和理解。

4. 免疫学是生命科学研究的重要支柱学科之一，必将在中医药理论研究领域发挥重要作用。本教材增设了"中医药理论的研究策略"一章，主要讨论了中药成分的分析研究策略、中药作用机制的研究策略和中医证候本质的研究策略，希望在加快中医药理论研究进程中能起到抛砖引玉作用。

本教材可供中医学、中药学、中西医临床医学各专业本科生及研究生使用，还可作为临床医师、相关科研工作者的参考书。使用本教材时，各院校可根据专业特点和课时安排等具体情况，适当调整讲授内容和顺序。

本教材编写分工：刘文泰、施京红、张丹丹、周宏、肖健、边育红、叶荷平、卢芳国、侯殿东、梅雪、颜春鲁分别编写免疫学基础理论部分（第一章至第十一章），官妍、刘文洪、李岩、戴军分别编写免疫相关疾病与免疫学应用部分（第十二章至第十四章），刘文泰、张天娥、朱诗国共同编写中医药理论的研究策略（第十五章）。

本教材数字化工作是在国家中医药管理局教育教学改革项目（编号：GZYJS128）的支持下，由中国中医药出版社资助展开的。该项目由卢芳国负责，全体编委会成员共同完成。另外，湖南中医药大学魏科、胡珏、聂娟参与了数字化的编制工作。

本教材的 17 位编写人员，通力协作，集思广益，博采众长，精益求精，为教材出版做出了巨大努力，付出了极大心血，在此表示衷心感谢。医学免疫学进展迅速，编写内容若有疏漏之处，衷心希望广大师生提出宝贵意见，以利今后不断完善和提高。

《医学免疫学》编委会

2017 年 4 月

目　录

第一章 绪 论

免疫学是 20 世纪后期生命科学的前沿和支柱学科，不仅具有惊人的发展速度，而且还具有广泛的学科交叉和渗透。医学免疫学涉及基础医学、临床医学和预防医学等诸多层面，并形成了许多分支。如免疫生物学、免疫遗传学、免疫病理学、免疫诊断学、免疫防治学、免疫药理学、分子免疫学、临床免疫学、神经免疫学、肿瘤免疫学、移植免疫学、生殖免疫学等。医学免疫学是重要的医学基础课之一。

第一节 免疫学的基本内容

一、免疫的概念与功能

（一）免疫的概念

在与瘟疫抗争的漫长过程中，人们早就发现了曾患过某种瘟疫而康复的人，再遇相同瘟疫时往往具有抵抗力，将之称为"免疫（Immune）"。免疫之词来源于拉丁文 Immunitas，原意为免除赋税。最初引入医学领域寓意着免除瘟疫和对传染病的抵抗力。

在发现了 ABO 血型系统和组织器官移植排斥反应后，人们将免疫的概念修正为：免疫是机体识别"自己"和"非己"，通过排斥"非己"来保护"自己"的一种生物学现象。所谓"自己"是指自身生理性物质，包括自身行使正常生理功能的细胞和分子；"非己"是指与自身生理性物质结构或构象相异的物质，包括行使功能后结构或构象改变的自身物质及与自身生理性物质结构或构象相异的物质。

（二）免疫系统的基本功能

机体的免疫功能，归纳起来可分为三大类，即免疫防御（immune defense）、免疫稳定（immune homeostasis）和免疫监视（immune surveillance），见表 1 - 1。

表 1 - 1 机体免疫功能的分类及其功能表现

功能	正常情况下	异常情况下
免疫防御	抵抗和清除外来病原体侵袭及中和毒素	病原体感染、病原体携带等
免疫稳定	清除自身性病原相关分子模式物质、损伤与衰老死亡细胞，清除抗原性物质，自身免疫耐受及免疫调节平衡，维持机体生理功能稳定	生理功能紊乱、自身组织细胞损伤、自身免疫病、免疫功能紊乱等
免疫监视	监视和清除突变或转化细胞	细胞转化、癌变等

二、免疫系统

机体通过免疫系统发挥免疫效应。免疫系统包括免疫器官、免疫细胞和免疫分子。

（一）免疫器官

免疫器官包括中枢免疫器官和外周免疫器官。

1. 中枢免疫器官　是免疫细胞发生、分化、成熟的场所，包括骨髓、胸腺和禽类动物的法氏囊。骨髓是免疫细胞发生的场所，哺乳动物的骨髓和禽类动物的法氏囊是 B 细胞分化、成熟的场所；胸腺是 T 细胞分化、成熟的场所。

2. 外周免疫器官　是免疫细胞居留、接受抗原刺激产生免疫应答的场所，主要包括脾脏、淋巴结和黏膜相关淋巴组织等。

（二）免疫细胞

免疫细胞泛指参与免疫应答和与免疫应答有关的细胞，包括的范围十分广泛，诸如淋巴细胞、树突状细胞、单核 – 巨噬细胞、中性粒细胞、嗜碱性粒细胞、嗜酸性粒细胞、肥大细胞等，甚至还包括红细胞和血小板。依据免疫细胞的识别机制和作用特点，将其分为固有免疫细胞和适应性免疫细胞。

1. 固有免疫细胞　指由固有胚系基因编码免疫原识别受体（如模式识别受体、杀伤活化受体等），泛特异性识别免疫原，发生固有免疫应答的免疫细胞，主要包括吞噬细胞、抗原提呈细胞和自然杀伤细胞等。

2. 适应性免疫细胞　指在发育成熟过程中由胚系基因片段随机重排后编码抗原识别受体，特异性识别抗原，发生适应性免疫应答的免疫细胞，主要包括 T 细胞和 B 细胞。

（三）免疫分子

免疫分子分为液相免疫分子和膜相免疫分子。①液相免疫分子：是指由免疫细胞分泌，在体液中发挥免疫效应或调节免疫细胞间相互作用的液相分子，主要包括抗体、补体及细胞因子等；②膜相免疫分子：是指存在于免疫细胞膜胞内器室膜表面，主要参与免疫细胞间相互作用的一类膜相分子，主要包括固有免疫细胞的模式识别受体、适应性免疫细胞的抗原受体、共刺激分子及其受体、MHC 分子、黏附分子、CD 分子等。

三、启动免疫应答的物质基础

启动机体免疫应答的物质称为免疫原，主要包括病原相关分子模式和抗原。固有免疫细胞（如吞噬细胞等）及其免疫分子（如补体等）的模式识别受体识别病原相关分子模式，诱发固有免疫应答；适应性免疫细胞（T 细胞和 B 细胞）及其免疫分子（如抗体等）的抗原识别受体识别抗原分子的抗原表位，激发适应性免疫应答。

四、免疫应答

免疫学理论研究的核心内容为免疫应答。免疫应答是指免疫细胞识别免疫原后激活（或发生凋亡）及其产生效应的过程。依据免疫应答的获得形式、识别与效应机制，将其分为固有免疫应答和适应性免疫应答（表 1 – 2）。

1. 固有免疫应答　固有免疫细胞及其分子通过固有胚系基因编码的免疫原识别受体泛特

异性识别相关配体（如模式识别受体识别病原相关分子模式，杀伤活化受体识别异常靶细胞的相关配体等），诱发固有免疫应答。其基本特征是先天存在、作用缺乏特异性，故又称天然免疫应答或非特异性免疫应答。

2. 适应性免疫应答 适应性免疫细胞（T、B 细胞）及其分子通过胚系基因片段随机重排后编码的抗原识别受体特异性识别抗原表位，诱发适应性免疫应答。其基本特征为接受抗原刺激后获得、作用具有严格特异性，故又称获得性免疫应答或特异性免疫应答。

表 1-2 免疫应答的分类及其特点

	固有免疫应答	适应性免疫应答
其他名称	天然免疫应答，非特异性免疫应答	获得性免疫应答，特异性免疫应答
获得特点	先天存在	接受抗原刺激后获得
免疫识别	模式识别受体识别病原相关分子模式，杀伤活化受体识别异常靶细胞的相关配体	抗原识别受体特异性识别抗原表位
作用特点	泛特异性识别和清除免疫原	特异性识别和清除或耐受抗原

五、免疫学实验技术

免疫学实验技术主要是依据抗原抗体反应原理而设计的实验检测方法，用于临床疾病的诊断。例如：用已知抗体特异性检测患者体内病原体或用已知病原体抗原检测患者体内相应抗体，诊断感染性疾病；用特异性抗体，定性或定量检测体内相应抗原成分，如用抗绒毛膜促性腺激素抗体进行早孕诊断，用抗甲胎蛋白抗体进行原发性肝癌的早期诊断；用抗细胞表面分子抗体，检测、分离相应细胞等。

随着免疫学理论和技术的飞速发展，免疫学实验技术的应用范围日益扩大。它不仅在医学领域得到了广泛应用，而且也推动了生命科学的发展。尤其是免疫学检测技术已经逐渐渗透到很多自然科学研究和应用领域。如在应用化学领域用于检测、提取和纯化特定化学物质成分；检测农作物的农药残留；检测食品或动物饲料中激素等有害物质的有无和含量。在中医药理论研究方面，将在中药成分分析与质量标准建立、中药作用机制和中医证候本质等中医药基础理论研究领域，发挥巨大的推动作用。

六、免疫学防治技术

免疫学防治技术是指用免疫学理论和技术预防和治疗疾病，它不仅用于感染性疾病的防治，而且已经渗透到了临床绝大多数疾病的预防和治疗。

第二节　免疫学发展简史

免疫学起源于抗感染免疫，所以在很长一段时期内，一直围绕着抗感染而附属于微生物学之中。20 世纪以后，随着免疫系统的非防御功能和相对独立结构被发现或明确，免疫学逐步脱离了微生物学并发展成为一门独立学科，并在 1971 年第一届国际免疫学会联合会的会议上得到了确认。免疫学的发展史大致可划分为三个阶段。

一、经验免疫时期

经验免疫时期，应该从中医学最早文献记载的应用免疫方法防治传染病开始。如晋代医学家葛洪（283—363）在《肘后方》中，就记有"疗狾犬咬人方，乃杀所咬犬，取脑敷之，则后不发"，这种疗法与现代用狂犬疫苗接种来预防狂犬病的机理基本一致。对后世影响最大的是我国利用"种痘术"预防天花的实践。文献追述最早种痘法在唐朝民间已开始出现，11 世纪宋真宗时期，已明确用患者痘痂粉入鼻或穿患者衣服（痘衣）的预防方法，17 世纪初（明隆庆时期）则已广泛应用。1628 年的《种痘心法》不仅正式记载了种痘法，而且还明确记述了人痘苗有时苗（又称生苗，致病力强）和种苗（又称熟苗，致病力弱）之分，并认识到患过天花或其他皮疹性传染病后，则不再被感染发作（即获得了免疫力）。如《家传痘诊心法》"终身但作一疫，后者其气不复传染"；《痘诊世医心得》"至以疹子与痘诊相似，彼此传染，但发过不再作耳"。明代接种"人痘"预防天花的方法在我国已非常普遍，并引起邻国的关注，不少国家派人来我国学习种痘法，如朝鲜、日本、土耳其等。18 世纪，英国公使夫人从土耳其君士坦丁堡学到种痘术，为自己和皇家子女接种人痘，并将种痘术传至英国。在英国进行了人体试验，给少数犯人试种"人痘"预防天花成功。因当时英国学者保守，未予广泛推广。

18 世纪末（1796 年），英国医生 Jenner 观察到牛患"牛痘"，局部痘疹酷似人类天花，挤奶女工为患"牛痘"的病牛挤奶，手臂上也患"牛痘"，但不得天花。于是他意识到接种"牛痘"可以预防天花，发明了"种痘术"（vaccine）并试种成功，在预防天花上取得了重大突破，逐渐在世界范围得到了推广应用。Jenner 本人被后人尊为免疫学奠基者。

二、经典免疫学时期

随着 19 世纪后半叶高效显微镜的应用，明确了致病微生物的存在，经典免疫学作为微生物学的一个分支进入了快速发展轨道，并取得了一系列重要成果。有的教科书将该期称为科学免疫学时期。

1. 经典疫苗的研制　1880 年和 1881 年，Pasteur 在否定了生命自然发生理论的基础上，有力地推动了疫苗的研究，成功地研制出减毒鸡霍乱杆菌、炭疽杆菌菌苗等。1885 年，他使用制备的减毒狂犬病疫苗接种，成功地防治了人类狂犬病，成为人工主动免疫的先驱。

2. 抗体的发现与抗原、抗体概念的建立　19 世纪 80 年代后期，在研究病原菌的过程中，发现白喉杆菌经其分泌的白喉毒素致病，进而发现再感染者的血清中有"杀菌素"。1890 年 Behring 和 Kitasato 发现免疫接种动物血清中含抗白喉的物质，并将其称为抗体。鉴于细菌分泌的蛋白性毒素可致抗体产生，当时的科学家就把能刺激宿主产生抗体的物质称为抗原，形成并建立了抗原、抗体概念。其后陆续建立了基于抗原与抗体特异性结合的一系列血清学试验方法。如 1896 年 Gruber 和 Durham 建立的特异性凝集反应，1897 年 Kraus 进行的沉淀试验等。

3. 补体的发现　1889 年 Buchner 发现补体，1895 年 Bordet 明确溶菌现象中补体和抗体的作用。1906 年 Wassermann 建立了梅毒补体结合反应等。

4. 经典免疫学理论形成　1883 年 Metchnikoff 提出细胞免疫学说，1896 年 Ehrlich 提出体液免疫学说，1890 年 Koch 发现变态（超敏）反应，1902 年 Richet 发现继发过敏现象等。

19 世纪与 20 世纪之交的组织移植排斥反应与 ABO 血型系统（1901 年 Landsteiner）的发现，对抗感染免疫观念有所冲击，但由于抗感染免疫的观念仍占主导地位。因此，微生物学框架内的免疫学成了其进一步发展的束缚。

三、现代免疫学时期

20 世纪 40 年代后，免疫自身识别作为免疫识别的基础逐渐被明确，免疫学开始突破抗感染免疫的束缚，过渡到现代免疫学时期。在免疫功能进一步得到了较全面认识的基础上，伴随免疫系统的确立，免疫学开始成为独立的学科。

1. 现代免疫学理论的奠基 1945 年 Owen 发现了异卵双生牛的天然免疫耐受现象，明确了自身识别问题。1949 年 Burnet 提出免疫耐受理论。1953 年 Medawar 实验证实胚胎期耐受理论。1955 年 Jerne 提出天然抗体选择学说，并最终（1974 年）完成免疫网络学说。1957 年 Burnet 和 Talmage 完善克隆选择学说，初步确定了免疫能区分"自我"与"非我"的观念。

2. 免疫系统的确立 1957 年 Glick 发现禽类腔上囊（bursa）的免疫功能，并将来源于此器官的细胞称为 B 细胞（bursa 字头）。1961～1962 年 Good 和 Miller 明确了胸腺（thymus）是 T 细胞（thymus 字头）发育成熟的器官。1959～1962 年 Porter 和 Edelman 发现了抗体的分子结构。1978 年 Tonegawa 进一步阐明了免疫球蛋白基因重排机制。20 世纪 60 年代末以后，大量免疫细胞因子及其作用被认识、白细胞分化抗原（CD）等被明确。

3. 免疫遗传学的研究 1948 年 Snell、1958～1962 年 Dausset、1963 年 Benacrraf 明确了主要组织相容性复合体（MHC）与免疫的关系。其后 MHC 的基因结构（1980 年）、T 细胞受体基因结构（1983～1986 年）等被阐明。

4. 免疫机制的深入了解 1966 年 Claman 等发现了 T、B 细胞间的协作关系，1974 年 Doherty 和 Zinkernagel 发现了有关免疫细胞识别机制（MHC 限制性）。接着免疫细胞个体发育阶段性（阳性选择和阴性选择）、树突状细胞和巨噬细胞等的抗原提呈作用，第二信号系统的作用，免疫细胞活化、凋亡及失能，免疫效应细胞与效应分子对靶细胞作用等机制相继被阐明。

5. 免疫应用技术的突破 1960 年 Yalow 等建立了放射免疫技术，1975 年 Kohler 和 Milstein 建立了单克隆抗体的杂交瘤技术等，高效免疫抑制剂的开发与应用，免疫细胞因子及其受体基因陆续被克隆，进一步完善了现代免疫治疗等。

总之，免疫学经历了一个漫长并逐步加速发展的历程，尤其是 1975 年之后分子生物学的兴起，使免疫学得到了迅猛发展。在基因、分子、细胞、整体不同层次上，研究免疫细胞生命活动基本规律的机制，揭示了细胞分化、细胞活化、信号转导、细胞凋亡、细胞活动的分子调节等根本问题。免疫学自身也发展成为生命科学的前沿和支柱学科，开拓了认识生命奥秘的诸多重要研究途径，推动了生命科学的发展。

知识纲要

1. 免疫学的基本内容

（1）免疫功能归纳起来主要包括免疫防御、免疫稳定和免疫监视三大功能（表 1 - 1）。

（2）免疫系统包括免疫器官、免疫细胞、免疫分子。

（3）启动免疫应答的物质基础：病原相关分子模式和抗原是启动免疫应答的物质基础。病原相关分子模式被固有免疫系统的模式识别受体识别，引发固有免疫应答；抗原被适应性免疫细胞（T、B细胞）的抗原识别受体识别，激发适应性免疫应答。

（4）免疫应答是指免疫细胞的免疫原识别受体识别相关配体后被激活（或发生凋亡）及其产生效应的过程。①固有免疫应答：固有免疫细胞及其分子通过固有胚系基因编码的免疫原识别受体识别相关配体，启动固有免疫应答。其基本特征是先天存在、作用缺乏特异性，故又称天然免疫应答或非特异性免疫应答。②适应性免疫应答：适应性免疫细胞及其分子通过由胚系基因片段随机重排编码的抗原识别受体识别抗原表位，激发适应性免疫应答。其基本特征为接受抗原刺激后获得、作用具有严格特异性，故又称获得性免疫应答或特异性免疫应答。

（5）免疫学实验技术主要是依据抗原抗体反应原理而设计的实验检测方法，用于临床疾病的诊断。

（6）免疫学防治技术是用免疫学理论和技术预防和治疗疾病。

2. 免疫学发展简史　免疫学的发展史经历了经验免疫时期、经典免疫学时期和现代免疫学时期三个阶段。

复习思考题

1. 试述免疫的三大功能。
2. 简述免疫系统的组成。
3. 试述免疫应答的分类及其基本特征。
4. 挖掘和论述中医学理论或实践对经验免疫时期的贡献。

第二章　免疫器官与组织

免疫系统（immune system）是执行机体免疫功能的物质基础。它包括免疫器官与组织、免疫细胞及免疫分子。

免疫器官（immune organ）是免疫细胞发生、分化成熟及其免疫细胞居留、接受抗原刺激发生免疫应答的场所。依据免疫器官的功能不同，将其分为中枢免疫器官和外周免疫器官两大类，两者通过血液循环和淋巴循环相互联系，构成免疫系统的完整网络。

第一节　中枢免疫器官

中枢免疫器官（central immune organ）又称为初级免疫器官（primary immune organ），是免疫细胞发生、分化和发育成熟的场所，包括人和其他哺乳动物的骨髓、胸腺和禽类动物的法氏囊。

一、骨髓

骨髓（bone marrow）是各类血细胞（包括免疫细胞）的发源地，也是人类和其他哺乳动物 B 细胞分化、发育及成熟的场所。

（一）骨髓的结构与造血诱导微环境

骨髓位于骨髓腔中，主要由红骨髓和黄骨髓组成。红骨髓具有活跃的造血功能，由造血组织和血窦构成，造血组织主要包括造血细胞和基质细胞。

造血诱导微环境（hematopoietic inductive microenvironment，HIM）：由骨髓基质细胞（如网状细胞、成纤维细胞、血窦内皮细胞、巨噬细胞等）及其分泌的多种造血生长因子（如 IL - 3、IL - 4、IL - 6、IL - 7、SCF、GM - CSF 等）、细胞外基质、骨髓微血管系统及末梢神经所组成，为造血干细胞和各类祖细胞发生、分化、发育提供必备条件。

（二）骨髓的功能

1. 造血功能　骨髓中的造血干细胞（hematopoietic stem cell，HSC），具有高度自我更新和多能分化潜能，属于造血组织中的原始造血细胞，各类血细胞和免疫细胞均由其分化而来，故又称多能造血干细胞（pluripotential hematopoietic stem cell，PHSC）。PHSC 在 HIM 中分化为髓样干细胞（myeloid stem cell）和淋巴样干细胞（lymphoid stem cell）。髓样干细胞最终分化成熟为粒细胞、单核细胞、红细胞和血小板等；淋巴样干细胞大部分在骨髓发育成 B 祖细胞和 T 祖细胞。B 祖细胞在骨髓继续分化为成熟 B 细胞；T 祖细胞经血流进入胸腺分化为成熟 T 细胞。另一部分淋巴样干细胞在骨髓发育成 NK 细胞。树突状细胞分别来自髓样干细胞和淋巴样干细胞（图 2 - 1）。

2. B 细胞和 NK 细胞分化成熟的场所　由淋巴样干细胞分化而来的 B 祖细胞，在骨髓继续分化为成熟 B 细胞。人和哺乳动物的 B 细胞在骨髓中，经历了 B 祖细胞（pro - B cell）、前 B 细胞（pre - B cell）、未成熟 B 细胞（immature B cell）和成熟 B 细胞（mature B cell）四个发育阶段。成熟 B 细胞随血液循环迁移并定居于外周免疫器官。淋巴样干细胞在骨髓分化发育成 NK 细胞。

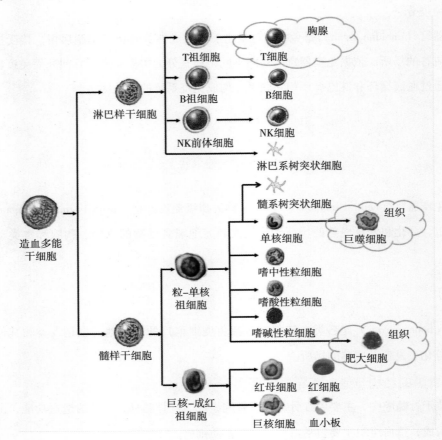

图 2 - 1　骨髓造血干细胞的分化

3. 再次体液免疫应答发生的场所　骨髓兼有中枢免疫器官和外周免疫器官的双重功能，是发生再次体液免疫应答的主要部位。B 细胞在外周免疫器官受抗原刺激后活化、分化成记忆 B 细胞，经血液循环和淋巴循环返回骨髓，再次相同抗原刺激骨髓中的记忆 B 细胞，可持久地产生大量抗体（主要是 IgG，其次是 IgA），并释放至血液循环，是血液抗体的主要来源。在脾和淋巴结等外周免疫器官中也发生再次免疫应答，其产生抗体速度快，但持续时间短。

二、胸腺

胸腺（thymus）位于胸腔纵隔上部、胸骨后方，由胚胎第Ⅲ、Ⅳ对咽囊的内胚层在第 20 周发育成熟，是 T 细胞分化、发育、成熟的场所。人胸腺的大小和结构随年龄不同而有明显差异。出生时重量 10～15g，出生后两年内迅速增大，至青春期达 30～40g。青春期以后胸腺开始缓慢退化，老年期胸腺明显缩小，胸腺组织大部分被脂肪组织所取代、胸腺微环境改变、功能衰退导致细胞免疫功能下降，故容易发生感染和罹患癌症等疾病。

（一）胸腺的结构和胸腺微环境

胸腺中的细胞主要包括胸腺细胞和胸腺基质细胞（thymus stromal cell，TSC）。胸腺细胞为处于不同分化阶段的 T 细胞；TSC 包括胸腺上皮细胞（thymus epithelial cell，TEC）、巨噬细胞、树突状细胞和成纤维细胞等。

1. 胸腺的结构　分左右两叶，表面有结缔组织形成的包膜，伸入胸腺形成许多小梁，将其分为若干小叶。胸腺结构分为皮质（cortex）和髓质（medulla）。

（1）皮质　皮质内 85%～90% 的细胞为胸腺细胞（主要为未成熟 T 细胞）和少量的胸腺基质细胞，分为浅皮质区和深皮质区。浅皮质区内的胸腺上皮细胞包绕胸腺细胞称为胸腺抚育细胞（thymic nursing cell），可产生促进胸腺细胞分化发育的激素和细胞因子；深皮质区主要是体积较小的皮质胸腺细胞。

（2）髓质　含有大量的胸腺髓质上皮细胞和疏散分布的较成熟胸腺细胞、巨噬细胞和树突状细胞。髓质内常见由聚集的上皮细胞呈同心圆状包绕排列而成的胸腺小体（thymic corpuscle），又称哈索尔小体（Hassall corpuscle），为胸腺结构的重要特征。胸腺小体在胸腺炎症或胸腺肿瘤时消失。

2. 胸腺微环境（thymic microenvironment）　主要由胸腺基质细胞、细胞外基质和局部活性因子组成，是决定 T 细胞的分化、增殖与选择性发育的重要条件。

（1）胸腺上皮细胞　是构成胸腺微环境的重要组分，主要通过两种方式影响 T 细胞的分化与发育：①胸腺上皮细胞分泌细胞因子（SCF、IL－1、IL－2、IL－6、IL－7、TNF－α、GM－CSF 和趋化因子等）作用于胸腺细胞，调节其发育和细胞间相互作用，分泌胸腺肽类分子（胸腺素、胸腺肽、胸腺生成素等）促进胸腺细胞增殖、分化和发育；②胸腺上皮细胞与胸腺细胞通过表面分子相互接触作用，诱导和促进胸腺细胞分化、发育成熟。

（2）细胞外基质　包括多种胶原、网状纤维蛋白、葡萄糖胺聚糖等，可促进胸腺上皮细胞与胸腺细胞接触，并帮助腺细胞由皮质向髓质转移与成熟。

（二）胸腺的功能

1. T 细胞分化、成熟的场所　胸腺是 T 细胞发育成熟的主要器官。从骨髓迁移来的 T 祖细胞，循被膜下、皮质、髓质的顺序移行，在胸腺微环境作用下，经过 T 细胞抗原受体（TCR）形成、阴性选择和阳性选择三个过程，有 90% 以上的胸腺细胞发生凋亡，只有对自身抗原反应阴性（即形成自身免疫耐受）的胸腺细胞发育为成熟 T 细胞（mature T cell）。由于在胸腺发育的成熟 T 细胞，从未接受过抗原刺激，故又称初始 T 细胞（naive T cell）。初始 T 细胞经血液循环，定居于外周免疫器官。近期发现，体内还存在胸腺外发育的 T 细胞，如肝脏中的非胸腺 T 细胞。

2. 免疫调节功能　胸腺上皮细胞产生的多种细胞因子和胸腺肽类分子，不仅可促进胸腺细胞分化、发育成 T 细胞，而且对外周免疫器官的免疫细胞也具有调节作用。

3. 自身耐受的建立与维持　T 细胞在胸腺发育过程中，自身反应性 T 细胞的 TCR 与胸腺基质细胞（包括胸腺上皮细胞、树突状细胞和巨噬细胞）表达的自身抗原肽 – MHC 复合物高亲和力结合，引发细胞凋亡或诱导调节性 T 细胞（主要产生免疫细胞活化抑制作用的 T 细胞）分化成熟，形成对自身抗原的中枢耐受。若胸腺基质细胞缺陷，不能清除自身反应性 T 细胞克隆，则易患自身免疫病。

附：法氏囊

法氏囊（bursa of Fabricius）或称腔上囊，位于禽类动物尾椎部泄殖腔前上方，为囊状淋巴组织，囊壁充满淋巴细胞，性成熟时囊即退化。法氏囊是禽类特有的中枢免疫器官，骨髓中的多能造血干细胞需经法氏囊，才能发育为成熟 B 细胞。

第二节　外周免疫器官与组织

外周免疫器官（peripheral immune organ）又称为次级免疫器官（secondary immune organ），是成熟 T 细胞、B 细胞等免疫细胞定居、接受抗原刺激、发生免疫应答的场所，包括脾脏、淋巴结和黏膜相关淋巴组织。另外，除中枢神经系统外，几乎所有器官的结缔组织中均存在一些难以定义的淋巴细胞聚集体，它们也属于外周淋巴组织。

一、淋巴结

淋巴结（lymph node）形态似豆形，大小为 1~25mm，是结构最完备的外周免疫器官。人体共有 500~600 个淋巴结，广泛分布于全身非黏膜部位的淋巴通道上，主要位于易受病原体感染或其他抗原性异物侵入的部位。

（一）淋巴结的结构

淋巴结表面由结缔组织被膜包被，其被膜深入实质，形成小梁（trabecula），并与网状纤维一起构成淋巴结的支架结构。淋巴结的实质分为皮质和髓质两部分。

1. 皮质　分为浅皮质区和深皮质区。

（1）浅皮质区　靠近被膜下是 B 细胞定居场所，故又称非胸腺依赖区（thymus – independent area）。该区由大量 B 细胞聚集成淋巴滤泡，初级淋巴滤泡内含有未受抗原刺激的初始 B 细胞，无生发中心；B 细胞受到抗原刺激后活化，分化成 B 淋巴母细胞大量增殖，出现生发中心，称为次级淋巴滤泡。B 淋巴母细胞向内转移至髓质的髓索内，分化成浆细胞分泌抗体。

（2）深皮质区（又称副皮质区）　位于浅皮质区与髓质之间，是 T 细胞定居的场所，故又称胸腺依赖区（thymus – dependent area）。该区由内皮细胞呈非连续状排列的高内皮微静脉（high endothelial venule，HEV）组成，是沟通血液循环和淋巴循环的重要通道，血液中的淋巴细胞由此进入淋巴结实质。

2. 髓质　由髓索和髓窦组成。髓索由致密聚集的淋巴细胞组成，主要为 B 细胞和浆细胞，也含部分 T 细胞和巨噬细胞；髓窦内富含巨噬细胞，有较强捕捉、清除病原体及毒素的作用。

（二）淋巴结的功能

1. T 细胞和 B 细胞定居的场所　淋巴结是成熟 T 细胞和 B 细胞定居的场所。其中，T 细胞占淋巴结内淋巴细胞总数的 75%，B 细胞占 25%。

2. 免疫应答发生的场所　淋巴结是对组织来源的抗原产生应答的主要场所。周围组织中的抗原提呈细胞携带摄取的抗原进入淋巴结，或在淋巴结中的抗原提呈细胞捕获随淋巴液引流而来的抗原，并将抗原加工、处理成抗原肽 – MHC 分子复合物，提呈给 T 细胞，并使其活化、增殖、分化成效应 T 细胞，活化 T 细胞辅助 B 细胞活化、增殖、分化成效应 B 细胞或浆细胞，产生细胞免疫应答和体液免疫应答。

3. 参与淋巴细胞再循环　淋巴细胞在血液、淋巴液、淋巴器官和组织间周而复始的循环过程称淋巴细胞再循环。深皮质区的 HEV 在淋巴细胞再循环过程中起重要作用，血液循环中的淋巴细胞穿过 HEV 进入淋巴结实质，然后经输出淋巴管汇入胸导管，再经左锁骨下静脉回到血液循环。

4. 过滤作用　淋巴结是淋巴液的有效过滤器。侵入机体的病原体、毒素和其他有害物质等，通常随淋巴液进入局部淋巴结，被巨噬细胞吞噬和其他机制清除，从而发挥过滤淋巴液的作用。

二、脾脏

脾脏（spleen）曾是胚胎早期的造血器官，自骨髓造血建立后，脾演变成机体最大的外周免疫器官。脾在结构上不与淋巴管道相连，也无淋巴窦结构，但含大量血窦，是对血源性抗原产生免疫应答的主要场所。

（一）脾脏的结构

脾脏的外层为结缔组织被膜，被膜伸入脾实质形成若干小梁，与纤维网状结构一起构成了白髓和红髓。

1. 白髓　为密集的淋巴组织，由围绕中央动脉分布的动脉周围淋巴鞘（periarterial lymphoid sheath，PALS）、脾小结（splenic nodule）和边缘区组成，相当于淋巴结皮质。①淋巴鞘为 T 细胞依赖区，也含有少量的树突状细胞和巨噬细胞。②淋巴鞘旁侧的脾小结为 B 细胞依赖区，也含有少量的滤泡树突状细胞和巨噬细胞。未受到抗原刺激前为初级淋巴滤泡，受到抗原刺激后中央部位出现生发中心，称为次级淋巴滤泡。③白髓与红髓交界处的狭窄区域为边缘区，内含 T 细胞、B 细胞和较丰富的巨噬细胞，中央动脉在此处形成膨大的边缘窦（marginal sinus）。边缘窦内皮细胞之间存在间隙，是免疫细胞由血液进入脾脏的重要通道。

2. 红髓　白髓和边缘区外侧的区域为红髓，由脾索和脾血窦组成。脾索主要含有 B 细胞、浆细胞、巨噬细胞和树突状细胞。脾索之间为脾血窦，其内充满血液。

（二）脾脏的功能

1. T 细胞和 B 细胞定居的场所　脾脏是重要的外周免疫器官，是成熟淋巴细胞定居的场所。其中，B 细胞约占脾脏中淋巴细胞总数的 60%，T 细胞约占 40%。

2. 免疫应答发生的场所　脾脏也是淋巴细胞接受抗原刺激，发生免疫应答的重要部位。

脾与淋巴结的主要区别在于：脾对血源性抗原刺激产生免疫应答，而淋巴结主要对淋巴液中抗原刺激产生免疫应答；脾是产生抗体的主要器官。

3. 合成生物活性物质　脾脏可合成和分泌多种重要生物活性物质，如补体、干扰素、细胞因子等。

4. 过滤作用　体内约90%的循环血液经过脾脏，脾脏内含有吞噬作用较强的巨噬细胞和树突状细胞，可清除血液中的病原体、异物性抗原、免疫复合物和衰老死亡的自身血细胞等，从而使血液得到过滤净化。

三、黏膜相关淋巴组织

黏膜相关淋巴组织（mucosa associated lymphoid tissue，MALT）也称为黏膜免疫系统（mucosal immune system，MIS）。MALT主要参与黏膜局部免疫应答和产生分泌型IgA（secretory IgA，SIgA）。MALT在呼吸道、消化道和泌尿生殖道黏膜构成了一道免疫屏障，是黏膜局部免疫应答的主要场所；MALT中的B细胞多为产生SIgA的B细胞，SIgA在黏膜局部免疫应答中发挥关键作用，也是通过母乳使婴儿获得被动免疫的关键成分。

MALT主要包括肠相关淋巴组织、鼻相关淋巴组织、支气管相关淋巴组织等。

1. 肠相关淋巴组织（gut - associated lymphoid tissue，GALT）　包括派氏集合淋巴结、阑尾、孤立淋巴滤泡、上皮内淋巴细胞及固有层中弥散分布的淋巴细胞等，其主要作用是抵御肠道病原体的感染。

（1）派氏集合淋巴结（peyer patches，PP）　属于小肠黏膜淋巴滤泡组织，是发生肠黏膜免疫应答的重要部位。PP处肠黏膜向肠管呈圆顶状隆起，由滤泡相关上皮将其与肠腔隔离。滤泡相关上皮主要由肠上皮细胞构成，其中含有少数散在的微皱褶细胞（microfold cell，M细胞）。M细胞为一种特化的抗原转运细胞，无微绒毛，不分泌消化酶和黏液，且M细胞基膜向细胞内凹陷呈口袋状，有利于摄取肠腔内抗原，并以囊泡形式转运给口袋内的MΦ、DC和T、B细胞，启动免疫应答（图2-2）。

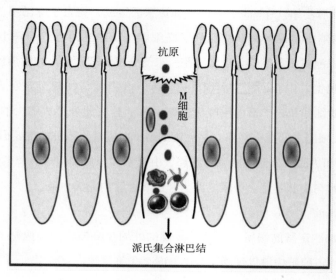

图2-2　肠黏膜M细胞功能示意图

（2）上皮内淋巴细胞（intraepithelial lymphocyte，IEL）　位于肠黏膜上皮细胞之间，主要为 T 细胞，其中约 40% 为 TCRαβ T 细胞，60% 为 TCRγδ T 细胞。TCRαβ T 细胞可能是派氏集合淋巴结中的 T 细胞受到抗原刺激增殖后迁移而来；TCRγδ T 细胞直接由骨髓迁移至肠上皮，在肠上皮微环境中发育成熟。TCRγδ T 细胞具有较强的细胞毒作用，并能分泌多种细胞因子。IEL 在免疫监视与细胞介导的黏膜免疫中具有重要作用。

2. 鼻相关淋巴样组织（nasal‑associated lymphoid tissue，NALT）　包括咽扁桃体、腭扁桃体、舌扁桃体及鼻后部其他淋巴组织，它们共同组成韦氏环（Waldeyer's ring）。其结构特点是：表面覆盖上皮细胞，无结缔组织被膜，无输出淋巴管。被吸入的异物性抗原陷入淋巴上皮隐窝中，然后被送入淋巴小结，诱发免疫应答。NALT 主要作用是防御经空气传播的病原体感染。

3. 支气管相关淋巴组织（bronchus‑associated lymphoid tissue，BALT）　主要分布于支气管上皮下，其结构与派氏淋巴集结相似，滤泡中淋巴细胞受抗原刺激增殖，生成生发中心，产生免疫应答。

附：肝脏的免疫作用

肝脏是特殊的免疫耐受器官，尤其与口服免疫耐受密切相关。肝脏不仅接收来自于肝动脉血液获取自身代谢所需的营养成分，而且还可通过门静脉接收来自肠道的物质。经消化道吸收的食物成分，对机体一般是必须且无害的，但它也属于外源性抗原成分，却通常不引起免疫应答。这与肝脏特殊、复杂的微环境诱导免疫耐受有关。肝脏内含有库普弗细胞（Kupffer cell）、肝血窦内皮细胞（sinusoidal endothelial cell）、肝星形细胞（stellate cell）等，这些细胞均具有抗原提呈作用。但它们在提呈抗原给肝脏内的 T 细胞时，通常伴随表达免疫抑制性表面分子或者分泌免疫抑制性细胞因子，从而诱导肝脏免疫耐受。另外，一些嗜肝性病原体（如乙型肝炎病毒、丙型肝炎病毒、疟原虫等），能够利用肝脏这种特殊微环境，逃避机体免疫系统的杀伤作用，故易导致长期慢性感染。临床上，相同配型条件下，肝脏移植排斥反应的发生几率明显低于肾脏移植排斥反应，也与肝脏免疫耐受的微环境有关。

肝脏还是人体内 NK 和 NKT 细胞最大的储存场所，在肝脏免疫应答过程中具有重要作用。

第三节　淋巴细胞归巢与再循环

淋巴细胞经血液循环和淋巴循环进出外周免疫器官和组织，构成免疫系统的完整网络。既能及时动员免疫细胞，使之聚集于局部病原体等抗原的存在部位，又能使这些部位的抗原经抗原提呈细胞摄取并携带至外周免疫器官或组织，进而活化 T 细胞和 B 细胞，从而激发免疫应答。

一、淋巴细胞归巢

成熟淋巴细胞离开中枢免疫器官，经血液循环趋向性迁移并定居于外周免疫器官或组织特定区域的过程，称为淋巴细胞归巢（lymphocyte homing）。淋巴细胞归巢现象，是淋巴细胞表达的归巢受体（homing receptor）与外周免疫器官内皮细胞表达的相应血管地址素（vascular addressin）相互作用的结果。如初始 T 细胞表达的 L - 选择素与 HEV 内皮细胞表达的 CD34 和 GlyCAM - 1 相互作用，促使 T 细胞黏附于 HEV，继而迁移至外周免疫器官的 T 细胞区。

二、淋巴细胞再循环

通过血液循环和淋巴循环，外周免疫器官与外周组织间的淋巴细胞往返循环过程，称淋巴细胞再循环（lymphocyte recirculation），见图 2 - 3。参与再循环的淋巴细胞主要是 T 细胞（占 80% 以上），其次是 B 细胞。

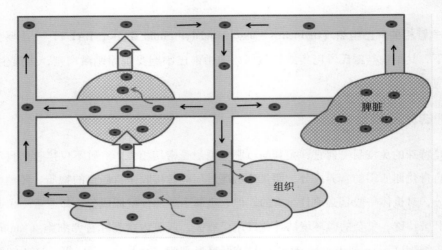

图 2 - 3　淋巴细胞再循环示意图

淋巴细胞再循环具有重要的生物学意义：①增加淋巴细胞与抗原及抗原提呈细胞的接触机会，有利于适应性免疫应答的产生；②将免疫信息传递给全身各处的淋巴细胞和其他免疫细胞，有利于动员各种免疫细胞及效应细胞迁移至病原体、肿瘤或其他抗原性异物所在部位，从而发挥免疫效应；③淋巴组织可从反复循环中补充新的淋巴细胞，保证淋巴细胞在组织中均衡分布，有助于增强整个机体的免疫功能。因此，淋巴细胞再循环使机体所有免疫器官和组织联系成为一个有机整体，是维持机体正常免疫应答、发挥免疫功能的必要条件。

知识纲要

1. 免疫器官　依据其功能不同，分为中枢免疫器官和外周免疫器官。

（1）中枢免疫器官是免疫细胞发生、分化、发育和成熟的场所。①骨髓：是各类血细胞（包括免疫细胞）的发源地，是人类和其他哺乳动物 B 细胞分化、发育及成熟的场所，是再次体液免疫应答发生的主要场所；②胸腺：是 T 细胞分化、成熟的场所，分泌多种胸腺肽类分子对外周免疫器官的免疫细胞具有调节作用，是建立和维持自身免疫耐受的重要器官。

（2）外周免疫器官是成熟 T 细胞、B 细胞等免疫细胞定居的场所，也是发生免疫应答的主要场所。包括脾脏、淋巴结和黏膜相关淋巴组织。

2. 淋巴细胞归巢与再循环 成熟淋巴细胞离开中枢免疫器官，经血液循环趋向性迁移并定居于外周免疫器官或组织特定区域的过程，称为淋巴细胞归巢；通过血液循环和淋巴循环，外周免疫器官与外周组织间的淋巴细胞往返循环过程称淋巴细胞再循环。

复习思考题

1. 试述中枢免疫器官、外周免疫器官组成与功能，二者之间有何联系？
2. 试述淋巴细胞再循环的意义。局部感染为何常引起局部引流淋巴结肿大？

第三章 病原相关分子模式与抗原

免疫学研究的核心内容是免疫应答,病原相关分子模式和抗原分子中的抗原表位是启动机体免疫应答的基础物质。病原相关分子模式诱发固有免疫应答;抗原表位激发适应性免疫应答。

第一节 病原相关分子模式

一般认为,病原相关分子模式(pathogen associated molecular pattern,PAMP)主要是指病原体或其产物所共有的高度保守的分子结构或宿主衰老、死亡细胞表达的共有分子结构,被固有免疫系统的模式识别受体(pattern recognition receptor,PRR)识别,诱发固有免疫应答的分子模式。

1. 病原体及其产物表达的 PAMP 主要包括:①细菌(分枝杆菌、克雷伯菌等)和真菌(卡氏肺孢菌、酵母菌等)细胞壁糖蛋白与糖脂分子末端的甘露糖或岩藻糖残基;②细菌细胞壁磷酰胆碱;③G⁻菌的脂多糖、鞭毛蛋白;④G⁺菌的肽聚糖、磷壁酸等;⑤病毒双链 RNA、病毒或非病毒单链 RNA 等。

2. 宿主表达的 PAMP 衰老、凋亡细胞表面的乙酰化低密度脂蛋白和磷脂酰丝氨酸等。

固有免疫系统通过 PRR 识别 PAMP 发生固有免疫应答的重要作用之一,是识别和清除自体内行使功能后的自身生理性物质(包括自身细胞和各种活性分子),担当着维持机体正常新陈代谢的重要使命。另外,还担当着对各种异物性抗原(不仅只是病原体抗原)的识别、处理、提呈,启动适应性免疫应答的重要作用。因此,将病原相关分子模式仅限定于病原体或宿主衰老、损伤、凋亡细胞的某些特定分子模式,对固有免疫应答启动和效应机制不能做出完整解释。

知识拓展 1

病原相关分子模式的新诠释

基于将病原相关分子模式仅限定于病原体或宿主衰老、损伤、凋亡细胞的某些特定分子模式,对固有免疫应答启动和效应机制不能做出完整解释。在此我们对 PAMP 的定义和分类,讨论性地做出如下新诠释。

病原相关分子模式(PAMP)是指自身固有或来源于体外,与自身生理性成分的分子结构或构象相异,能被固有免疫系统 PRR 识别的分子模式。包括自身性 PAMP 和异物性 PAMP(表 3 – 1)。

1. 自身性 PAMP 是指机体生理性物质行使功能后，发生结构或构象改变的自身性分子模式。机体各种自身生理性成分在体内行使功能过程中或行使功能后，发生结构或构象改变而表达 PAMP，被 PRR 识别，诱发固有免疫应答加以清除，从而维持机体正常新陈代谢。例如：各种配体与相应受体结合后的构象改变、蛋白行使功能后被泛素化酶修饰成泛素化蛋白、衰老损伤细胞表达的乙酰化低密度脂蛋白、凋亡细胞表面表达的磷脂酰丝氨酸等。

2. 异物性 PAMP 是指来源于宿主体外或自身成分变性后，与宿主自身固有成分结构或构象相异的异物性分子模式。它包括了病原体在内的所有与宿主固有成分结构或构象相异的异物性抗原成分，如异种抗原（包括病原体抗原、异种生物抗原等）、同种异体抗原、变性的自身抗原等，故又可将其称为抗原分子模式。异物性 PAMP 与自身性 PAMP 的根本区别在于，除了表达 PAMP 外，还表达抗原表位。PAMP 被 PRR 识别诱发固有免疫应答；固有免疫细胞中的抗原提呈细胞（树突状细胞、单核－巨噬细胞），经 PRR 识别 PAMP，并将抗原分子内吞、分解修饰成抗原表位片段（即 T 细胞表位），再与自身 MHC 分子结合成抗原肽－MHC 分子复合物，提呈给 T 细胞，激发适应性免疫应答。

表 3 - 1 自身性 PAMP 与异物性 PAMP 的区别

	自身性 PAMP	异物性 PAMP
成分来源	生理性物质行使功能后结构或构象发生改变的自身性成分	与自身成分结构或构象相异的异物性抗原分子
免疫识别结构	表达 PAMP，不表达抗原表位	同时表达 PAMP 和抗原表位
免疫识别受体	仅被 PRR 识别，不被抗原受体识别	既被 PRR 识别，也被抗原受体识别
诱发免疫应答	主要诱发固有免疫应答	同时诱发固有免疫应答和适应性免疫应答

第二节 抗 原

凡能激发机体适应性免疫应答的物质称为抗原（antigen，Ag）。抗原分子同时表达 PAMP 和抗原表位。PAMP 被固有免疫细胞及其分子的 PRR 识别，诱发固有免疫应答，其中抗原提呈细胞摄取抗原，经内吞、加工处理成抗原肽－MHC 分子并表达于表面，提呈给 T 细胞，才能激发适应性免疫应答。抗原具有两种基本特性：①免疫原性（immunogenicity）：指抗原被 T、B 细胞识别，诱导适应性免疫应答（即刺激 T、B 细胞活化）的能力；②反应原性（reactogenicity）：是指抗原与免疫应答效应物质（致敏 T、B 细胞或抗体）发生特异性结合的能力，又称免疫反应性（immunoreactivity）。把抗原的免疫原性与反应原性共同称为抗原性。

一、构成抗原的条件

构成抗原的基本条件是异物性和抗原表位，抗原的理化性质也是影响抗原免疫原性和反应原性的重要因素之一。

（一）异物性

所谓异物性，是指抗原物质与机体自身正常组织成分的结构或构象相异。只有异物性物质才表达抗原表位，才能激发适应性免疫应答。因此，异物性是构成抗原的核心条件。异物性抗原结构与机体成分的结构差异越大，抗原性越强，反之则越弱。

1. 外源性物质 来源于体外与自身成分的分子结构或构象相异的物质，多具有抗原性。

（1）异种物质 一般来讲，生物体间的亲缘关系越远，组织结构差异越大，抗原性就越强，反之则越弱。如鸭血清蛋白对鸡的抗原性较弱，而对家兔则较强。各种病原体对人或动物，均具有良好的抗原性。

（2）同种异体物质 同种异体间，因遗传基因不同，也存在着蛋白结构的差异，同样具有异物性。同种异体组织器官移植也会引起移植排斥反应。

2. 某些自身物质 适应性免疫细胞（T 细胞和 B 细胞）在中枢免疫器官发育成熟过程中受到自身正常组织成分刺激，诱发克隆流产或诱导调节性 T 细胞分化，从而诱导对自身正常组织成分的免疫耐受。因此，通常自身组织成分对自体没有免疫原性。但是在某些异常情况下自身组织也会表现出免疫原性。

（1）自身成分变性 自身成分被某种因素修饰而变性，出现与自身正常成分结构或构象不同的异物性特征，将其称为自身修饰抗原。

（2）自身隔绝成分暴露 存在于免疫隔绝部位的自身成分（如眼晶状体蛋白、葡萄膜色素等），一般不进入中枢免疫器官，不与发育中的 T 细胞和 B 细胞接触，不能诱导克隆流产和调节性 T 细胞克隆形成，故不能诱导免疫耐受。这些成分一旦暴露，也会被自体免疫细胞识别为异物，将其称为自身隐蔽性抗原。

（3）免疫细胞误识自身成分为异物 某些自身成分未能在中枢免疫器官充分诱导免疫耐受，或者 T 细胞抗原受体或 B 细胞抗原受体基因发生突变，也会误识自身成分为异物，对自身正常组织成分产生免疫应答。

（二）抗原表位

抗原表位（epitope）是指存在于抗原分子中能被 T 细胞抗原受体（T cell receptor，TCR）或 B 细胞抗原受体（B cell receptor，BCR）和抗体特异性识别的特殊化学结构，又称抗原决定基（antigenic determinant，AD）。它是激发适应性免疫应答的必备条件之一，也是决定抗原特异性的物质基础。抗原表位与病原相关分子模式的区别见表 3-2。

表 3-2 病原相关分子模式与抗原表位的比较

	病原相关分子模式	抗原表位
结构特点	与自身生理性成分结构或构象相异的分子模式	存在于抗原分子中的特定片段结构或构象
表达范围	行使功能后分子结构或构象发生改变的自身成分；抗原分子	仅表达于抗原分子
免疫识别受体	模式识别受体	抗原受体（TCR、BCR 或抗体）
免疫应答类型	诱发固有免疫应答	激发适应性免疫应答

抗原表位与 TCR 或 BCR（或抗体）的可变区呈互补性对称，分别被 TCR、BCR（或抗体）

识别，故将其分为 T 细胞表位和 B 细胞表位。

1. T 细胞表位　T 细胞表位是指存在于抗原分子中，经抗原提呈细胞（APC）加工处理成抗原肽 – MHC 分子复合物，被 TCR 识别的短肽序列（图 3 – 1）。

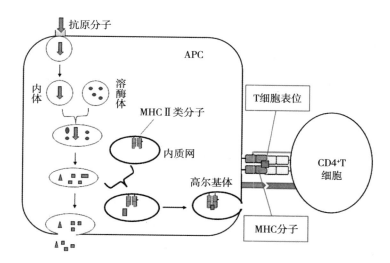

图 3 – 1　T 细胞表位形成示意图

T 细胞表位特点：①存在于抗原分子的任何部位；②必须经 APC 加工处理，并与 MHC 分子结合成抗原肽 – MHC 分子复合物，才能被 TCR 识别，即 TCR 须同时识别抗原肽和自身 MHC 分子的多态区，故受 MHC 限制；③为由 8 ~ 17 个氨基酸残基组成的线性表位。

2. B 细胞表位　B 细胞表位是指存在于抗原分子表面，能直接被 BCR（或抗体）特异性识别的短肽序列或空间构象。

（1）B 细胞表位的特点　①存在于抗原分子表面，不需经 APC 处理，能直接被 BCR（或抗体）识别，不受 MHC 限制；②既可是由 5 ~ 15 个氨基酸残基构成的线性表位，也可是抗原分子中三维空间结构的构象表位（图 3 – 2）。

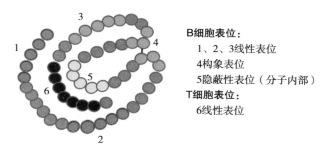

图 3 – 2　抗原表位示意图

（2）B 细胞表位的类型与免疫原性　B 细胞表位是天然抗原分子中的特定结构，其免疫原性有以下三种情况。

1）功能性表位与和非功能性表位　①功能性表位：存在于天然抗原分子表面，能被 BCR（或抗体）识别，发挥免疫效应的表位；②非功能性表位：表位结构存在于抗原分子内部，不能被 BCR（或抗体）识别，不能发挥免疫效应（图 3 – 3）。抗原分子在某些因素作用下发生变性，可使抗原分子内部非功能性表位暴露而成为新的功能性表位，同时还可因抗原分子结构改变，使原有的功能性表位被卷入内部或破坏。因此，抗原分子变性会引起抗原特异性改变（图3-4）。

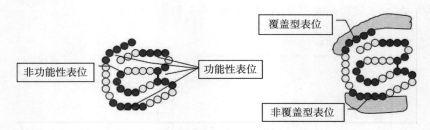

图3-3   功能性表位与覆盖型表位示意图

2）覆盖型表位与非覆盖型表位   除小分子半抗原外，一个抗原分子不只存在一个表位，可同时存在多个表位，理论上讲它们均能与相应BCR（或抗体）结合，但其结合后往往会发生彼此干扰现象。把彼此间互不干扰与BCR（或抗体）结合的表位称非覆盖型表位（non-overlapping epitope）；如果某一表位与BCR（或抗体）结合后，覆盖或阻挡了其他表位的结合则称覆盖型表位（overlapping epitope）（图3-3）。

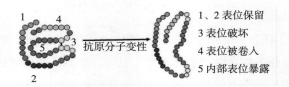

图3-4   抗原分子变性引起抗原特异性改变

3）原发性表位与继发性表位   抗原分子表面的多种表位，由于存在的部位差异，使其与B细胞的易接近性不同，导致其免疫原性强弱的差异或刺激免疫应答先后次序的差别。①原发性表位（primary epitope）：是抗原分子中易与BCR接近、免疫原性较强、优先激发免疫应答的表位，故又称优势表位（dominant epitope）；②继发性表位（secondary epitope）：是指抗原分子中优势表位首先刺激机体免疫应答产生抗体，抗体与原发性表位结合致使抗原分子构象改变，使不易或不能与BCR接近的表位进一步暴露，后续激发免疫应答的表位。把继发性表位后续激发免疫应答的现象称为表位扩展（epitope spreading）（图3-5）。

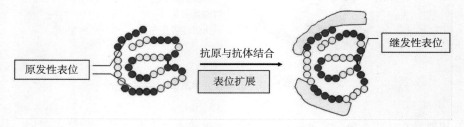

图3-5   原发性表位与继发性表位和表位扩展

（3）B细胞表位的特异性   B细胞表位与BCR（或抗体）结合，取决于二者的互补对称性及其空间构象。其亲和力大小，主要取决于二者互补对称结构的结合位点多少。互补对称度越高、结合位点越多、空间构象越吻合，亲和力越大；反之，则越小。如抗大黄素（蒽醌母核6号位为OH）抗体，与大黄素呈高价结合，也可与大黄酚（蒽醌母核6号位为H）呈低价结合，但不与大黄素甲醚（蒽醌母核 6 号位为 OCH_3）结合（表 3 - 3）。这是因为抗大黄素抗体与大黄素结构互补对称、结合位点较多、空间构象吻合，故亲和力最大而呈高价结合；大黄酚 6 号位 H 小于大黄素 6 号位 OH 结构，具有相对的互补对称性和空间构象的吻合性，但结合位点相对较少，故亲和力较低而呈低价结合；大黄素甲醚 6 号位 OCH_3，虽然存在着大部分结构的互补对称性和结合位点，但 6 号位 OCH_3 明显大于 6 位 OH 的空间构象，因空间位阻作用，不能与抗大黄素抗体结合。抗大黄酚抗体或抗大黄素甲醚抗体的结合特异性，也是同样原理。因此，BCR 和抗体对 B 细胞表位的识别，具有高度特异性和敏感性。

表 3 - 3　抗原表位被 BCR 和抗体识别的特异性与敏感性举例

	大黄酚	大黄素	大黄素甲醚
表位构型			
抗大黄酚抗体	++++	−	−
抗大黄素抗体	+	++++	−
抗大黄素甲醚抗体	±	+	++++

3. T 细胞表位与 B 细胞表位的区别　二者在表位存在位置、表位形成及其功能方面有显著区别（表 3 - 4）。

表 3 - 4　T 细胞表位与 B 细胞表位的区别

特点	T 细胞表位	B 细胞表位
识别的受体	TCR	BCR（或抗体）
存在位置	抗原分子的任何部位	通常位于抗原分子表面
表位类型	线性表位	线性表位或构象表位
表位大小	8 ~ 10 个氨基酸（$CD8^+$ T 细胞 TCR 识别） 13 ~ 17 个氨基酸（$CD4^+$ T 细胞 TCR 识别）	5 ~ 15 个氨基酸或 5 ~ 7 个单糖和核苷酸
APC 处理	必需经 APC 处理	不需 APC 处理
MHC 限制性	以抗原肽 - MHC 分子形式被 TCR 识别，受 MHC 限制	直接被 BCR（或抗体）识别，不受 MHC 限制

（三）抗原的理化性质

抗原的理化性质可影响抗原的抗原性，一般情况下分子量较大的有机物，多具有抗原性，无机物多缺乏抗原性。

1. 大分子胶体性　一般来说，抗原分子量大于 10kD 才具免疫原性，小于 4kD 的物质多缺乏免疫原性。在一定范围内，分子量越大，抗原性越强。大分子胶体物质（蛋白质、多糖、核酸和脂类等）多为良好的抗原。在大分子胶体物质中，蛋白质的抗原性最强。

2. 物理状态　抗原分子中含有的相同抗原表位数目越多，抗原性越强。因此，一般聚合状态的蛋白质比单体蛋白质的抗原性强；颗粒性抗原比可溶性抗原的抗原性强。若将可溶性抗原分子吸附于某些固相载体表面（如抗原包被 PVDF 膜片），采用抗原包被 PVDF 膜片皮下包埋免疫法，可以增强其免疫原性。

3. 分子构象和易接近性 前者是指抗原表位与 TCR 或 BCR 的互补对称度；后者则指抗原表位与 BCR 接触的难易程度。抗原表位与 TCR 或 BCR 的互补对称度越高，越易接近，免疫原性就越强；反之则越弱。

附：影响抗原免疫原性的机体因素

遗传、年龄、性别因素和健康状态、免疫方式等，都可影响抗原的免疫原性。

1. 遗传因素 抗原肽 – MHC Ⅰ类分子和抗原肽 – MHC Ⅱ类分子直接调控适应性免疫应答。因此，人群对同一抗原的应答能力也存在着个体差异。

2. 年龄、性别与健康状态 一般而言，青壮年对抗原的免疫应答能力强于幼年和老年。雌性动物比雄性动物产生抗体的能力较强，但妊娠期的应答能力受到显著抑制。感染或免疫抑制剂都能干扰或抑制机体对抗原的应答。

3. 免疫方式 抗原的剂量、进入机体的途径、免疫次数及其间隔时间，以及免疫佐剂的类型和应用方法等，都可明显影响抗原的免疫原性。就给入抗原途径而言，激发免疫应答依次为皮内 > 皮下 > 肌肉 > 腹腔 > 静脉；诱导免疫耐受则正好相反，即静脉 > 腹腔 > 肌肉 > 皮下 > 皮内。

二、抗原的分类

依据抗原的特点不同，可有不同的分类方法。

（一）依据抗原的基本特性分类

根据抗原的免疫原性和反应原性特点，将抗原分为完全抗原和半抗原。

1. 完全抗原（complete antigen） 同时具备免疫原性和反应原性的抗原。

2. 半抗原（hapten） 单独缺乏免疫原性仅有反应原性的物质。半抗原多为一些小分子物质，它必须与大分子载体结合，制成半抗原 – 载体人工抗原后才有免疫原性（图 3 – 6）。

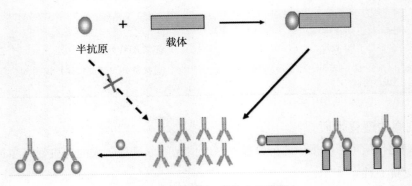

图 3 – 6　半抗原 – 载体人工抗原

（二）依据亲缘关系分类

依据抗原与机体的亲缘关系，将其分为异种抗原、同种异体抗原和自身抗原。

1. 异种抗原（xenoantigen） 来源于与机体不同种属生物体的抗原性物质。如各种病原体及其代谢产物（如外毒素等）、异种动物血清等。

2. 同种异体（或同种异型）抗原 来源于同一种属不同个体的抗原性物质。如人类血型抗原、HLA 等。

3. 自身抗原（autoantigen） 自身物质通常对自体不具抗原性，但是在某些情况下也表现抗原性，引起自身免疫应答。

（1）自身修饰抗原 由于微生物感染、外伤、药物、电离辐射等作用，使自身成分被修饰发生结构或构象改变，产生新的抗原表位；自身成分合成缺陷或溶酶体酶的异常破坏作用而暴露出新的抗原表位，致使自身成分出现抗原性。

（2）自身隐蔽性抗原 是指存在于机体特定部位，正常情况下与免疫系统相对隔绝的组织成分。如眼晶状体蛋白、葡萄膜色素蛋白、精子、甲状腺球蛋白、神经髓鞘膜蛋白等。由于某种原因，这些成分进入血液而暴露，也会被自体免疫细胞识别为异物，而成为自身抗原。

（3）免疫细胞误识自身成分为异物性抗原 自身成分诱导免疫细胞的克隆耐受不彻底，导致"禁忌株"复活；免疫细胞的抗原受体突变，可将自身正常成分误识为异物而发生免疫应答。

（三）依据激活免疫应答对 T 细胞的依赖性分类

1. 胸腺依赖性抗原（thymus dependent antigen，TDAg） 此类抗原必须依赖 T 细胞参与，才能激发适应性免疫应答。TDAg 在分子结构上，同时含有 T 细胞表位和 B 细胞表位。TDAg 多为大分子蛋白质。

2. 胸腺非依赖性抗原（thymus independent antigen，TIAg） TIAg 不依赖 T 细胞，可直接刺激 B 细胞活化，产生抗体。TIAg 分子不含有 T 细胞表位，只有 B 细胞表位。因此，只能诱导 B 细胞介导的体液免疫应答，而不能诱导 T 细胞介导的细胞免疫应答。由于 TIAg 诱导的 B 细胞活化，没有 T 细胞参与，不能诱发抗体类别转换机制，故只产生 IgM 抗体；TIAg 激活 B 细胞后，不形成记忆 B 细胞，故无初次应答和再次应答之分。

依据 TIAg 的分子结构特征，将其分为 TIAg Ⅰ 型和 TIAg Ⅱ 型两种（表 3 - 5）。

（1）TIAg Ⅰ 型 TIAg Ⅰ 型的分子结构特点是：抗原分子中同时含有 B 细胞表位和 B 细胞有丝分裂原样结构（如细菌脂多糖等）。B 细胞表位被 BCR 识别，特异性选择 B 细胞克隆；有丝分裂原样结构与 B 细胞的有丝分裂原受体结合，促使 B 细胞活化。另外，因有丝分裂原样结构，可与多种 B 细胞克隆的有丝分裂原受体结合，故易引发无关 B 细胞的多克隆活化而产生与抗原本身无关的抗体。

（2）TIAg Ⅱ 型 TIAg Ⅱ 型的分子结构特点是：抗原分子中含有多个重复的相同 B 细胞表位（如肺炎球菌荚膜多糖和多聚鞭毛素等）。多个相同 B 细胞表位同时与 B 细胞表面的多个 BCR 结合，发生受体交联，引发 B 细胞活化。

表 3 - 5 TDAg 和 TIAg 的比较

项目	TDAg	TIAg
化学性质	主要为蛋白质	主要为多糖等
结构特点	即有 T 细胞表位，又有 B 细胞表位	不含 T 细胞表位，仅有 B 细胞表位
T 细胞依赖性	依赖 T 细胞参与	不依赖 T 细胞参与
免疫应答类型	T 细胞介导的细胞免疫应答和 B 细胞介导的体液免疫应答	B 细胞介导的体液免疫应答
诱生抗体类别	IgM、IgG、IgA、IgE	只产生 IgM
免疫记忆	形成记忆性免疫细胞，可产生再次应答	不形成记忆性免疫细胞，不产生再次应答

NOTE

（四）依据理化性质分类

1. 颗粒性抗原   是指存在于颗粒表面（如病原体表面、细胞表面等）的抗原分子。颗粒性抗原与相应抗体结合，可出现颗粒凝集现象。

2. 可溶性抗原   是指溶解于体液或其他液体的抗原分子。如蛋白质、糖蛋白、脂蛋白、脂多糖等，可溶性抗原与相应抗体结合可出现沉淀现象。

（五）依据抗原的特异性分类

1. 特异性抗原   自然界存在着庞大的物质群，无论在化学组成上，还是构象上都有各自的特点。绝大多数抗原性物质，都存在着区别于其他抗原的特异性抗原表位，即为特异性抗原。

2. 共同抗原（交叉抗原）   自然界各种抗原性物质之间，也可能巧合性地存在相同结构，如果这种相同结构正是抗原表位之所在，那么用某种抗原刺激机体产生的抗体不仅能与该抗原结合，也能与带有相同表位结构的其他抗原结合。把存在着相同抗原表位的不同抗原性物质称为共同抗原，又称交叉抗原。依据共同抗原之间的亲缘关系，有不同的名称，如种属抗原、异嗜性抗原等。

（1）种属抗原   同一种属生物之间，由于遗传背景绝大部分相同，由其编码的蛋白分子在同一种属生物体内必然存在着相同结构。把存在于同一种属生物之间的共同抗原称为种属抗原。

（2）异嗜性抗原   存在于不同种属之间的共同抗原称异嗜性抗原（heterophilic antigen）。它们之间没有必然亲缘关系，只是一种偶然巧合。如大肠杆菌 O_{86} 与人血型 B 抗原、肺炎球菌 14 型与人血型 A 抗原之间，存在着相同表位，即属于异嗜性抗原；溶血性链球菌的表面成分与人肾小球基底膜及心肌组织存在共同抗原，故链球菌感染机体产生的抗体可与具有共同抗原的心、肾组织发生交叉反应，导致肾小球肾炎或心肌炎。

知识拓展 2

人血清中抗 ABO 血型抗体的由来

A 型血清中存在抗 B 抗体，B 型血清中抗 A 抗体，O 型血清中抗 A、抗 B 抗体，很多人认为是天然存在的抗体。众所周知，机体只有受到抗原刺激才能产生抗体。事实上，这种抗异型红细胞抗原抗体并非生来就有，而与异嗜性抗原刺激有关。正常菌群中的多种细菌存在着与血型 A 或 B 抗原相同的抗原表位，如肺炎球菌 14 型与 A 抗原、大肠杆菌 O_{86} 与 B 抗原等属于异嗜性抗原。人体出生后正常菌群定居，机体受到这些细菌抗原刺激，产生相应抗体。即抗 ABO 血型抗体本质是能与 A 抗原或 B 抗原发生交叉反应的抗细菌成分抗体。

附：其他免疫刺激剂

（一）超抗原

发现某些细菌或病毒的代谢产物具有强大刺激 T、B 细胞多克隆活化的能力，故称其为超抗原（super antigen，SAg）。其特点是：能与 TCR、BCR 抗原结合槽外的非特异性部位结合，非特异性刺激 T 细胞或 B 细胞多克隆活化、增殖。如小鼠乳腺肿瘤病毒感染淋巴细胞产生的蛋白、人类免疫缺陷病毒（HIV）的表达产物和某些细菌的外毒素（如金黄色葡萄球菌肠毒素、链球菌产生的致热性外毒素等）。

某些超抗原（如人类免疫缺陷病毒表面糖蛋白 gp120）既能与 TCR Vβ 链结合，也能与 APC 上 MHC Ⅱ类分子抗原结合槽外侧区结合，以极低的浓度直接活化 CD4$^+$T 细胞。另外一些超抗原（如金黄色葡萄球菌蛋白 A，SPA）可与某些亚型 B 细胞的 BCR 结合，并刺激其活化和增殖。

超抗原可介导多种生理效应或病理过程，如多种细菌性食物中毒、某些类型的休克（如金黄色葡萄球菌引起的中毒性休克综合征）、艾滋病等，可能与某些自身免疫性疾病和某些肿瘤的发生和发展有关。

（二）有丝分裂原

有丝分裂原（mitogen）亦称丝裂原，是一类能在体外使静止的淋巴细胞转化为淋巴母细胞，并发生有丝分裂的物质。有丝分裂原多为植物种子中提取的糖蛋白及细菌的结构成分或代谢产物等，因其能非特异性激活某一类淋巴细胞的多个克隆，故属于非特异性多克隆淋巴细胞激活剂。

T、B 细胞表面表达多种有丝分裂原的受体（表 3 – 6）。在实践中常通过观察淋巴细胞对有丝分裂原刺激的反应，来检测机体免疫系统的功能状态。例如，用 PWM 来测定机体体液免疫和细胞免疫功能，用 SPA 的反应来测定人 B 细胞的功能，用 PHA 或 ConA 来测定 T 细胞功能。

表 3 – 6　重要的有丝分裂原对 T、B 细胞的增殖反应

有丝分裂原	增殖反应	
	T 细胞	B 细胞
植物血凝素（PHA）	+	−
刀豆蛋白 A（ConA）	+	−
美洲商陆（PWM）	+	+
葡萄球菌 A 蛋白（SPA）	−	+
细菌脂多糖（LPS）	−	+（小鼠 B 细胞）

（三）佐剂

与抗原一起或预先注入机体，可增强机体对该抗原的免疫应答或改变免疫应答类型的物质称为免疫佐剂（immuno adjuvant），简称佐剂（adjuvant）。

佐剂的种类很多，常用的有：①无机佐剂：如氢氧化铝、明矾等；②生物佐剂：包括微生物及其产物，如分枝杆菌（结核分枝杆菌、卡介苗）、短小棒状杆菌、百日咳杆菌、革兰阴性菌的内毒素、某些细胞因子等；③合成佐剂：如双链多聚肌胞苷酸；④油剂：如弗氏佐剂、矿物油、植物油；⑤脂质体：如免疫刺激复合物（ISCOMs）等。其中弗氏完全佐剂（含有灭活的结核分枝杆菌）和弗氏不完全佐剂（不含灭活的结核分枝杆菌成分），是目前动物实验中最常用的佐剂。

不同佐剂作用不尽相同，佐剂的作用机制尚未完全阐明。概括而言有以下几种机制：①改

变抗原物理性状，延长抗原在体内存留时间；②刺激单核－巨噬细胞，增强其对抗原的处理和提呈能力；③刺激淋巴细胞增殖和分化，从而增强和扩大免疫应答效应。

知识纲要

病原相关分子模式与抗原是启动机体免疫应答的物质基础。

1. 病原相关分子模式（PAMP）　是指与自身生理性成分结构或构象相异，能被固有免疫系统模式识别受体（PRR）识别的分子模式。是启动固有免疫应答的物质基础。

2. 抗原（Ag）　抗原是启动适应性免疫应答的物质基础。凡能刺激机体发生适应性免疫应答的物质统称为抗原。抗原的基本性质：①免疫原性：是指抗原能被T、B细胞的抗原受体（TCR或BCR）识别，诱导机体产生适应性免疫应答的能力；②反应原性：是指抗原与其诱导产生的免疫应答效应物质（致敏T、B细胞或抗体）发生特异性结合的能力，又称免疫反应性。免疫原性和反应原性共同称为抗原性。

（1）构成抗原的条件

1）异物性：即与宿主自身正常成分的分子结构或构象相异。异物性是构成抗原的核心条件。如异种抗原、同种异体抗原、自身抗原（自身成分被修饰、隐蔽性成分暴露或自身免疫细胞误识等因素所致）。

2）抗原表位：是激发适应性免疫应答的必备条件之一，也是决定抗原特异性的物质基础，包括T细胞表位和B细胞表位。①T细胞表位：是指抗原被APC内吞、处理成抗原肽－MHC分子，被TCR识别的短肽序列，受MHC限制；②B细胞表位：是指存在于抗原分子表面，无需APC处理，直接被BCR（或抗体）识别的短肽序列（线性表位）或空间构象（构象表位），不受MHC限制。抗原分子变性，会引起B细胞表位改变，即抗原的特异性改变。

3）理化性质：是影响抗原免疫原性和反应原性的因素之一。①大分子胶体性：分子量小于4KD的物质，多缺乏免疫原性，大分子胶体物质多为良好抗原。在一定范围内，分子量越大，抗原性越强；②抗原物质中含有的相同抗原表位数目越多，抗原性越强；③抗原表位与TCR或BCR互补对称度越高、越易接近，免疫原性越强。

（2）抗原的分类

1）依抗原基本性质分类：①完全抗原：同时具有免疫原性和反应原性的抗原；②半抗原：单独缺乏免疫原性，仅有反应原性。半抗原须与大分子物质结合后才具免疫原性。

2）依亲缘关系分类：①异种抗原：存在于不同种属生物间的抗原；②同种异体抗原：存在于同一种属不同个体间的抗原；③自身抗原：包括自身修饰抗原、自身隐蔽性抗原、免疫细胞误识自身成分为异物。

3）依对T细胞依赖性分类：①TDAg：必须依赖T细胞参与，才能激发适应性免疫应答的抗原；②TIAg：不依赖T细胞参与，直接刺激B细胞活化产生抗体的抗原。

　　4）依理化性质分类：①颗粒性抗原：存在于颗粒表面的抗原分子；②可溶性抗原：溶解于体液或其他液体中的抗原分子。

　　5）共同抗原：把存在着相同抗原表位的不同抗原性物质称为共同抗原，又称交叉抗原。将存在于不同种生物间的共同抗原称为异嗜性抗原。

复习思考题

1. 试比较病原相关分子模式与抗原的区别。
2. 试述抗原的概念与基本特性、构成抗原的条件，哪些因素可使自身成分变为自身抗原？
3. 比较 T 细胞表位与 B 细胞表位的不同。
4. 比较 TDAg 与 TIAg 的区别。
5. 决定抗原特异性的物质基础是什么？抗原特异性与交叉反应矛盾吗？如何理解二者的关系。
6. 共同抗原与异嗜性抗原的概念区别。

NOTE

第四章　抗　体

抗体是免疫应答重要的免疫效应分子。所谓抗体（antibody，Ab）是指 B 细胞受到抗原刺激后活化、增殖、分化为浆细胞，合成并分泌能与该抗原发生特异性结合的球蛋白。1968 年和 1972 年世界卫生组织和国际免疫学会联合会的专门委员会先后决定，将具有抗体活性或化学结构与抗体相似的球蛋白统一命名为免疫球蛋白（immunoglobulin，Ig）。即 Ig 是化学结构上的概念，它包括了抗体和一些结构与抗体相近但未证实有抗体活性的一类球蛋白。如骨髓瘤患者血清中的 M 蛋白及尿中的本周（Bence Jones，BJ）蛋白等。

1937 年 Tiselius 用电泳方法将血清蛋白分为白蛋白及 α1、α2、β、γ 球蛋白等组分，证明有抗体活性的部分主要分布在 γ 球蛋白区。因此，一度曾将抗体称为 γ 球蛋白（丙种球蛋白）。其后经对免疫血清的电泳分析、超速离心分析和分子量测定等方法，发现大部分有抗体活性的免疫球蛋白在 γ 球蛋白区内，但有小部分有抗体活性的免疫球蛋白也存在于 β 球蛋白区。

第一节　抗体的结构

一、抗体的基本结构

X 射线晶体衍射结构分析发现，抗体的基本结构是由两条完全相同的重链和两条完全相同的轻链，通过链间二硫键连接而成的 "Y" 型结构。每条肽链分别通过链内二硫键连接成不同结构域（图 4－1），具有不同的功能，故又称功能区。

（一）四肽链结构

抗体的单体分子由两条完全相同的重链和两条完全相同的轻链通过链间二硫键连接而成。

1. 重链（heavy chain，H 链）　两条完全相同的 H 链通过链间二硫键连接在一起。H 链分子量为 50～75kD，由 450～550 个氨基酸残基组成。根据 H 链恒定区的氨基酸残基序列不同分为 μ、γ、α、δ 和 ε 五种 H 链，不同 H 链的链内二硫键数目和位置、连接寡糖数量、结构域的数目及铰链

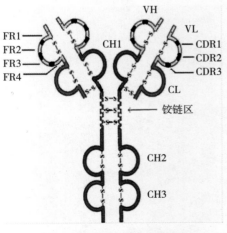

图 4－1　抗体基本结构示意图

区长度等方面，均不完全相同。

依据抗体分子所带的 H 链（μ、γ、α、δ 和 ε 链）不同（亦即 H 链恒定区的抗原性不同），将其分为五类（class），依次对应称为 IgM、IgG、IgA、IgD 和 IgE。同一类别抗体，在铰链区氨基酸组成和二硫键数目与位置也可存在差异，据此再分亚类（subclass）。如人 IgG 可分为 IgG1、IgG2、IgG3、IgG4；IgA 分为 IgA1 和 IgA2。IgM、IgD、IgE 尚未发现有亚类。不同类别抗体具有不同生物学特征（见第四节）。

2. 轻链（light chain，L 链） 两条完全相同的 L 链通过链间二硫键分别连在 H 链靠近 N 端的两侧。L 链分子量约 25 kD，由 214 个氨基酸残基组成。根据其恒定区的氨基酸残基序列不同分为 κ（kappa）链和 λ（lambda）链。五类抗体中每类都可以有 κ 链或 λ 链，不同种属抗体带有两型轻链的比例不同，κ：λ 比例的异常可反映免疫系统的异常。如正常人血清中 κ 型和 λ 型 Ig 含量之比约为 2：1，λ 型过多，提示可能有产生 λ 链的 B 细胞肿瘤。

依据抗体分子所带的 κ 链或 λ 链恒定区抗原性不同，将其分型（type）。所有 κ 链恒定区的结构基本相同，不分亚型；λ 链恒定区个别氨基酸残基组成有所差异，可再分为 λ1、λ2、λ3 和 λ4 四个亚型（subtype）。两型抗体的功能无差异。

（二）结构域与功能区

抗体分子的每条肽链通过链内二硫键连接成数个环状结构域（domain），构成不同的功能区（domain）。每个结构域约由 110 个氨基酸残基组成。其序列具有相似性或同源性。二级结构是由多肽链折叠一起形成的两个反向平行的 β 片层（anti - parallel β sheet），因而形成一个"β 桶状结构"（β barrelstructure）或"β 三明治"（β sandwich）结构。把抗体肽链的这种折叠方式称为免疫球蛋白折叠（immunoglobulin folding）（图 4 - 2）。

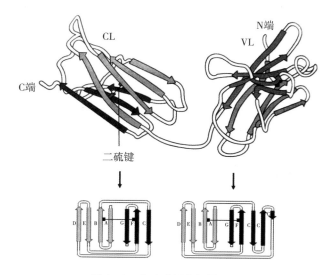

图 4 - 2 免疫球蛋白折叠（轻链）

通过分析不同抗原特异性抗体的氨基酸残基序列，位于 H 链和 L 链 N 端的结构域氨基酸残基的序列差异很大，故称可变区（variable region，V 区），其余的氨基酸序列相对稳定，故称恒定区（constant region，C 区）。H 链和 L 链的 V 区分别称为 VH 和 VL；H 链和 L 链的 C 区分别称为 CH 和 CL。

1. 可变区（V 区） H 链和 L 链的 V 区构成抗体的 VH - VL 功能区。它是抗体与抗原表位结合的部位。通过比较许多不同抗体 V 区的氨基酸残基序列，发现 VH 和 VL 各有三个区域的氨基酸组成和排列顺序差异性特别大，故将其称为高变区（hypervariable region，HVR），分别用 HVR1、HVR2 和 HVR3 表示。V 区中 HVR 之外区域的氨基酸组成和排列顺序相对变化不大，称为骨架区（framework region，FR），VH 或 VL 各有四个骨架区，分别用 FR1、FR2、FR3 和 FR4 表示（图 3-1）。

HVR 与抗原的 B 细胞表位呈互补对称结构，故又将 HVR 称为互补性决定区（complementarity-determining region，CDR），分别用 CDR1、CDR2 和 CDR3 表示。针对不同抗原表位抗体的 CDR 序列不同，因此 CDR 决定了抗体的特异性。

由于组成抗体的两条 H 链和两条 L 链完全相同，因此，一个抗体的单体分子含有两个完全相同的抗原结合点，可与 2 个相同的 B 细胞表位结合，即抗原结合价为 2 价。

2. 恒定区（C 区）　包括由 H 链 CH1 和 L 链 CL 构成 CH1-CL 功能区，两条 H 链的 CH2~CH4 分别构成 CH2、CH3 或 CH4 功能区。IgM、IgE 的 H 链较长，含有 CH4 区；IgG、IgA 和 IgD 的 H 链较短，没有 CH4 区。

抗体与抗原结合后，抗体构型发生改变，暴露其功能区，发挥各种免疫效应。

（三）铰链区

铰链区（hinge region）是位于 CH1 与 CH2 之间的区域，含有丰富的脯氨酸，不易形成氢键，但易形成链间二硫键（2~5 个），妨碍螺旋结构形成而呈伸展状态，具有相当的柔韧性。它与抗体的变型有关：①在抗体与抗原结合时，通过铰链区变化，使抗体的两个抗原结合部位之间的距离尽量达到能同时与两个抗原 B 细胞表位结合；②抗体与抗原结合后，通过铰链区使抗体结构变型，暴露抗体恒定区的 CH2、CH3 或 CH4 功能区，使其发挥效应。

不同抗体的铰链区不尽相同，IgG、IgA、IgD 含有铰链区（IgG1、IgG2、IgG4 和 IgA 的铰链区较短，IgG3 和 IgD 的铰链区较长）；IgM 和 IgE 缺乏铰链区。

（四）抗体的水解片段

铰链区易与蛋白酶接近，且对蛋白酶敏感，故易在铰链区发生水解。如被木瓜蛋白酶、胃蛋白酶等水解（图 4-3）。

1. 木瓜蛋白酶（papain）水解片段　木瓜蛋白酶水解抗体的部位在 H 链铰链区近 N 端的链间二硫键上方，裂解后可得到 2 个完全相同 Fab 段和 1 个 Fc 段（图 4-3）。①Fab 段即抗原结合片段（fragment antigen binding，Fab）：含有完整的 VH-VL 区和 CH1-CL 区结构，仍能与抗原结合，但 Fab 段的抗原结合价为单价，不能出现凝集反应或沉淀反应；②Fc 段即结晶片段（fragment crystallizable，Fc）：含有完整的 CH2、CH3 或 CH4 区，无抗原结合活性，理论上可以保留 CH2、CH3 或 CH4 区的功能活性。但是 Fc 段形成后易于结晶而活性丧失。依据木瓜蛋白酶水解片段，定义抗体分子 Fab 段和 Fc 段的结构名称。

2. 胃蛋白酶（pepsin）水解片段　胃蛋白酶在 H 链铰链区近 N 端的链间二硫键下方，裂解后可得到 1 个仍有链间二硫键连接的 F(ab)$_2'$ 片段和 Fc'与若干小分子片段（pFc'）（图 4-3）。F(ab)$_2'$ 片段的抗原结合价为双价，与抗原结合可发生凝集反应和沉淀反应。pFc'段破坏了 CH2、CH3 或 CH4 区结构，因此失去了相应的生物学活性。

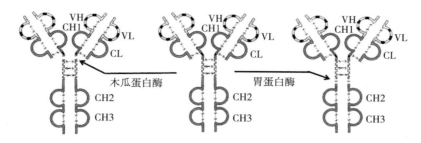

图 4 – 3　蛋白酶水解抗体片段

二、抗体的辅助结构

除 L 链和 H 链组成的基本结构外，某些类别抗体还含有其他辅助成分，如 J 链和分泌片（图 4 – 4）。

1. J 链（joining chain）　J 链是由浆细胞合成，富含半胱氨酸的一条多肽链。J 链可连接抗体单体形成二聚体、五聚体或多聚体。两个单体 IgA 由 J 链连接形成二聚体，五个单体 IgM 通过 J 链和二硫键连接形成五聚体。IgG、IgD、IgE 为单体，无 J 链。

2. 分泌片（secretory piece，SP）　是二聚体 IgA 在穿越黏膜上皮细胞过程中，由黏膜上皮细胞合成的含糖肽链，以非共价键形式与 IgA 二聚体连接，使其成为分泌型 IgA（SIgA），并分泌到黏膜表面的外分泌液当中。分泌片的作用：①介导 IgA 二聚体向黏膜表面主动转运，故又称多聚免疫球蛋白受体（polymeric Ig receptor，pIgR）；②保护 SIgA 免受黏膜表面的蛋白酶降解。

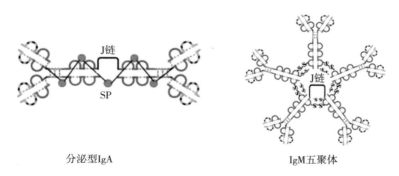

分泌型IgA　　　　　　　　　　　IgM五聚体

图 4 – 4　IgM 五聚体、SIgA 二聚体结构示意图

第二节　抗体的多样性及其形成机制

尽管所有抗体均有 V 区和 C 区组成，但由不同抗原刺激 B 细胞所产生的抗体特异性和类型不尽相同，呈现明显的多样性。其多样性的形成是基因重排的结果。

一、抗体的基因结构

抗体 H 链可变区基因（V 区基因），包括胚系基因的 V 基因片段（VH）、D 基因片段

（DH）和 J 基因片段（JH）；L 链 V 区基因只有胚系基因的 V 基因片段（VL，包括 Vκ 或 Vλ）和 J 基因片段（JL，包括 Jκ 或 Jλ）。V 区基因的下游是编码 H 链或 L 链恒定区基因（C 区基因）。

　　人 Ig 的 V 区基因和 C 区基因，定位于不同的染色体。①H 链基因：位于第 14 号染色体长臂，H 链基因的排列顺序从 5′端到 3′端（图 4 - 5），每个 C 区基因包括几个 C 区各结构域的外显子；②L 链基因：κ 链基因位于第 2 号染色体长臂，κ 链基因的排列顺序从 5′端到 3′端（图 4 - 5）；λ 链基因位于第 22 号染色体短臂，λ 链基因的排列顺序从 5′端到 3′端（图 4 - 5）。

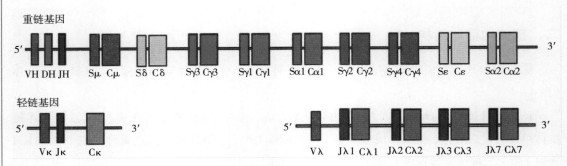

图 4 - 5　人类抗体基因结构示意图

二、抗体的基因重排机制

　　抗体 V 区基因胚系基因片段之间有内含子隔开，只有通过胚系基因片段的重排，形成 V - D - J 或 V - J 连接后，再与 C 基因片段连接，才能编码完整的抗体多肽链。再经进一步加工、组装成有功能的抗体分子。抗体 V 区基因的重排，主要通过一组重组酶来完成，并呈现等位排斥和同型排斥现象。

　　1. 重组酶　包括：①重组激活酶（RAG1 和 RAG2）：特异性识别并切除 V、（D）、J 基因片段两端保守的重组信号序列（recombination signal sequence，RSS）；②末端脱氧核苷酸转移酶：可将数个至数十个核苷酸通过一种非模板编码的方式，插入到 V、（D）、J 基因重排过程中出现的 DNA 断端；③其他：如 DNA 外切酶、DNA 合成酶等。通过重组酶的作用，从众多的 V、（D）、J 基因片段中各选择 1 个片段重排在一起，形成 V - （D）- J 的 V 区基因组。抗体胚系基因重排的发生具有明显的程序化，首先是 H 链 V、D、J 基因重排，随后是 L 链 V、J 基因重排。

　　2. 等位排斥（allelic exclusion）和同型排斥（isotype exclusion）　一个 B 细胞克隆只能合成并分泌针对一种抗原表位和一种型别的抗体。它主要是通过等位排斥和同型排斥机制来实现。等位排斥是指 B 细胞一条染色体上 H 链或 L 链基因重排成功后，则抑制另一条同源染色体上 H 链或 L 链等位基因的重排；同型排斥主要是指 κ 链基因重排成功后，则抑制 λ 链基因的重排。

三、抗体多样性的形成

（一）抗体 V 区多样性形成

　　抗体可变区尤其互补决定区是识别抗原表位的部位，具有高度的多样性。其形成机制主要涉及以下三个方面。

1. 组合多样性（combinational diversity） V 区基因有众多的胚系基因 V、（D）、J 基因片段，在重排时只能分别取其中的一个基因片段进行重排，因而可以产生众多的 V 区基因组合。以人为例，H 链的胚系基因片段排列组合种类可达 45（VH）×23（DH）×6（JH）= 6210；L 链的 κ 链可达 40（Vκ）×5（Jκ）=200，λ 链可达 30（Vλ）×4（Jλ）=120。理论上抗体 V 区的重组多样性可达 1.5×10^8 之多。

2. 连接多样性（junctional diversity） 在 V、（D）、J 基因片段重排时，彼此的连接处往往发生插入、替换或丢失核苷酸情况，从而产生新的序列，称为连接多样性。连接多样性包括：①密码子错位：在待接 DNA 断端替换或丢失 3×n 个核苷酸，则使其编码的蛋白肽增加或减少 n 个氨基酸，后续序列不变；②框架移位：若在待接 DNA 断端替换或丢失的核苷酸数不是 3 的整倍数，则导致后续序列完全改变；③N 序列插入：TdT 能将 N 序列插入待接 DNA 断端。

3. 体细胞高频突变（somatic hypermutation） 体细胞高频突变是在已完成 V 区基因重排基础上，成熟 B 细胞在外周淋巴器官生发中心接受抗原刺激后，发生的一种 DNA 点突变，常见于 V 区的 CDR 区，尤其是 CDR3。一般发生体细胞高频突变的频率为 $10^{-10} \sim 10^{-7}$。突变后可使某些抗体与抗原表位的亲和力提高。在免疫应答过程中，特别是再次应答产生的高亲和力抗体（称为抗体亲和力成熟），主要是由 B 细胞高频突变所致。

（二）抗体恒定区的多样性形成

抗体恒定区的多样性，主要表现在抗体类别与型别的不同、分泌型与模型抗体的不同。其形成机制包括抗体类别转换的基因重排和抗体分泌型与膜型转变的基因重排。

1. 抗体的类别转换（class switching）或称同种型转换（isotype switching） 抗体 V 区基因与 C 区基因重排，发生抗体的类别转换。B 细胞最先表达的膜型 Ig（BCR）为膜型 IgM，接受抗原刺激后也最先合成并分泌 IgM（分泌型 IgM）。B 细胞受到相同抗原再次刺激，抗体类别可从 IgM 转换成 IgG、IgA、IgE 或 IgD，这种现象称为抗体类别转换。类别转换主要是 H 链的同一 V 区基因与不同 C 区基因的重排。在抗体的 H 链 C 区基因的 5′端内含子中含有一段转换信号序列（switch region，S region），在类别转换过程中发挥重要作用，可使不同的转换区之间发生重组。位于 Cμ 之前的转换信号序列称 Sμ，位于 Cγ3 之前的转换信号序列称 Sγ3，依此类推，如 Sγ1、Sγ2、Sγ3、Sγ4、Sα1、Sα2 等。如在 IgM 向 IgG3 转换时，Sμ 与 Sγ3 相互结合，使位于两者之间的 Cμ 和 Cδ 被环出并剪除，经修复后 VDJ 与 Cγ3 直接相联，导致 IgM 向 IgG3 转换（图 4-6）。

2. 抗体的分泌型与膜型转变 膜型抗体的跨膜部位在 H 链的恒定区，抗体的分泌型与膜型转变，是 H 链 C 区基因 SC（分泌型 H 链羧基端外显子）与 MC（膜型 H 链羧基端外显子）的基因重排的结果。例如：最初 B 细胞的 VDJ-MCμ 基因，合成并表达模型 IgM（即 BCR）。当受到抗原刺激后，引发 VDJ-MCμ 向 VDJ-Sμ 转变，则开始合成分泌型 IgM（图 4-7）。

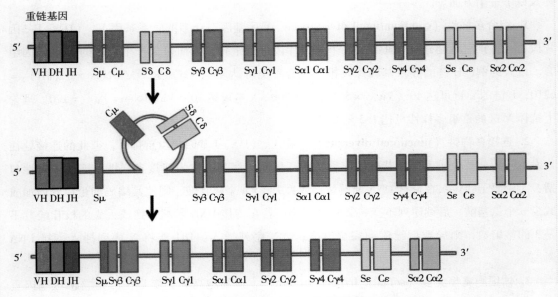

图 4-6   人类抗体 IgM 向 IgG3 类别转换示意图

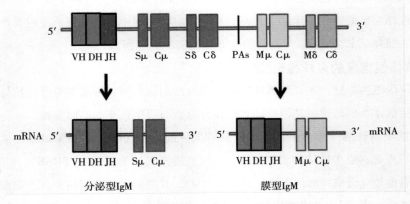

图 4-7   人类抗体分泌型与模型的转变示意图

第三节   抗体的抗原性

抗体既可与相应抗原发生特异性结合产生免疫效应，又因其为蛋白质，当然也具有抗原性。

1. 同种型（isotype）   指同一种属所有个体的抗体分子共有的抗原特异性标志，即为种属性标志，存在于 Ig 的 C 区。将抗体分子注射于异种动物，刺激其产生抗体，可以与该种属动物的同类抗体结合。如用小鼠 IgG 免疫家兔，刺激产生的兔抗鼠 IgG 抗体，可与所有小鼠的 IgG 发生特异性结合反应。

2. 同种异型（allotype）   指同一种属不同个体间抗体分子所具有的不同抗原特异性标志，即同种异体的遗传标志，存在于 Ig 的 C 区。由于来源于同种异体的抗体仅显示局限的多态性，如同 ABO 血型一样，在某些人群中表达的表型相同或相似。因此，将抗体分子注射于同种异体机体，刺激其产生抗体，除了能与抗体来源机体的同类抗体结合外，还可与来源于相关群体的同类抗体结合。

3. 独特型（idiotype，Id） 即抗体与抗原特异性结合的部位，是抗体 V 区特有的抗原特异性标志。独特型部位的抗原表位可刺激遗传背景相同的纯系动物、同种异体甚至自身产生相应的抗体，即抗独特型抗体（anti – idiotype antibody，AId）。

第四节 各类抗体的特性

根据抗体重链恒定区的抗原性不同，将抗体分为五类（详见第一节）。各类抗体的生物学特性不同，参与体内免疫效应的抗体主要是 IgG 和 IgM，参与黏膜局部免疫的抗体主要是分泌型 IgA。

一、IgG

婴儿出生后 3 个月开始合成 IgG，3～5 岁接近成人水平，半衰期为 20～23 天。主要具有以下特性。

1. 单体形式存在 IgG 与抗原的结合价为 2 价。

2. 血液和胞外液中含量最高 IgG 占血清总 Ig 的 75%～80%，其中 IgG1 含量最高。

3. 再次免疫应答的主要抗体 相同抗原再次刺激机体，主要产生 IgG。

4. 体液免疫应答的主力军 IgG 在体内分布广泛，并具高亲和力，IgG 与抗原结合后，可介导多种免疫效应：①激活补体：IgG 与抗原结合后，通过经典途径激活补体；②免疫调理作用：吞噬细胞（单核 – 巨噬细胞和中性粒细胞）表达 FcγR，IgG 与抗原结合后，通过 Fc 段与其结合，可促进吞噬功能；③抗体依赖性细胞毒细胞的细胞毒作用（antibody – dependent cell – mediated cytotoxicity，ADCC）：细胞毒细胞（NK 细胞、单核 – 巨噬细胞和中性粒细胞）表达 FcγR，IgG 与靶细胞表面抗原结合后，通过 Fc 段与其结合，介导特异性杀伤靶细胞作用；④免疫黏附：红细胞和血小板表达 FcγR，IgG 与抗原结合后，将抗原黏附于细胞表面，有利于吞噬细胞对抗原的吞噬和清除。

5. 是唯一能通过胎盘的抗体 胎盘母体面的滋养层细胞表达特异性 IgG 输送蛋白（FcRn），IgG 可选择性与 FcRn 结合，转移到滋养层细胞内，并主动进入胎儿血循环中。IgG（IgG1、IgG3、IgG4）是唯一能通过胎盘的抗体，对于胎儿、新生儿抗感染具有重要意义。

二、IgM

IgM 有两种存在形式，即分泌型 IgM 和膜型 IgM。分泌型 IgM 为五聚体，占血清 Ig 总量的 5%～10%；膜型 IgM 为单体，是 B 细胞表面的抗原受体（BCR）。IgM 的突出特点表现为"三最"。

1. 产生最早 IgM 是机体产生最早的抗体。①生物进化过程中产生最早：如低等动物八目鱼只可产生 IgM；②生长发育过程中产生最早：在胚胎晚期即可产生 IgM，如果在脐血中检测到抗某种病原体的特异性 IgM，提示胎儿有相应的宫内感染；③免疫应答过程中产生最早：

NOTE

IgM 是初次免疫应答的主要抗体。

2. 分子量最大 分泌型 IgM 以五聚体形式存在，是抗体中分子量最大的抗体，IgM 的理论抗原结合价为 10 价，但由于立体构型的空间位阻，一般只能结合 5 个抗原表位，故实际多为 5 价。

3. 效能最高 IgM 在免疫应答早期产生，在补体参与下的溶菌或溶血作用比 IgG 强 500 倍以上。因此 IgM 在抗感染早期免疫中占有重要地位。

三、IgA

IgA 分为两型，即血清型 IgA 和分泌型 IgA（secretory IgA，SIgA）。血清型 IgA 主要以单体形式存在于血清中，占血清总 Ig 的 10% ~ 15%；SIgA 通过 J 链连接成二聚体，并连接有分泌片，主要存在于外分泌液中，如胃肠道和支气管的分泌液、乳汁（尤其是初乳）、唾液和泪液等。SIgA 是黏膜局部免疫的主要抗体，是参与机体抗感染免疫的"边防军"。SIgA 与病原体（细菌、病毒等）及其毒素结合，具有中和感染、中和毒素作用，从而在局部抗感染中发挥重要作用。新生儿易患呼吸道、胃肠道感染，可能与 SIgA 合成不足有关。婴儿可从母亲乳汁中获得 SIgA，是一种重要的天然被动免疫，可抵抗消化道的病原体感染。

四、IgE

IgE 是正常人血清中含量最少的抗体，血清浓度极低，约为 5×10^{-5} mg/mL。IgE 主要由鼻咽部、扁桃体、支气管、胃肠黏膜固有层的浆细胞产生。IgE 为亲细胞抗体，可直接与肥大细胞、嗜碱性粒细胞上的高亲和力 FcεR I 结合，引发 I 型超敏反应。IgE 也是抗寄生虫感染的主要抗体。

五、IgD

IgD 有膜型 IgD 和分泌型 IgD 两种存在形式。膜型 IgD 为 B 细胞分化发育成熟的标志。未成熟 B 细胞仅表达 mIgM，成熟的初始 B 细胞（naive B cell）可同时表达 mIgM 和 mIgD，活化 B 细胞或记忆 B 细胞的 mIgD 逐渐消失；分泌型 IgD 在正常人血清中的浓度很低，约占血清 Ig 总量的 0.3%，IgD 可在个体发育的任何阶段产生。五类 Ig 中，IgD 的铰链区较长，易被蛋白酶水解，故其半衰期很短（仅 3 天）。

表 4 – 1　人类免疫球蛋白的主要理化特性和生物学特征

	IgG1	IgG2	IgG3	IgG4	IgM	IgA1	IgA2	IgE	IgD
重链	γ1	γ2	γ3	γ4	μ	α1	α2	ε	δ
分子量	140	146	165	146	970	160	160	188	184
主要存在形式	单体	单体	单体	单体	五聚体	单体/双体	单体/双体	单体	单体
开始合成时间		出生后 3 个月			胚胎后期	出生后 4 ~ 6 个月		较晚	任何时期
成人血浆水平（mg/mL）	9.0	3.0	1.0	0.5	1.5	3.0	0.5	5×10^{-5}	0.03
血清半衰期（天）	21	20	7	21	10	6	6	2	3

续表

	IgG1	IgG2	IgG3	IgG4	IgM	IgA1	IgA2	IgE	IgD
活化补体途径	经典 ++	经典 +	经典 +++	-	经典 +++	替代 +	-	-	-
通过胎盘	+++	+	++	±	-	-	-	-	-
结合吞噬细胞	+++	-	+++	-	-	+	+	+	-
结合肥大细胞嗜碱性粒细胞	-	-	-	-	-	-	-	+++	-
与 SPA 结合	+	+	±	+	-	-	-	-	-
中和作用	++	++	++	++	+	++	++	-	-
介导 ADCC	++	-	++	-	-	-	-	-	-
免疫作用	再次应答的主要抗体。抗菌、抗病毒、抗毒素、抗自身抗体			初次应答的主要抗体		黏膜局部抗体		I 型超敏反应，抗寄生虫	成熟 B 细胞标志

第五节　抗体的生物学作用

抗体作用与其结构密切相关，不同类别抗体 V 区和 C 区结构，决定了他们功能上的差异。抗体通过 V 区特异性识别抗原的 B 细胞表位后，分子构型发生改变，借助 C 区的各个功能区发挥多种免疫效应。

一、中和作用

抗毒素（抗体）与毒素结合，可以中和毒素的毒性；抗病毒抗体与病毒结合，可以覆盖病毒表面与细胞受体结合的位点，中和病毒的感染性。把能中和毒素或中和病毒感染的抗体称为中和抗体。

二、激活补体作用

抗体（IgG1、IgG2、IgG3 和 IgM）与抗原结合后，抗体构型发生改变，暴露与 C1q 的结合点，通过补体的经典途径激活补体系统，由补体系统发挥免疫效应。其中 IgM、IgG1 和 IgG3 激活补体系统的能力较强，IgG2 较弱。

三、结合免疫细胞表面 Fc 受体介导各种免疫效应

抗原与抗体结合后，构型发生改变，暴露与 Fc 受体的结合点，通过抗体 Fc 段与免疫细胞表面 Fc 受体结合，介导各种免疫效应。

1. 调理作用（opsonization） IgG 抗体（特别是 IgG1 和 IgG3）与抗原结合后，通过 Fc 段与吞噬细胞（中性粒细胞、巨噬细胞）上的 FcγR 结合，可增强其吞噬作用。

2. 抗体依赖性细胞毒细胞介导的细胞毒作用（antibody－dependent cell－mediated cytotoxicity，ADCC） 抗体依赖性细胞毒细胞（包括 NK 细胞、巨噬细胞和中性粒细胞等）表达

FcγR 并具杀伤靶细胞活性。IgG 与靶细胞表面抗原结合后，通过其 Fc 段与细胞毒细胞的 FcγR 结合介导细胞毒效应。NK 细胞是介导 ADCC 的主要细胞。

3. 黏附作用 红细胞、血小板表面表达 FcγR。IgG 与抗原结合后，通过 Fc 段将大量抗原抗体复合物黏附到红细胞、血小板表面，有利于进一步的清除抗原。

4. 介导 I 型超敏反应 IgE 无需与抗原结合，Fc 段即可直接与肥大细胞和嗜碱性粒细胞表面的高亲和力 IgE Fc 受体（FcεR I）结合，再与抗原结合后，可促使其合成并释放生物活性物质，引发 I 型超敏反应。

第六节 人工制备抗体

随着抗体在疾病的免疫诊断、免疫防治及其基础研究中发挥的重要作用，人们对抗体的需求增大，人工制备抗体是获得大量抗体的有效途径。用抗原免疫动物，制备相应的抗血清，是早年人工制备抗体的主要方法。1975 年，Kohler 和 Milstein 建立的单克隆抗体技术，使规模化制备高特异性、均质性抗体成为可能。

一、多克隆抗体

多克隆抗体（polyclonal antibody，pAb）即抗血清中的抗体。大多数天然抗原分子中常含多种不同的抗原表位，每一种表位都可能刺激机体一个 B 细胞克隆产生一种特异性抗体。因此，当抗原物质免疫机体，可刺激多个 B 细胞克隆活化，产生针对多种不同抗原表位的抗体，称为多克隆抗体。获得多克隆抗体的途径主要有动物免疫血清、恢复期患者血清或免疫接种人群血清等。其优点是：作用全面，具有中和抗原、免疫调理、介导补体细胞毒（CDC）、ADCC 等重要作用；来源广泛，制备容易。其缺点是：特异性不高，易发生交叉反应。

二、单克隆抗体

单克隆抗体（monoclonal antibody，mAb）是指由一个 B 细胞杂交瘤系克隆增殖的细胞群合成并分泌的针对同一抗原表位的纯一抗体。解决多克隆抗体特异性不高的理想方法是制备针对单一表位的特异性抗体。Kohler 和 Milstein 创立了杂交瘤细胞的单克隆抗体技术。通过致敏 B 细胞与骨髓瘤细胞融合制成杂交瘤（hybridoma），该杂交瘤细胞，既有骨髓瘤细胞大量扩增和永生的特性，又有效应 B 细胞合成和分泌特异性抗体的能力。

单克隆抗体制备的基本过程是：用抗原免疫小鼠，再取脾脏制成细胞悬液（含有针对该抗原的致敏 B 细胞），与同系骨髓瘤细胞融合制成杂交瘤细胞，经克隆化分离扩增后，筛选出能产生相应抗体的阳性杂交瘤细胞，从而制备单克隆抗体。

三、基因工程抗体

基因工程抗体（genetic engineering antibody），又称重组抗体，是借助 DNA 重组技术和蛋白质工程技术，按人们意愿在基因水平上对抗体基因进行切割、拼接或修饰，重新组装而成的新型抗体分子。基因工程抗体的根本出发点是解决抗体的异源性问题，基本思路是制备部分或全部人源抗体的编码基因。①克隆到真核或原核细胞表达系统中，使其合成人鼠嵌合或人源化抗体；②转基因至剔除自身抗体编码基因的小鼠体内，主动免疫诱生人源抗体。其优点是部分人源化或完全人源的抗体，均一性强，可工业化生产；不足的是亲和力弱，效价不高。

基因工程抗体是拓展 mAb 广泛应用的重要思路。mAb 多是来源于小鼠的鼠源性抗体，若用于临床对人体具有抗原性，利用基因工程技术将鼠源性 mAb 的可变区基因与人类抗体恒定区基因拼接，制备人鼠嵌合抗体（chimeric antibody），这样既可保持单克隆抗体均一性、特异性强的优点，又能克服其为鼠源性的不足。随着 DNA 重组技术发展，还可能制得部分甚至全人源化的基因工程抗体（genetic engineering antibody），如人鼠嵌合抗体（chimeric antibody）、改型抗体（reshaped antibody）、双特异性抗体（bispecific antibody）、小分子抗体及人源抗体等。

知识纲要

抗体（Ab）是 B 细胞受到抗原刺激后活化、增殖、分化为浆细胞，合成并分泌能与该抗原发生特异性结合的球蛋白。将具有抗体活性或与抗体结构相似的球蛋白统一命名为免疫球蛋白（Ig），即 Ig 是化学结构上的概念。

1. 抗体的结构

（1）重链与轻链：抗体是由两条完全相同的重链（H 链）和两条完全相同的轻链（L 链），通过链间二硫键连接而成。

（2）可变区（V 区）与恒定区（C 区）：①V 区：H 链和 L 链的 V 区构成抗体的 VH – VL 功能区，它是抗体与抗原表位结合的部位，V 区中与 B 细胞表位呈互补结构，故称互补性决定区（CDR1、CDR2 和 CDR3），决定抗体的特异性；②C 区：H 链的 C 区与 L 链的 C 区分别构成抗体的 CH1 – CL、CH2、CH3 或 CH4 功能区。抗体与抗原结合后，抗体构型发生改变，暴露其功能区，分别与补体 C1q 或吞噬细胞、NK 细胞等的相应受体结合，发挥各种免疫效应。

（3）铰链区：位于 CH1 与 CH2 之间、富含脯氨酸，具有相当的柔曲性，与抗体的变型有关。

（4）抗体的水解片段：①木瓜蛋白酶：将抗体裂解为 2 个完全相同 Fab 段和 1 个 Fc 段。依据木瓜蛋白酶水解片段来定义抗体分子的 Fab 段和 Fc 段名称；②胃蛋白酶：将抗体裂解成 F (ab)$_2$′片段和 Fc′和若干小分子片段（pFc′）。

（5）J 链和分泌片：①J 链：由浆细胞合成富含半胱氨酸的一条多肽链。可连接抗体单体形成二聚体、五聚体或多聚体；②分泌片：与二聚体 IgA 连接成 SIgA，保护 SIgA 免受黏膜表面的蛋白酶降解。

2. 抗体的多样性 ①可变区的多样性：针对不同抗原表位的抗体可变区的氨基酸残基序列显著不同，尤其是 CDR。CDR 是由胚系基因 V、（D）、J 基因片段随机重排和体细胞高频突变，形成抗体 V 区的多样性；②抗体恒定区的多样性：依据

H链恒定区的抗原性不同将抗体分为 5 类，将由 H 链 μ、δ、γ、α 和 ε 的抗体对应命名为 IgM、IgD、IgG、IgA 和 IgE，各类抗体的生物学特性显著不同；依据 L 链恒定区的抗原性不同，将抗体分为 κ 型和 λ 型，两型在功能上无差异。抗体有分泌型与膜型抗体两种存在形式，分泌型抗体是体液免疫应答的效应分子；膜型抗体多是 B 细胞抗原受体（BCR）成分。

3. 抗体的抗原性 ①同种型：指同一种属所有个体的抗体分子共有的抗原特异性标志，可刺激异种动物产生抗同种所有个体同类抗体的抗体；②同种异型：指同种异体抗体的抗原特异性标志，可刺激同种异体产生抗异体同类抗体的抗体；③独特型：即抗体与抗原特异性结合的部位，是抗体 V 区特有的抗原特异性标志。独特型部位的抗原表位可刺激遗传背景相同的纯系动物、同种异体甚至自身产生抗独特型抗体（AId）。

4. 各类抗体的特性 ①IgG：IgG 以单体分子形式存在，是血液和胞外液中含量最高的抗体成分，为再次免疫应答的主要抗体，是唯一能通过胎盘的抗体；②IgM：突出特点表现为"三最"，产生最早（初次免疫应答的主要抗体），分子量最大（为五聚体），效能最高；③IgA：SIgA 主要存在于外分泌液中，是黏膜局部免疫的主要抗体；④IgE 血清浓度极低，为亲细胞抗体，可直接与肥大细胞、嗜碱性粒细胞上的高亲和力 FcεR I 结合，引发 I 型超敏反应。IgE 也是抗寄生虫的主要抗体；⑤IgD：膜型 IgD 是 B 细胞分化发育成熟的标志。

5. 抗体的生物学作用

（1）中和作用：抗毒素（抗体）与毒素结合，可以中和毒素的毒性；抗病毒抗体与病毒结合，中和病毒的感染性。

（2）激活补体作用：抗体（IgG 和 IgM）与抗原结合后，通过补体的经典途径激活补体系统，由补体系统发挥免疫效应。

（3）结合细胞表面 Fc 受体：①调理作用：IgG 抗体与抗原结合后，与吞噬细胞的 FcγR 结合，可增强吞噬作用；②ADCC：IgG 与靶细胞抗原结合后，与 NK 细胞、巨噬细胞和中性粒细胞等的 FcγR 结合，杀伤靶细胞；③黏附作用：IgG 与抗原结合后，与红细胞、血小板的 FcγR 结合介导黏附，有利于进一步清除抗原；④介导 I 型超敏反应：IgE 的 Fc 段与肥大细胞和嗜碱性粒细胞 FcεR I 结合，再与抗原结合后，引发 I 型超敏反应。

6. 抗体的人工制备 ①多克隆抗体：天然抗原含多个抗原表位，免疫机体，可刺激多个 B 细胞克隆活化，产生针对多种不同抗原表位的抗血清；②单克隆抗体：是指由一个 B 细胞杂交瘤系克隆增殖的细胞群，合成并分泌的针对同一抗原表位的纯一抗体；③基因工程抗体：是借助 DNA 重组技术和蛋白质工程技术，按人们意愿在基因水平上对抗体基因进行切割、拼接或修饰，重新组装而成的新型抗体分子。

复习思考题

1. 试述抗体结构域或功能区。为什么说抗体单体分子的抗原结合价为 2 价？一般来说，抗体只有与抗原结合后重链恒定区各功能区才能发挥效应，为什么？

2. 试述抗体可变区多样性的形成机制。

3. 依据抗体重链恒定区的抗原性不同分为哪五类？各类抗体的特性有何不同？

4. 试述单克隆抗体的概念及其制备原理。

第五章　细胞因子

细胞因子（cytokine，CK）在免疫细胞生长、分化成熟及免疫应答过程中发挥重要调节作用。细胞因子是细胞受到某种因素刺激后分泌，能介导细胞与细胞之间相互作用的一类小分子多肽蛋白质。

细胞因子的命名遵循两个原则：一是依据产生的细胞来命名，如由单核细胞产生的细胞因子称为单核因子（monokine），由淋巴细胞产生的细胞因子称为淋巴因子（lymphokine）等；二是依据其生物学作用来命名，如能介导白细胞之间相互作用的细胞因子称为白细胞介素，可干扰病毒感染的细胞因子称干扰素等。因此，同一种细胞因子，可能有不同的名称。

第一节　细胞因子的分类

目前已发现的人细胞因子超过200种（详见本教材数字化内容），根据结构和功能，将其分为六大类。

1. 白细胞介素（interleukin，IL）　1979年开始命名，最初是指由淋巴细胞、单核细胞等产生并能介导白细胞之间相互作用的细胞因子，后来发现白细胞介素的来源和作用并不仅仅局限于白细胞。IL在细胞分化、造血、炎症等过程起重要调节作用。目前报道的白细胞介素已有30多种，根据发现的次序分别命名为IL－1、IL－2、IL－3……IL－38。

2. 干扰素（interferon，IFN）　是最先发现的细胞因子，由病毒感染的细胞产生，具有干扰病毒复制的作用，故称干扰素。根据来源和理化性质，可将干扰素分为α、β和γ三种。IFN－α/β也称为Ⅰ型干扰素，主要由单核－巨噬细胞和病毒感染细胞产生，主要作用是干扰病毒在宿主细胞内的复制；IFN－γ也称为Ⅱ型干扰素，主要由活化T细胞和NK细胞产生，主要参与免疫应答的调节。

3. 肿瘤坏死因子（tumor necrosis factor，TNF）　是Garwell等在1975年发现的一种能使肿瘤组织坏死的物质。肿瘤坏死因子分为TNF－α和TNF－β两种。TNF－α主要由活化的单核－巨噬细胞产生，抗原刺激的T细胞、活化的NK细胞和肥大细胞也分泌；TNF－β主要由活化的T细胞产生，又称淋巴毒素（lymphotoxin，LT），可杀伤靶细胞。肿瘤坏死因子除杀伤肿瘤细胞外，还具有免疫调节、促进炎症的功能。

4. 集落刺激因子（colony－stimulating factor，CSF）　是指能够刺激多能造血干细胞和不同分化发育阶段的造血祖细胞进行增殖分化，并在半固体培养基中形成相应细胞集落的细胞因子。目前发现的集落刺激因子有粒细胞－巨噬细胞集落刺激因子（GM－CSF）、单核－巨噬细胞集落刺激因子（M－CSF）、粒细胞集落刺激因子（G－CSF）。此外，红细胞生成素

（erythropoietin，EPO）、干细胞因子（stem cell factor，SCF）和血小板生成素（thrombopoietin，TPO）也是重要的造血刺激因子。

5. 生长因子（growth factor，GF）　是具有刺激细胞生长和分化的细胞因子，包括转化生长因子 – β（transforming growth factor – β，TGF – β）、表皮细胞生长因子（EGF）、血管内皮细胞生长因子（VEGF）、成纤维细胞生长因子（FGF）、神经生长因子（NGF）、血小板生长因子（PDGF）等。

6. 趋化因子（chemokine）　是指对多种细胞具有趋化作用的细胞因子，目前已发现 50 余种。这些细胞因子都含有一对或两对由半胱氨酸残基（ – C）形成的分子内二硫键。根据半胱氨酸的排列方式，将趋化因子分为四个亚家族。

（1）C 亚家族　近 N 端只有一个半胱氨酸残基，属 γ 亚家族。如淋巴细胞趋化蛋白因子（lymphotactin）对 T 细胞、NK 细胞和树突状细胞有趋化作用。

（2）CC 亚家族　近 N 端有两个半胱氨酸残基相邻，属 β 亚家族。如单核细胞趋化蛋白 – 1（monocyte chemotactic protein – 1，MCP – 1），对单核细胞、T 细胞、嗜碱性粒细胞和树突状细胞有趋化和激活作用。

（3）CXC 亚家族　近 N 端有两个半胱氨酸残基，且按 Cys – X – Cys（X 指任意 1 个氨基酸）方式排列的趋化细胞因子，属 α 亚家族。如 IL – 8 可趋化多形核白细胞到达急性炎症部位。

（4）CX_3C 亚家族　近 N 端以 Cys – X – X – X – Cys 方式排列的趋化细胞因子，如 Fracta-lkine，对单核细胞、T 细胞有趋化作用。

第二节　细胞因子受体

细胞因子受体一般用具体的细胞因子名称后加 R（receptor）来表示，如 IL – 2R（IL – 2 受体）等。依照存在形式的不同，将细胞因子受体分为膜型和可溶性两种。膜型细胞因子受体是一种跨膜蛋白，由胞外区、跨膜区和胞浆区组成，细胞因子与膜型受体结合，介导细胞内信号的转导；可溶性细胞因子受体是细胞因子受体的一种特殊形式，它的氨基酸序列与膜型受体胞外区同源，缺少跨膜区和胞浆区，可通过竞争性结合细胞因子起到拮抗细胞因子作用。

一、细胞因子受体分类

根据细胞因子受体的结构特点可将其分为五个家族。

1. Ⅰ型细胞因子受体家族　是最大的细胞因子受体家族。其胞外区由细胞因子受体结构域和Ⅲ型纤连蛋白（Fn3）结构域组成。共同的结构特点为：胞外区 N 端有保守的半胱氨酸残基和 WSXWS 基序（W 色氨酸，S 丝氨酸，X 任意氨基酸），在功能上均与血细胞增殖、分化有关。如：IL – 2R、IL – 3R、IL – 4R、IL – 5R、IL – 6R、IL – 7R、IL – 9R、IL – 11R、IL – 13R、IL – 15R、GM – CSFR、G – CSFR 等。

2. Ⅱ型细胞因子受体家族　胞外区有 Fn3 结构域组成，N 端及其近膜区分别含有保守的半胱氨酸，但没有 WSXWS 基序。如：IFN – αR、IFN – βR、IFN – γR、IL – 10R、IL – 22R 等。

3. 肿瘤坏死因子受体超家族（tumor necrosis factor receptor superfamily，TNFRSF） 结构特征为胞外区含多个由 40 个氨基酸残基组成的富含半胱氨酸的结构域。如 TNFR、NGFR（神经生长因子受体）、CD40 和 Fas 分子属此类受体。

4. 免疫球蛋白超家族（Ig superfamily receptor，IgSFR） 结构特征是胞外区含有 1 个或多个免疫球蛋白 V 区或 C 区样结构域。

5. 趋化细胞因子受体家族（chemokine receptor，ChKR） 此类受体属 G - 蛋白偶联受体超家族，均含 7 个疏水性跨膜 α 螺旋结构与 GTP 结合蛋白偶联。此类受体与相应的配体结合后，经偶联 GTP 结合蛋白而发挥生物学效应。如：CCR1～CCR11、CXCR1～CXCR6、CX3CR1 等。目前发现 CCR5 是 HIV 在巨噬细胞和 T 细胞上的辅助受体，HIV 可借此进入细胞引起原发感染。

某些 CKR 胞外区可同时含有两种不同类型的 CKR 结构，例如 IL - 6R 既含 Ig 样结构域，又含半胱氨酸残基和 WSXWS 基序，因此它既可归类于免疫球蛋白超家族，又可归类于 I 型细胞因子受体家族。五类细胞因子受体结构特征见图 5 - 1。

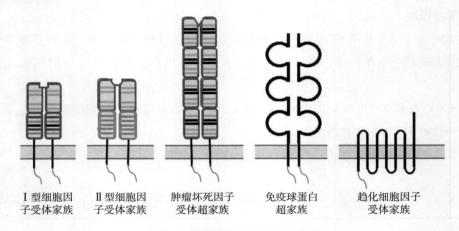

I 型细胞因   II 型细胞因   肿瘤坏死因子   免疫球蛋白   趋化细胞因子
子受体家族   子受体家族   受体超家族   超家族   受体家族

图 5 - 1　细胞因子受体结构示意图

二、细胞因子受体的私有链与公有链模式

两个或两个以上的特异性受体链，共同通过一条共有肽链转导信号的模式，称为私有链与公有链模式。把与相应配体特异性结合的链称为"私有链"；将参与多个受体信号转导的共有肽链称为"公有链"，又称信号转导亚单位（图 5 - 2）。某些细胞因子受体可通过这种模式转导信号。即不同的 CK 与私有链特异性结合，通过公有链转导相同信号，从而产生相同效应或重叠效应。现已发现具有私有链和公有链模式的 CKR 有：①IL - 3R、IL - 5R 和GM - CSFR：各自的 α 链与相应 CK 特异性结合，β 链为公有链，参与三者受体的信号转导；②IL - 6R、IL - 11R、LIFR、OSMR（肿瘤抑制素受体）、睫状神经营养因子受体：公有链为 gp130；③IL - 10R、IL - 12R、IL -

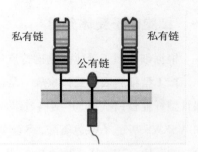

图 5 - 2　细胞因子受体的私有链与公有链模式示意图

28R；其 β 链为公有链；④IL‒12R、IL‒23R：其 β2 链为公有链。

三、细胞因子受体的共用受体模式

多数 CK 都有各自的 CKR，但有些 CK 常共用一种受体，如：①许多趋化性细胞因子共用 ChKR；②TNF‒α 和 LT 共用 TNFR；③IL‒19、IL‒20、IL‒24 共用 Ⅰ 型 IL‒20R；④IL‒28A、IL‒28B、IL‒29 共用 IL‒28R 等。

四、可溶性细胞因子受体

大部分细胞因子受体除为膜型受体外，还存在着分泌型可溶性形式，即可溶性细胞因子受体（soluble CKR，sCKR）。它是 CKR 的一种特殊形式，它的氨基酸序列与膜结合型 CKR 膜外区同源，但缺少跨膜区和胞浆区。如 sIL‒1R、sIL‒2R、sIL‒4R、sIL‒5R、sIL‒6R、sIL‒7R、sIL‒8R、sG‒CSFR、sGM‒CSFR、sIFN‒γ 和 sTNFR 等。这些 sCKR 主要来源于膜结合型 CKR 脱落，它们仍可与相应细胞因子结合，与相应的膜型 CKR 竞争配体而发挥拮抗作用。

附：细胞因子受体拮抗剂

机体内天然存在着一些细胞因子受体拮抗剂。如 IL‒1R 拮抗剂（IL‒Rα）是一种由单核‒巨噬细胞产生、与 IL‒1 有一定同源性的多肽，可竞争性结合 IL‒1R，从而抑制 IL‒1 的生物活性。另外，某些病毒可产生细胞因子结合蛋白，抑制细胞因子与相应受体结合，从而抑制细胞因子的生物活性，干扰机体的免疫功能。

第三节　细胞因子的共同特点

1. 多为小分子糖蛋白　一般分子量小于 25kD。多数 CK 为单体，少数以二聚体形式存在。细胞因子具有可溶性，半衰期短的特性。

2. 产生的刺激性　细胞受到特定因素刺激，开始合成和分泌，且分泌是一个短时自限过程，即刺激终止则分泌结束。

3. 产生的多向性　①一种 CK 可由不同类型细胞产生，如 IL‒1 可由单核细胞、巨噬细胞、B 细胞、NK 细胞等合成和分泌；②一种细胞可产生多种 CK，如 Th2 细胞可产生 IL‒4、IL‒5、IL‒6、IL‒10 等。

4. 作用的高效性　CK 通过与细胞表面的高亲和力受体结合发挥生物学作用，具有高效性。在低浓度下（pmol/L 水平），即能发挥明显的生物学作用。

5. 作用的局部性　CK 通常以自分泌（autocrine）或旁分泌（paracrine）方式发挥作用。自分泌是指细胞分泌的 CK 作用于自身细胞；旁分泌是指 CK 作用于邻近细胞。少数 CK 以内分泌（endocrine）方式发挥作用，通过循环系统作用于远距离的靶器官。生理状态下，大多数细胞因子只能近距离发挥作用。

6. 效应的重叠性　不同的 CK 作用于同一靶细胞，由于通过同一公有链传递信号，可产生相同或相似的生物学效应。

7. 作用的多向性　一种 CK 可作用于不同靶细胞，产生不同的生物学效应，其作用结果取决于靶细胞。如 IFN – γ 可上调有核细胞 MHC 分子的表达，促进巨噬细胞活化，抑制 Th2 细胞。

8. 作用的联合效应　几种不同 CK 作用于同一靶细胞，产生相同（或相近）、相加、协同或拮抗效应。如 IL – 6 和 IL – 13 均可维持和促进 B 细胞增殖；IL – 3 和 IL – 11 共同刺激造血干细胞分化成熟；IL – 5 能增强 IL – 4 诱导的 B 细胞类别转换；IL – 4 可抑制 IFN – γ 诱导的 Th1 活化与效应功能。

9. 作用的网络效应　指具有不同生物学活性的 CK，在免疫应答过程中通过彼此促进、彼此抑制，形成多因素、多效应的细胞因子网络。例如在针对特异性抗原的 T 细胞活化过程中，IFN – γ 能促进 Th0 细胞向 Th1 细胞分化，同时抑制 Th0 细胞向 Th2 细胞分化；与此相反，IL – 4 能促进 Th0 细胞向 Th2 细胞分化，同时抑制 Th0 细胞向 Th1 细胞分化。

第四节　细胞因子的生物学作用

一、参与免疫细胞的发育、分化及其功能和免疫应答的调节

1. 调节免疫细胞在中枢免疫器官的发育、分化和成熟　骨髓基质细胞分泌多种细胞因子（如 IL – 7、SCF、CXCL12 等）调控多能造血干细胞分化为不同谱系免疫细胞。IL – 3 和 SCF 等主要作用于多能干细胞和定向祖细胞；IL – 7 是 T 细胞和 B 细胞发育过程中的早期促分化因子；IL – 15 促进 NK 细胞发育、分化。GM – CSF 作用于髓样细胞前体和髓样谱系细胞；G – CSF 主要促进中性粒细胞分化；M – CSF 促进单核 – 巨噬细胞分化。EPO 促进红细胞生成；TPO 和 IL – 11 促进巨核细胞分化和血小板生成。

2. 调节免疫细胞在外周免疫器官的发育、分化、活化和功能　IL – 4、IL – 5 和 IL – 13 等促进 B 细胞活化、增殖、分化为浆细胞；多种细胞因子参与诱导 Ig 类别转换，如 IL – 4 诱导向 IgG1 和 IgE，TGF – β 和 IL – 5 诱导向 IgA 转换等。IL – 2、IL – 7、IL – 18 等促进 T 细胞活化、增殖；IL – 12、IFN – γ 诱导 Th0 向 Th1 分化；IL – 4 诱导 Th0 向 Th2 分化；TGF – β、IL – 4 和 IL – 10 诱导 Th0 向 Th3 分化；TGF – β、IL – 6 诱导 Th0 向 Th17 分化；IL – 21、IL – 6 诱导 Th0 向 Tfh 分化；TGF – β、IL – 2 诱导 Th0 向 iTreg 分化。

二、抗感染作用和抗肿瘤作用

CK 具有有强大的抗病毒、抗细菌感染和抗肿瘤作用。

1. 抗病毒免疫　IFN – α、IFN – β 是重要的抗病毒 CK，能刺激宿主细胞合成抗病毒蛋白，干扰病毒复制；TNF – α 和 LT 直接杀伤病毒感染细胞等。

2. 抗细菌免疫　感染局部由巨噬细胞产生的 IL – 1、IL – 6、TNF – α 和 IL – 8 等，激活血管内皮细胞，增加血管通透性，趋化中性粒细胞和 T 细胞进入感染部位，促进对病原体的清除等。

3. 抗肿瘤免疫　TNF – α 和 LT 具有直接抑瘤和杀瘤作用；IFN – γ 和 IL – 4 可抑制多种肿

瘤细胞生长；IL-2、IL-15、IL-1、IFN-γ等可诱导CTL和NK细胞杀伤活性；IFN-γ促进靶细胞表达MHC Ⅰ类分子，增强CTL细胞杀伤活性。

三、诱导细胞凋亡

在TNF家族中有几种细胞因子可直接杀伤靶细胞或诱导细胞凋亡。如TNF-α和LT可直接杀伤肿瘤细胞或病毒感染细胞。

四、促进创伤的修复

多种细胞因子（尤其生长因子）在组织损伤修复中具有重要作用。如转化生长因子（TGF-β）可通过刺激成纤维细胞和成骨细胞，促进损伤组织的修复；血管内皮细胞生长因子（VEGF）可促进血管和淋巴管生成；成纤维细胞生长因子（FGF）促进多种细胞增殖，有利于慢性软组织溃疡的愈合；表皮生长因子（EGF）促进上皮细胞、成纤维细胞和内皮细胞增殖，促进皮肤溃疡和伤口的愈合。

知识纲要

细胞因子（CK）是细胞受到某种因素刺激分泌，能介导细胞与细胞间相互作用的一类小分子多肽蛋白。

1. 细胞因子的分类 根据结构和功能，将其分为白细胞介素（IL）、干扰素（IIFN）、肿瘤坏死因子（TNF）、集落刺激因子（CSF）、生长因子（GF）、趋化性细胞因子六大类。

2. 细胞因子受体 ①根据细胞因子受体的结构特点分为五个家族；②细胞因子受体的私有链与公有链模式：不同细胞因子与受体私有链结合，通过公有链转导信号，发挥相同或重叠效应；③共用受体模式：不同细胞因子与同一受体结合，发挥相同效应；④可溶性受体：与相同膜型受体竞争与细胞因子结合，发挥拮抗作用。

3. 细胞因子的共同特点 ①多为小分子糖蛋白；②产生的刺激性；③产生的多向性；④作用的高效性；⑤作用的局部性；⑥效应的重叠性；⑦作用的多向性；⑧作用的联合效应；⑨作用的网络效应。

4. 细胞因子的生物学作用 ①参与免疫细胞分化、增殖及其功能和免疫应答的调节；②抗感染和抗肿瘤作用；③诱导细胞凋亡；④促进创伤的修复。

复习思考题

1. 试述细胞因子的分类。为什么某些同一细胞因子会有不同的名称？

2. 简述细胞因子的共同特点。为什么有时不同细胞因子作用于同一细胞会出现相同效应？为什么同一细胞因子作用于不同靶细胞会出现不同效应？

第六章 黏附分子与分化抗原

机体免疫应答的发生依赖于细胞间的相互作用。黏附分子是存在于细胞或胞外基质表面，介导细胞与细胞、细胞与胞外基质之间相互接触和作用的一类膜相分子；分化抗原是以抗原性来表示的细胞膜表面分子。

第一节 黏附分子

黏附分子（cell adhesion molecule，CAM）是指存在于细胞或胞外基质表面，介导细胞与细胞或细胞与胞外基质之间相互接触和结合的一系列膜型分子的统称。黏附分子主要为糖蛋白，以配体－受体结合方式发挥作用，促进细胞与细胞、细胞与基质的黏附。黏附分子参与细胞间的结合、细胞的信号转导与活化、细胞的伸展与移动、细胞的生长及分化；参与炎症发生、血栓形成、肿瘤转移、创伤愈合等一系列重要生理和病理过程。按照黏附分子的结构和作用特点可分为整合素家族、免疫球蛋白超家族、选择素家族、钙黏蛋白超家族等。

一、黏附分子的种类

（一）整合素家族

整合素家族（integrin family），是因这类黏附分子主要介导细胞与胞外基质的黏附、使细胞得以附着而形成整体（integration）而得名。此外，整合素家族还参与免疫细胞间的黏附，介导免疫细胞与血管内皮细胞的连接、免疫细胞与神经细胞的连接，调节机体发生、发育，促进伤口修复及血栓形成等。整合素分子的表达水平可随细胞分化和生长状态发生变化。

整合素分子由 α 和 β 两条肽链经非共价键连接组成，为异源二聚体（heterodimer）。α 链和 β 链共同组成配体的结合部位。整合素家族中至少有 18 种 α 链和 8 种 β 链，依 β 链可将整合素家族分为 8 个组（β1～β8 组）。同一组中 β 链相同，α 链不同；大部分 α 链结合一种 β 链，部分 α 链可分别结合两种或两种以上的 β 链。

整合素分子的组织分布十分广泛，一种整合素可分布于多种细胞，同一种细胞也往往有多种整合素表达。某些整合素的表达有显著的细胞类型特异性，如白细胞黏附受体组（β2 组）主要分布于白细胞，gpⅡbⅢa 分布于巨核细胞与血小板。整合素的配体为胞外基质（ECM）成分（表6-1）。

表 6-1 整合素家族 β1、β2、β3 组的成员、结构、分布与配体

分组	成员举例	α/β 分子量	亚单位结构	分布	配体	主要功能
β1 组	VLA-4	150/130kDa	α4β1	淋巴细胞、胸腺细胞、单核细胞、嗜酸性粒细胞	FN、VCAM-1、MAdCAM-1	参与免疫细胞黏附,为 T 细胞活化提供共刺激信号
β2 组	LFA-1	180/95kDa	αLβ2	淋巴细胞、髓样细胞	ICAM-1, 2, 3	参与淋巴细胞再循环和炎症,为 T 细胞活化提供共刺激信号
	Mac-1	170/95kDa	αMβ2 (CR3)	淋巴细胞、髓样细胞	Ic3b、Fg、ICAM-1	参与免疫细胞黏附、炎症和调理吞噬
β3 组	gpⅡbⅢa	125+22/105kDa	αⅡbβ3	血小板、内皮细胞、巨核细胞	Fg、FN、vWF、TSP	血小板活化和凝集

(二)免疫球蛋白超家族

免疫球蛋白超家族(immunoglobulin superfamily, IgSF)的种类繁多,多数具有与 IgV 区或 C 区相似的结构。IgSF 在免疫细胞膜分子中最为庞大,分布十分广泛,主要参与细胞与细胞之间相互识别和相互作用及其信号转导。

(三)选择素家族

选择素(selectin)又称选择蛋白或选择凝聚素,主要表达于白细胞、活化的血管内皮细胞和血小板表面,介导白细胞与血管内皮细胞的黏附。在炎症发生、淋巴细胞归巢和淋巴细胞再循环中发挥重要作用(表 6-2)。选择素家族包括白细胞选择素(leukocyte-selectin,L-选择素)、内皮细胞选择素(endothelium-selectin,E-选择素)和血小板选择素(platelet-selectin,P-选择素),对它们的命名源自最早被发现的表达细胞。

选择素分子为Ⅰ型膜分子,胞膜外区由 3 个结构域构成。包括:①钙离子依赖的 C 型外源凝集素样结构域,是与配体结合的部位;②表皮生长因子样结构域,起维持分子构象的作用;③CCP 结构域,作用不甚清楚。选择素分子识别的配体为寡糖基团,主要是唾液酸化路易斯寡糖(sialyl Lewis^x, sLe^x)、磷酸化单糖或多糖、硫酸化多糖,主要表达于白细胞、内皮细胞和某些肿瘤细胞表面。

表 6-2 选择素家族的成员、分布、配体与功能

选择素	分布	配体	主要功能
L-选择素	白细胞(活化后下调)	CD15s(sLe^x)、外周淋巴结 HEV 上的 CD34、GlyCAM-1	白细胞与内皮细胞黏附、参与炎症;淋巴细胞归巢
E-选择素	血小板、巨核细胞、活化的内皮细胞	CD15s(sLe^x)、CD15、PSGL-1	白细胞与内皮细胞黏附、参与炎症
P-选择素	活化的内皮细胞	CD15s(sLe^x)、CLA、PSGL-1、ESL-1	白细胞与内皮细胞黏附、参与炎症

(四)钙黏蛋白超家族

钙黏蛋白(Ca^{2+} dependent cell adhesion molecule)又称 Cadherin,是一个拥有 20 多个成员的黏附分子家族,在有 Ca^{2+} 存在时可以抵抗蛋白酶的水解作用。Cadherin 为Ⅰ型膜分子,胞外区中含有与 Ca^{2+} 结合的基序,N 端具有与配体结合的结构域。

常见的 Cadherin 家族有 E-Cadeherin、N-Cadherin 和 P-Cadherin 等,不同的 Cadherin 分

子在体内组织的分布不同，它们的表达随细胞生长发育状态而改变。Cadherin 分子的配体是自身相同的 Cadherin 分子，主要参与介导同型细胞间的黏附作用。在调节胚胎形态发生、维持成人组织结构完整与极性方面具有重要意义，对于生长发育过程中细胞的选择性聚集具有重要作用。

二、黏附分子的免疫生物学作用

黏附分子与相应配体结合后，参与体内多种生理性迁移和病理性浸润过程。

1. 参与淋巴细胞归巢和淋巴细胞再循环 选择素家族是介导归巢与再循环的主要黏附分子。淋巴细胞归巢受体（lymphocyte homing receptor，LHR）与血管内皮细胞表达的血管地址素（vascular addressin）结合，介导免疫细胞归巢和再循环。

2. 参与免疫细胞间的相互作用 树突状细胞（DC）与 T 细胞、T 细胞与 B 细胞、T 细胞与靶细胞等之间的相互作用均需黏附分子的参与。如 DC 活化 T 细胞的过程，除需提呈抗原信号给 TCR 外，还需共受体（如 CD8 - MHC Ⅰ 类分子、CD4 - MHC Ⅱ 类分子）与共刺激分子（CD28 - B7、CD2 - LFA2、LFA - 1 - ICAM - 1 等）的参与。随着 T 细胞活化程度的增加，T 细胞表面的抑制性分子表达上调，通过与 DC 表面的相应配体结合，如 B7 与 CTLA - 4 结合，抑制 T 细胞的过度活化。

3. 参与炎症过程 炎症过程中通过白细胞与血管内皮细胞发生黏附，继而向炎症部位渗出，其分子基础是这两类细胞表面表达的不同黏附分子发生相互作用。通过黏附作用，白细胞最初沿血管壁滚动（rolling），随后通过紧密黏附的方式与血管内皮细胞结合继而穿越内皮细胞。如在炎症初期，中性粒细胞表面的 sLe^x 分子与内皮细胞表面的 E - 选择素相互作用，介导了中性粒细胞沿血管壁的滚动和结合。随后，中性粒细胞 β2 整合素与其配体 ICAM 结合，介导中性粒细胞与内皮细胞发生黏附并穿出血管内皮细胞。中性粒细胞通过 IL - 8 受体与 IL - 8 结合，刺激上调 LFA - 1 和 Mac - 1 等整合素分子，从而诱导了与内皮细胞表面 ICAM - 1 结合，在炎症过程中发挥关键的作用。

第二节 分化抗原

一、分化抗原的概念

分化抗原是指不同谱系（lineage）细胞在正常分化、成熟的不同阶段及活化过程中，出现或消失的细胞表面标志。

20 世纪 80 年代以来，应用以单克隆抗体鉴定为主的聚类分析法，将来自不同实验室的单克隆抗体所识别的同一分化抗原归为一个分化群（cluster of differentiation，CD），并用 CD 来表示，CD 后的序号，一般是发现确定的次序，代表一个（或一类）分化抗原分子。例如人的 CD 序号已从 CD1 命名至 CD363。因此，分化抗原是以抗原性来表示的细胞膜表面分子。

二、分化抗原与细胞表面分子的关系

CD 抗原代表着某一种细胞表面的不同蛋白分子，如包括免疫细胞的表面受体、共刺激分子、黏附分子等。因此，一种 CD 分子可有多个名称，如 CD152 又称 CTLA - 4（黏附分子）、CD154 又称 CD40 受体等、与免疫应答密切相关的 CD 分子见表 6 - 3。有关各种 CD 分子的分布与主要特征，详见本教材数字化内容。

表 6 - 3 与免疫应答相关的 CD 分子（举例）

表面分子种类	表达细胞	CD 分子及其参与的功能
T 细胞抗原受体（TCR）- CD3	T 细胞	TCR 识别抗原肽 - MHC 分子，CD3 转导活化信号
CD4/CD8 共受体	T 细胞	CD4/CD8 分别抗原肽 - MHC 分子的 MHC Ⅱ、MHC Ⅰ 类分子，参与辅助 TCR 的信号转导
B 细胞抗原受体（BCR）- CD79a/CD79b	B 细胞	BCR 识别抗原表位，CD79a/CD79b 转导活化信号
CD19 - CD21 - CD81 共受体	B 细胞	CD21 与抗原 - C3d 结合，CD19 转导活化信号，参与辅助 BCR 的信号转导
共刺激分子	APC、T 细胞、B 细胞	CD28/CTLA - 4（T 细胞）与 CD80、CD86（APC）、CD40（B 细胞）与 CD40L（T 细胞）结合，参与 T 细胞与 APC 之间的相互作用
模式识别受体	吞噬细胞、DC	TLR - 1 ~ TLR - 11（CD281 ~ CD291）识别病原相关分子模式，诱导固有免疫应答

知识纲要

1. 黏附分子 是指介导细胞间或细胞与胞外基质间相互接触和结合的一系列膜型分子的统称。分布于细胞表面或胞外基质中，以配体 - 受体结合的方式发挥作用，促进细胞与细胞、细胞与基质的黏附。

（1）黏附分子的分类：以其结构和作用特点分为整合素家族、免疫球蛋白超家族、选择素家族、钙黏蛋白超家族等。

（2）黏附分子的免疫生物学作用：①参与淋巴细胞归巢和淋巴细胞再循环；②参与免疫细胞间的相互作用；③参与炎症过程，通过白细胞与血管内皮细胞发生黏附，继而向炎症部位聚集。

2. 分化抗原 是以抗原性来表示的细胞膜表面特定分子，用 CD 来表示。它代表某一种细胞表面的不同蛋白分子，如免疫细胞的表面受体、共刺激分子、黏附分子等。

复习思考题

1. 简述黏附分子的免疫生物学作用。
2. 试述分化抗原的概念及其分化抗原与细胞表面分子名称的关系。

NOTE

第七章 主要组织相容性复合体及其编码分子

同种异型移植通常发生移植排斥反应。引起同种异型移植排斥反应的抗原称为组织相容性抗原（histocompatibility antigen）。它是一个抗原系统，其中引起强而迅速排斥反应的抗原称为主要组织相容性抗原（major histocompatibility antigen）；引起较弱而缓慢排斥反应的抗原称为次要组织相容性抗原（minor histocompatibility antigen）。将编码主要组织相容性抗原的一组紧密连锁基因群称为主要组织相容性复合体（major histocompatibility complex，MHC）。MHC 及其编码分子与免疫应答密切相关，参与免疫应答的调控和功能调节。

不同动物的 MHC 和主要组织相容性抗原的名称不同。人类主要组织相容性抗原最早在人类白细胞发现，故将人类主要组织相容性抗原称为人类白细胞抗原（human leukocyte antigen，HLA），人类 MHC 称为 HLA 复合体。小鼠为 H‑2、大鼠为 RT‑1、兔为 RLA、狗为 DLA、猪为 SLA 复合体等。

第一节 MHC 的分类

一、依据 MHC 的结构分类

MHC 基因结构十分复杂，传统上将 MHC 的基因分为 MHC Ⅰ类基因、MHC Ⅱ类基因和 MHC Ⅲ类基因三类。新近又发现确认了多种 MHC 基因，人们将传统的 MHC Ⅰ类基因、MHC Ⅱ类基因和 MHC Ⅲ类基因称为经典基因；将新确认的 MHC 基因称为非经典基因。将其编码的分子分别称为经典 MHC 分子和非经典 MHC 分子。MHC Ⅰ类分子表达于所有有核细胞表面；MHC Ⅱ类分子主要表达于抗原提呈细胞和活化 T 细胞；MHC Ⅲ类分子主要为液相分子（图 7‑1）。

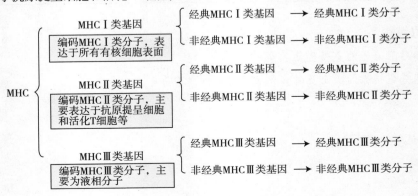

图 7 – 1 依据 MHC 结构分类

二、依据 MHC 及其编码分子的功能分类

MHC 分子是参与调控和调节免疫应答的重要分子。根据 MHC 的作用，将其分为免疫应答调控基因、免疫功能相关基因和非免疫相关基因。①免疫应答调控基因：显示极为丰富的多态性，其编码分子与抗原肽结合参与抗原提呈，调控适应性免疫应答。主要包括经典 MHC Ⅰ 类和经典 MHC Ⅱ 类基因；②免疫功能相关基因：不显示或仅显示有限多态性，其编码分子主要参与免疫功能调节。主要包括经典 MHC Ⅲ 类基因和非经典 MHC Ⅰ/Ⅱ/Ⅲ 类基因。③非免疫相关基因：包括非经典 HLA Ⅰ 类基因和非经典 HLA Ⅲ 类基因。（图 7 - 2）。

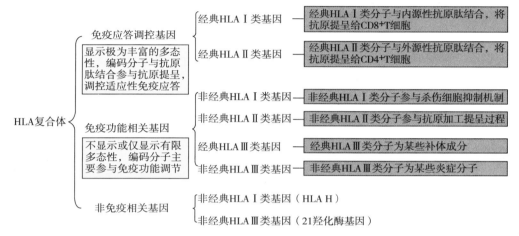

图 7 - 2　依据 MHC 及其编码分子的功能分类（以 HLA 为例）

第二节　HLA 复合体及其编码分子

人类 MHC 称为 HLA 复合体，其编码产物称为 HLA 或 HLA 分子。

一、HLA 复合体

HLA 复合体基因位于第 6 号染色体短臂 6p21.31，全长约 3600kD，共有 224 个基因座，其中能表达蛋白质分子的功能性基因为 128 个，96 个为假基因。根据其在染色体上的分布及所编码 HLA 分子的功能特点，将 HLA 基因分为 HLA Ⅰ 类基因、 HLA Ⅱ 类基因和 HLA Ⅲ 类基因（图 7 - 3），分别编码 HLA Ⅰ 类分子、HLA Ⅱ 类分子和 HLA Ⅲ 类分子。

1. HLA Ⅰ 类基因　位于 HLA 复合体中远离着丝点的一端。①经典 HLA Ⅰ 类基因：包括 B、C、A 三个基因座位，显示极为丰富的多态性。其编码的经典 HLA Ⅰ 类分子，表达于所有有核细胞及血小板和网织红细胞表面，神经细胞和成熟的滋养层细胞不表达经典 HLA Ⅰ 类分子；②非经典 HLA Ⅰ 类基因：包括 E、F、G、H 等基因座位，不显示或仅显示有限的多态性。其编码的非经典 HLA Ⅰ 类分子，表达不广泛，主要在绒毛膜滋养层细胞等高表达。

2. HLA Ⅱ 类基因　HLA Ⅱ 类基因在 HLA 复合体中位于近着丝点一端，结构较为复杂。①经典 HLA Ⅱ类基因：由 DP、DQ、DR 三个亚区组成，每个亚区包括两个或两个以上功能基因座位，

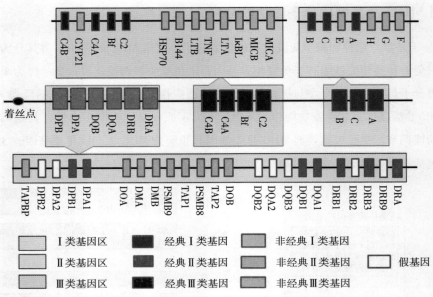

图7-3   人类HLA复合体基因结构示意图

显示极为丰富的多态性。分别编码分子量相近的 α 链和 β 链，形成 DPα - DPβ、DQα - DQβ 和 DRα - DRβ 分子。主要表达于具有抗原提呈作用的细胞表面，如专职性 APC 的树突状细胞、B 细胞、巨噬细胞及非专职性 APC 的内皮细胞、成纤维细胞、活化 T 细胞等。②非经典 HLA Ⅱ类基因：由 DM、DO 等，不显示或仅显示有限的多态性。其编码的分子主要参与抗原加工处理过程。

3. HLA Ⅲ类基因   HLA Ⅲ类基因位于 HLA Ⅰ 和 HLA Ⅱ类基因之间，包括经典 HLA Ⅲ类基因（如 C2、C4A、C4B、Bf 基因）和非经典 HLA Ⅲ类基因（如肿瘤坏死因子、热休克蛋白基因等）。主要编码体液性免疫分子。

二、HLA 分子结构及其功能

依据 HLA 复合体编码分子的功能被分为三群：免疫应答调控基因编码分子、免疫功能相关基因编码分子和非免疫相关基因编码分子。

（一）免疫应答调控基因编码分子

免疫应答调控基因编码分子包括经典 HLA Ⅰ类分子和经典 HLA Ⅱ类分子。它们均显示极为丰富的多态性，与抗原肽结合成抗原肽 - HLA 分子复合物表达于细胞表面，提呈给 T 细胞，调控适应性免疫应答。

1. 经典 HLA Ⅰ类分子   表达于几乎所有有核细胞表面。HLA Ⅰ类分子由重链（α 链）和轻链（β_2微球蛋白，β_2 - m）以非共价键组成异二聚体。α 链由 HLA A、HLA B、HLA C 基因编码，分子量为 44kD，属于免疫球蛋白超家族（IgSF）成员；β_2 - m 由第 15 号染色体基因（非 HLA 基因）编码，分子量为 12kD，β_2 - m 的作用是稳定 HLA Ⅰ类分子天然构象并使其有效表达于细胞膜表面（图7-4A）。

经典 HLA Ⅰ类分子可分为 4 个区：①肽结合区：位于 α 链的 N 端，由 α1 和 α2 两个结构域组成，该区是 HLA Ⅰ类分子与靶细胞内源性抗原肽（指来源于细胞内的抗原片段）结合的区域，也是 HLA Ⅰ类分子多态性区。HLA Ⅰ类分子抗原肽结合槽两端封闭，接纳的抗原肽长度有限，一般为 8～10 个氨基酸残基，供 CD8⁺T 细胞 TCR 识别。TCR 需同时识别靶细胞表达的抗原肽和自身 HLA I 类分子（多态性 α1 和 α2 结构域），故此过程受 MHC I 类分子限制。②免疫球蛋白样区：该区包括 α3 功能区和 β_2 - m，与 Ig 恒定区有同源性，为 T 细胞表面 CD8 分子的结合部位。③跨膜区：由 25 个氨基酸残基组成，以螺旋状穿过胞膜脂质双层，并将 I 类分子锚定在膜上。④胞浆区：为 α 链的 C 端，含 30 个氨基酸残基，位于胞浆中，性质高度保守，参与 HLA I 类分子与其他膜蛋白或细胞骨架成分间的相互作用，也与细胞内外信号传递有关。

2. 经典 HLA II 类分子　主要表达于专职性 APC 细胞表面。由 α 链（35kD）和 β 链（28kD）以非共价键结合成异源二聚体。两条肽链均由 HLA 基因编码，且均具多态性。两条链的基本结构相似（图 7 - 4B）。

HLA II 类分子分为 4 个区：①肽结合区：由 α1、β1 结构域组成，该区是 HLA II 类分子与外源性抗原肽（指来源于 APC 细胞之外，被 APC 吞入、加工处理后的抗原片段）结合的区域，也是 HLA II 类分子多态性区。HLA II 类分子抗原肽结合槽两端开放，接纳的抗原肽长度变化较大，一般为 13～17 个氨基酸残基，甚至更多，是 CD4⁺T 细胞 TCR 的识别区。TCR 需同时识别 APC 表达的抗原肽和自身 HLA II 类分子（多态性 α1 和 β1 结构域），故此过程受 MHC II 类分子限制。②免疫球蛋白样区：由 α2 和 β2 结构域组成，为非多态区，属于 Ig SF，是 T 细胞表面 CD4 分子与 HLA II 类分子结合的部位。③跨膜区和胞浆区：跨膜区将两条多肽链锚定在胞膜上，胞浆区参与跨膜信号的传递。

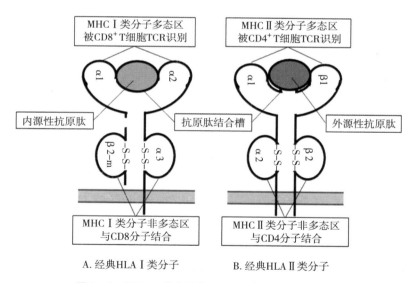

A. 经典 HLA I 类分子　　B. 经典 HLA II 类分子

图 7 - 4　HLA I 类分子与 HLA II 类分子结构示意图

3. MHC 分子与抗原肽的相互作用　通过从 HLA 分子抗原结合槽洗脱下来的各种天然抗原肽的一级结构分析发现，抗原肽氨基酸残基序列中都带有两个或两个以上与 HLA 分子抗原肽结合槽相结合的特定部位，称锚定位，与锚定位结合的氨基酸残基称锚定残基（anchor residue）。锚定位与锚定残基呈互补对称，以非共价键结合。

MHC 的多态性决定着与特定抗原肽锚定残基的结合。不同 MHC 等位基因产物可与同一抗原分子的不同抗原肽片段结合，提呈不同的抗原表位，造成不同个体 MHC 分子对同一抗原分子所提呈的抗原肽有所差异，激活的 T 细胞克隆不尽相同，最后导致的免疫应答特异性和反应强度也不同。这是 MHC 多态性调控适应性免疫应答的一种重要机制。

（二）免疫功能相关基因编码分子

免疫功能相关基因编码分子不显示或仅显示有限的多态性，参与免疫应答功能调节。包括非经典 HLA Ⅰ 类分子、非经典 HLA Ⅱ 类分子和 HLA Ⅲ 类分子。

1. 非经典 HLA Ⅰ 类分子 主要包括 HLA – E、HLA – F、HLA – G 等。主要为杀伤细胞抑制性受体的配体，能抑制杀伤细胞的杀伤活性。非经典 HLA Ⅰ 类分子在细胞表面的表达与经典 HLA Ⅰ 类分子不同，如 HLA – E 的表达需要与 HLA – G 和 HLA – A、HLA – B、HLA – C 分子来源的先导序列结合，尤其与 HLA – G 分子的表达密切相关。

（1）HLA – E 分子 可表达于各种组织细胞，在羊膜、滋养层细胞表面高表达。其抗原肽结合槽具有高度疏水性，能结合来自 HLA Ⅰ 类分子和 HLA – G 分子信号肽的肽段形成复合物。HLA – E 是 NK 细胞表面 C 型凝聚素受体家族中 CD94/NKG2（抑制性受体）的专一性配体，可抑制 NK 细胞的杀伤活性。

（2）HLA – G 分子 结构与经典 HLA – A2 基因高度同源。主要表达于母胎界面绒毛外滋养层细胞表面，为杀伤细胞免疫球蛋白样受体（KIR）家族中成员的配体，因此，HLA – G 在母胎耐受中发挥作用。

HLA – F 分子的研究与报道均较少，近来确认 HLA – F 可表达于妊娠期间的滋养层细胞上。

2. 非经典 HLA Ⅱ 类分子 非经典 HLA Ⅱ 类分子主要参与抗原加工处理过程。非经典 HLA Ⅱ 类分子与经典 HLA Ⅱ 类分子结构相似，但它没有经典 HLA Ⅱ 类分子的抗原肽结合槽，因而不能结合抗原肽。主要包括 HLA – DM、HLA – DO、抗原加工相关转运物（TAP）、TAP 相关蛋白、蛋白酶体 β 亚单位等。

（1）HLA – DM 分别由 DMA 和 DMB 两个座位基因，编码 DM 分子的 α 链和 β 链。它主要参与 APC 对外源性抗原的加工，帮助溶酶体中的抗原肽进入 MHC Ⅱ 类分子的抗原肽结合槽。

（2）HLA – DO 分别由 DOA 和 DOB 两个座位基因，编码 DO 分子的 α 链和 β 链，DO 分子是 DM 功能的调节蛋白。

（3）蛋白酶体 β 亚单位（proteasome subunit beta tybe，PSMB） 包括 PSMB8 和 PSMB9，是胞质溶胶中蛋白酶体的 β 亚单位，参与内源性抗原的酶解。

（4）抗原加工相关转运物（transporter associated with antigen processing，TAP） 分别由 TAP1 和 TAP2 两个座位基因编码，TAP 参与对内源性抗原肽的转运，使其从胞质溶胶进入内质网腔并与 MHC Ⅰ 类分子结合。

（5）TAP 相关蛋白（TAP – associated protein） 在内质网 MHC Ⅰ 类分子的装配中发挥作用。

3. 经典 HLA Ⅲ 类分子 包括 C2、C4、Bf 等，以可溶性形式存在于血浆细胞外液中。

4. 非经典 HLA Ⅲ 类分子 非经典 HLA Ⅲ 类基因多与炎症反应有关，分属 4 个家族。

（1）肿瘤坏死因子基因家族 包括 TNFA、LTA、LTB 三个基因座位，其产物 TNFα、LTα、LTβ 参与炎症、抗病毒和抗肿瘤免疫。

（2）转录调节基因或类转录因子基因家族 包括类 Ⅰ – κB、B144、ZNF178 基因等，Ⅰ – κB

编码的 IκBL，可参与调节 DNA 结合蛋白 NF – κB 的活性。

（3）MHC Ⅰ类相关基因（MIC）家族　包括 MICA、MICB 基因，编码的 MIC 是 NK 细胞激活受体 NKG2G 的配体，可启动 NK 细胞杀伤活性。

（4）热休克蛋白基因家族　包括 HSP70 基因，其产物参与炎症和应急反应，并作为分子伴侣，在内源性抗原的加工中发挥作用。

（三）非免疫相关基因编码分子

如 HLA Ⅲ类基因区的 21 羟化酶基因和位于 HLA Ⅰ类基因区的 HLA – H 基因（与铁代谢有关）等。

第三节　MHC 的遗传特征与多态性

一、MHC 的遗传特征

HLA 复合体具有多基因型、共显性、单元型遗传和连锁不平衡等遗传特征。

1. 多基因型　遗传学上将某一个体同源染色体上对应位置的一对基因称为等位基因（alleles）；在群体中，同一位点的等位基因大于两种时，这样的基因称为复等位基因（muotiple alleles）。HLA Ⅰ类和 HLA Ⅱ类基因位点多为复等位基因。已确定的 HLA 复合体等位基因总数截至 2012 年 10 月达到 8712 个（表 7 – 1）。人类细胞为二倍体细胞，若各等位基因随机组合，在群体中找到两个完全相同等位基因的几率定然很低。

表 7 – 1　HLA 复合体基因座位及已获正式命名的等位基因数（截至 2012 年 10 月）

Ⅰ类基因					Ⅱ类基因							Ⅲ类基因		其他	合计
A	B	C	E	G	DRA	DRB1	DRB3	DQA1	DQB1	DPA1	DPB1	MICA	MICB		
2132	2798	1672	11	50	7	1196	58	49	179	36	158	84	40	242	8712

2. 共显性（codominance）　一对等位基因同为显性表达称为共显性，两者的编码产物均可检测到。HLA 复合体中的每一对等位基因均为共显性表达。

3. 单元型遗传　同一条染色体上紧密连锁的 HLA 等位基因组合称单元型。在遗传过程中，HLA 单元型作为一个完整的遗传单位由亲代传给子代称为单元型遗传。

4. 连锁不平衡（linkage disequilibrium）　群体中某一等位基因的数目占座位等位基因数目总和的比例称为基因频率。HLA 复合体各等位基因均有各自的基因频率。在随机婚配的群体中，若无突变和自然选择，基因频率可代代维持不变。若 HLA 复合体各座位等位基因随机组合，则每一单体型的出现频率应等于组成该基因频率的乘积。实际上，HLA 复合体各基因并非如此。已发现，某些基因构成单元型，从而出现连锁不平衡。

例如：我国北方汉族人 HLA DRB ＊0901 和 HLA DQB1 ＊0701 单独出现频率分别为 15.6% 和 21.9%。若按随机分配两者同时出现的频率应为 15.6% ×21.9% ＝3.4%，而实际检测到的两者同时出现的频率为 11.3%，比理论值高出 3.3 倍。

二、MHC 的多态性

MHC 多态性是一个群体概念，即群体中不同个体在等位基因拥有状态上存在的差别。HLA 是人体中多态性最丰富的基因系统，其等位基因的数目至少有 8712 个，且均为共显性基因。因此，人群中除同卵双生外，无关个体间 HLA 型别完全相同的可能性极小。HLA 多态性主要表现在经典 HLA Ⅰ类基因和经典 HLA Ⅱ类基因。

MHC 多态性的形成是 MHC 基因结构变异导致多基因型出现的结果。基因变异的发生涉及基因突变、基因重组（染色体同源部分的交换）和基因转换（染色体非同源部分 DNA 片段转移）等多种机制。MHC 基因变异的产生属于偶发事件，这些偶发变异能否以新的等位基因形式被代代保存下来，取决于自然选择，引起物种进化或者退化（如疾病相关联基因的出现等）。

知识拓展 3

动物基因变异多引起进化而人类基因变异多导致退化

在动物界因基因变异引起种系进化为主，这是因为变异的个体，若其更适应自然而身体强壮，身体强壮者可使其基因被遗传保留，逐渐导致种系进化；若变异个体导致疾病等原因，患病死亡或因身体较弱而被其他动物餐食，则其变异基因逐渐被自然淘汰。然而，在人类由于疾病的治疗干预，某些导致疾病的变异基因或对健康不利的退化基因则易保留下来，并在群体中遗传。禁止某些遗传患者结婚或生育的政府行为，仅是一种有限的补救办法。

在人类由于种族、生活地域和生长环境不同，HLA 基因的突变及其遗传保留与丢失也不同。因此，在不同种族、不同地域人群中 HLA 基因型的表达也不尽相同。例如：等位基因的 B53 基因，在白种人和黄种人中的表达很低（不足 1%），但在非洲黑种人高表达（28% ~ 40%）。非常有意义的是，带 B53 等位基因的黑人不易患疟疾，这就是本地人对疟疾流行抵抗的一种基因突变而被保留引起人类进化的实例。

第四节　MHC 的生物学意义

一、个体遗传标志

1. 组织器官移植　器官移植术后，移植物存活率主要取决于供受体之间的 HLA 型别相符程度。在骨髓移植中，为预防移植物抗宿主病发生，一般选择 HLA 全相同或大部分相同者作为供体。

2. 个体身份鉴定　由于 HLA 具有高度多态性，无关个体间 HLA 表型全相同的几率极低，故 HLA 型别被看作是伴随个体终生的特异性遗传标记，HLA 基因分型已在法医学上被广泛用于亲子鉴定、犯罪嫌疑人或死者身份鉴定等。

二、调控适应性免疫应答

经典 MHC Ⅰ类和典 MHC Ⅱ类分子，直接参与抗原提呈并制约免疫细胞间相互作用，从而调控机体免疫应答的发生及其强度。MHC 分子作为参与抗原提呈的关键成分，其表达水平高低也直接决定机体对抗原应答的强弱。通过调控 MHC 分子表达水平，可有效地调节免疫应答。

三、调节免疫应答

非经典 HLA Ⅰ类分子多为杀伤细胞抑制性受体的配体，可抑制杀伤细胞的杀伤活性；非经典 HLA Ⅱ类分子多为调节抗原提呈细胞对抗原加工、处理的一类分子，调节抗原提呈细胞的抗原提呈作用；HLA Ⅲ类分子多为调节机体炎症反应的一类分子，可调节炎症反应的发生和强度。

四、HLA 与疾病

1. HLA 与疾病的关联　某些疾病与一种或几种 HLA 分子相关（表 7 – 2），其中最典型的例子是 90% 以上的强直性脊柱炎患者携带 HLA – B27 基因。研究 HLA 与疾病的相关性，可有助于对某些疾病的诊断及预后判断。

表 7 – 2　HLA 与疾病的关联

自身免疫病	HLA 抗原	相对风险率*	自身免疫病	HLA 抗原	相对风险率*
强直性脊柱炎	B27	55 ~ 89.8	系统性红斑狼疮	DR3	5.8
急性前葡萄膜炎	B27	10.0	突眼性甲状腺肿	DR3	3.7
肾小球性肾炎咯血综合征	DR2	15.9	胰岛素依赖型糖尿病	DR3/DR4	25.0
多发性硬化症	DR2	4.8	类风湿性关节炎	DR4	4.2
乳糜泻	DR3	10.8	寻常天疱疮	DR4	14.4
重症肌无力	DR3	10.0	淋巴瘤性甲状腺肿	DR5	3.2

注：相对风险率*：是对带有特定 HLA 抗原的个体，比不带有该抗原的个体罹患某种疾病可能性的一种评估。

2. HLA 表达异常与疾病　HLA 分子异常表达与疾病亦有很强的相关性。①HLA Ⅰ类分子表达异常：HLA Ⅰ类分子表达缺失或减少的肿瘤细胞不能有效地被 CTL 细胞识别和攻击而导致免疫逃逸；②HLA Ⅱ类分子表达异常：某些器官特异性自身免疫病的靶细胞异常表达 HLA Ⅱ类分子，如胰岛素依赖型糖尿病的胰岛 β 细胞、乳糜泻的肠道细胞、萎缩性胃炎的胃壁细胞等异常表达 HLA Ⅱ类分子。

知识纲要

将编码主要组织相容性抗原的基因复合体称为 MHC。MHC 与免疫应答密切相关，决定同种异型移植组织的相容性。人类 MHC 称为 HLA 复合体。

1. MHC 分类

（1）依据 MHC 结构分为 3 类：①MHC Ⅰ类基因：编码 MHC Ⅰ类分子，表达于所有有核细胞表面；②MHC Ⅱ类基因：编码 MHC Ⅱ类分子，主要表达于 APC 细胞和活化 T 细胞；③MHC Ⅲ类基因：编码 MHC Ⅲ类分子，为液相分子。

（2）依据 MHC 编码分子功能分为 3 类：①免疫应答调控基因：显示极为丰富的多态性，其编码的 HLA 分子直接调控适应性免疫应答：经典 HLA Ⅰ类分子与内源性抗原肽结合成抗原肽 – HLA Ⅰ类分子复合物，提呈给 CD8$^+$T 细胞；经典 HLA Ⅱ类分子与外源性抗原肽结合成抗原肽 – HLA Ⅱ类分子复合物，提呈给 CD4$^+$T 细胞。②免疫功能相关基因：不显示或仅显示有限多态性，其编码的 HLA 分子主要调节免疫功能：非经典 HLA Ⅰ类分子（HLA – E、HLA – G 等）为杀伤抑制性受体的配体，抑制杀伤细胞的杀伤活性；非经典 HLA Ⅱ类分子主要参与 APC 细胞的抗原处理、加工过程；经典 HLA Ⅲ类分子为补体 C2、C4、Bf 成分，参与固有免疫应答；非经典 HLA Ⅲ类分子主要为炎症分子，参与炎症反应。③非免疫相关基因：包括非经典 HLA Ⅰ类基因和非经典 HLA Ⅲ类基因。

2. MHC 的遗传特征与多态性　MHC 的等位基因呈多基因型、共显性、单元型和连锁不平衡的遗传特征。在群体中显示极为丰富的多态性，找到两个完全相同等位基因的几率极低。

3. MHC 的意义　①个体遗传标志：用于选择组织器官移植供受体的配型、亲子鉴定、个体身份鉴定等；②调控适应性免疫应答，调节免疫功能；③MHC 与疾病关联：某些疾病与一种或几种 HLA 分子相关；④MHC 表达异常，可引相关疾病、影响病程进展，如肿瘤细胞表达 HLA Ⅰ类分子低下或缺如而逃逸免疫攻击，胰岛 β 细胞异常表达 HLA Ⅱ类分子引发胰岛素依赖型糖尿病。

复习思考题

1. 试述 MHC 和 HLA 的概念。

2. 依据 MHC 结构分为几类？试述其编码分子的表达特点。

3. 依据 MHC 及其编码分子的功能分为几类？各编码分子的功能特点。

4. 试述经典 HLA Ⅰ类和 HLA Ⅱ类分子的结构特点。它是如何参与免疫细胞间相互作用 MHC 限制性的？

5. 试述 MHC 的遗传特征与多态性。试述 HLA 的生物学意义。

第八章　固有免疫与固有免疫应答

固有免疫（innate immunity）是生物体在长期种系进化和个体发育过程中逐渐建立起来的天然免疫防御功能。主要包括机体固有组织屏障系统的阻挡隔离作用和机体固有免疫细胞与免疫分子介导的固有免疫应答（图8-1）。

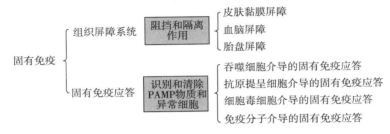

图8-1　固有免疫与固有免疫应答

固有免疫应答（innate immune response）是指固有免疫系统通过胚系基因编码的模式识别受体（pattern recognition receptor，PRR）识别病原相关分子模式（PAMP），或通过胚系基因编码的杀伤活化受体识别靶细胞相应配体，产生免疫应答的过程。它的基本特征是先天存在和作用缺乏特异性，故又称天然免疫应答（natural immune response）和非特异性免疫应答（non - specific immune response）。

参与固有免疫应答的吞噬细胞、抗原提呈细胞和固有免疫分子通过模式识别受体（PRR）识别病原相关分子模式（PAMP），介导固有免疫应答；参与固有免疫应答的自然杀伤细胞（NK细胞）通过杀伤活化受体和杀伤抑制受体分别识别靶细胞表面的相应受体，通过两种受体相互作用介导固有免疫应答。

固有免疫应答的主要作用包括：①清除体内行使功能后结构或构象发生改变的自身性病原相关分子模式；②机体的第一道免疫防线，在抗感染免疫早期中具有重要意义；③是适应性免疫应答的基础，在适应性免疫应答的启动、调节和效应阶段发挥作用。

固有免疫应答的特点是：①先天存在；②作用缺乏特异性；③应答反应无记忆性；④具有稳定遗传性；⑤种属差异较大，同种异体差异不大。

第一节　组织屏障及其作用

一、皮肤与黏膜屏障

完整健康的皮肤、黏膜是存在于体表的第一道屏障，由多层扁平上皮构成的皮肤和单层柱状上皮构成的黏膜组成。

1. 物理屏障作用 完整健康的皮肤和黏膜是阻挡病原体侵袭机体的第一道防线。皮肤阻挡能力强，而黏膜阻挡能力相对较弱，但黏膜上皮更新迅速，有助于清除其表面的病原体。另外，黏膜上皮还存在某些病原体的受体，故又是某些病原体的重要入侵门户。例如呼吸道病毒就是与呼吸道黏膜相应受体结合而侵入机体的。

2. 化学屏障作用 皮肤和黏膜可分泌多种化学性杀菌物质抵抗病原体的侵袭，如皮肤汗腺分泌乳酸、皮脂腺分泌脂肪酸，唾液、乳汁、泪液中等存在的溶菌酶，胃液中的胃酸，消化道中的各种酶类等。婴幼儿皮脂腺不发达，头癣发病率比成年人高些。

3. 正常菌群屏障作用 皮肤及与外界相通腔道的黏膜表面寄居的正常菌群构成一道天然的生物屏障。它们通过与病原体竞争吸附点、竞争营养、合成分泌杀菌物质等抵抗病原体定居。如唾液链球菌产生的过氧化氢抑制脑膜炎奈瑟菌和肺炎链球菌；大肠埃希菌产生的大肠菌素及酸性产物抑制痢疾志贺菌、金黄色葡萄球菌等病原体的生长繁殖。

二、血-脑屏障

血-脑屏障由脉络丛毛细血管壁、星状胶质细胞和软脑膜组成。它能阻挡血液中大分子物质进入脑组织或脑脊液，从而对中枢神经系统产生保护作用。婴幼儿的血-脑屏障发育尚不完善，易患中枢神经系统感染性疾病。另外，血-脑屏障也阻挡大分子药物通过，所以在治疗脑组织疾病时，不宜选用不能通过血-脑屏障的药物。

三、胎盘屏障

胎盘屏障由母体子宫内膜基蜕膜和胚胎成分的绒毛膜滋养层细胞构成，是母体与胎儿的隔离屏障。它不仅能使作为异物的胎儿逃避母体的免疫排斥，而且还能阻挡大分子物质通过（但不妨碍母子间的营养物质交换）。它可阻挡母体内感染的病原体及其产物进入胎儿体内，从而保护胎儿免遭感染。妊娠早期（3个月内）胎盘屏障发育尚未完善，母亲若感染某些颗粒较小病原体（如风疹病毒等）或接触某些分子量较小的化学物质、药物可通过胎盘屏障对胎儿造成损害。

第二节　固有免疫应答的识别机制

固有免疫细胞（包括单核-巨噬细胞、中性粒细胞和树突状细胞等）及其分子主要通过模式识别受体识别病原相关分子模式，介导固有免疫应答。另外，自然杀伤细胞主要通过杀伤活化受体和杀伤抑制受体相互作用，介导对靶细胞的杀伤作用。

模式识别受体（pattern recognition receptor，PRR）是指表达于固有免疫细胞膜（包括单核-巨噬细胞、中性粒细胞和树突状细胞等）与胞内器室膜和固有免疫分子（包括细胞外液分子如补体和细胞内液分子如蛋白酶体等），能识别病原相关分子模式（pathogen associated molecular pattern，PAMP）的一类膜相受体或液相受体。存在于细胞膜表面的 PRR 称为膜型 PRR，由细胞合成并分泌于细胞外的 PRR 称为分泌型 PRR。

（一）膜型 PRR

膜型 PRR 主要表达于单核 – 巨噬细胞、中性粒细胞和树突状细胞等，包括甘露糖受体、清道夫受体和 Toll 样受体等。

1. 甘露糖受体（mannose receptor，MR） 可识别广泛存在于微生物（如分枝杆菌、克雷伯菌、卡氏肺孢菌、酵母菌等）细胞壁的糖蛋白和糖脂组分末端的甘露糖和岩藻糖残基，介导吞噬作用。

2. 清道夫受体（scavenger receptor，SR） 可识别存在于 G^+ 菌磷壁酸、G^- 菌脂多糖，衰老、损伤细胞表达的乙酰化低密度脂蛋白和凋亡细胞表达的磷脂酰丝氨酸，有效清除血循环中的细菌和损伤细胞。

3. Toll 样受体（Toll – like receptor）又称 TLR 因其胞外段与果蝇蛋白 Toll 同源而得名。人 TLR 家族包括 11 个成员（TLR1～TLR11），依据其分布特点分为两类：即表达于细胞膜表面的 TLR（TLR1、TLR2、TLR4、TLR5、TLR6）和表达于胞内器室膜上的 TLR（TLR3、TLR7、TLR8、TLR9）。前者主要识别病原体表面的共有分子结构，如 G^+ 菌的肽聚糖和磷壁酸，G^- 菌的脂多糖、鞭毛蛋白，细菌和支原体的脂蛋白、脂肽，酵母菌的酵母多糖等；后者主要识别胞质中的病毒双股或单股 RNA 以及胞质中非甲基化 CpG DNA，继而触发 MyD88 依赖或非依赖的信号转导途径，诱导促炎细胞因子和 I 型干扰素的产生。

（二）分泌型 PRR

分泌型 PRR 主要为某些急性期蛋白。如甘露聚糖结合凝聚素（mannose – binding lectin，MBL）、纤维胶原素（ficolin，FCN）和 C – 反应蛋白等。MBL 和 FCN 可识别细菌、酵母菌、某些病毒和寄生虫表面的甘露糖组分；C – 反应蛋白识别细菌细胞壁的磷酰胆碱。分泌型 PRR 与病原相关分子模式结合，主要通过激活补体系统而参与对其的清除作用。

第三节 吞噬细胞介导的固有免疫应答

吞噬细胞（phagocyte）主要包括单核 – 吞噬细胞系统（mononuclear phagocyte system，MPS）和中性粒细胞（neutrophil）两大类。它们通过 PRR 识别 PAMP，并产生对其的吞噬、清除作用。

一、单核 – 吞噬细胞系统

单核 – 吞噬细胞系统包括游离于血液中的单核细胞（monocyte，Mon）及存在于各种组织中的巨噬细胞（macrophage，MΦ），均来源于骨髓干细胞。它们的细胞核均不分叶，具有很强的吞噬能力，故命名为单核 – 吞噬细胞系统。

在骨髓中，造血干细胞分化成单核祖细胞，在某些细胞因子（M – CSF 及单核细胞生长因子）的作用下，分化、发育成单核细胞。单核细胞离开骨髓到达血液，在血液中仅存留数小时，穿越血管内皮细胞移行到全身各组织器官，发育成熟为巨噬细胞。

巨噬细胞分为定居和游走两类细胞：①定居 MΦ：定居于不同组织的 MΦ 有不同的命名，如肝脏中的库普弗（Kupffer）细胞、肺脏中的肺泡巨噬细胞、淋巴结和脾脏中游走及固定的巨噬细胞、胸膜腔和腹腔中的巨噬细胞、骨中的破骨细胞和神经组织中的小胶质细胞、结缔组织中的组织细胞等；②游走 MΦ：广泛分布于结缔组织，寿命较长（可存活数月），游走于器官组织与免疫器官之间。MΦ 胞质内富含溶酶体颗粒和相关酶类物质，具有很强的变形运动和吞噬杀伤能力，是清除体内 PAMP 物质的重要固有免疫细胞。

（一）巨噬细胞的表面标志

MΦ 表达非调理性受体（non – opsonic receptors）和调理性受体（opsonic receptors）。①非调理性受体：主要为模式识别受体，如甘露糖受体、清道夫受体、Toll 样受体等；②调理性受体：与配体结合后能提高其吞噬能力的一类受体，如 FcγR、C3bR、C4bR 等。MΦ 还表达细胞因子受体（IL – 1R、IL – 2R、TNFR、M – DSFR、IFNα/βR）、共刺激分子（B7、CD40）、黏附分子（LFA – 3、ICAM – 1 等）等。这些表面标志不仅参与细胞黏附和对 PAMP 物质的摄取、抗原提呈，也介导相应配体触发的跨膜信号转导，促使细胞活化和游走，并影响细胞分化和发育等。

（二）巨噬细胞的生物学特征

1. 黏附玻璃或塑料特性　在不同组织器官中或处于不同功能状态的单核 – 巨噬细胞的形态不尽相同，但其均有较强的黏附玻璃或塑料特性，可借此进行分离和纯化。

2. 高合成、分泌功能　单核 – 巨噬细胞分泌的生物活性物质近百种，如合成多种酶（髓过氧化物酶、蛋白水解酶、溶菌酶、溶酶体酶等），分泌多种细胞因子（IL – 1、IL – 6、IL – 8、IL – 10、IL – 12、TNF – α、M – CSF、IFN – γ、TGF – β 等），合成反应性氮中间产物（reactive nitrogen intermediate，RNI）、反应性氧中间产物（reactive oxygen intermediate，ROI）及补体成分和凝血因子等。

（三）巨噬细胞的主要生物学作用

巨噬细胞是执行固有免疫应答的重要效应细胞，同时在适应性免疫应答的各阶段发挥重要作用。

1. 吞噬杀伤病原体作用　MΦ 具有强大的吞噬功能，可将病原体等 PAMP 物质摄入胞内，形成吞噬体，通过氧依赖和氧非依赖途径杀伤病原体。

（1）氧依赖性途径　该途径的主要效应分子是 ROI 和 RNI。①ROI 系统：在吞噬作用激发下，通过呼吸爆发，激活细胞膜上还原型辅酶Ⅰ和还原型辅酶Ⅱ，使分子氧活化，生成超氧阴离子（O_2^-）、游离羟基（OH^-）、过氧化氢（H_2O_2）和单态氧（$^1O_2$），产生杀菌或细胞毒作用；②RNI 系统：巨噬细胞活化后，产生诱导型一氧化氮合成酶（inducible nitric oxide synthase，iNOS），在还原型辅酶Ⅱ或四氢生物蝶呤存在下，催化 L – 精氨酸与氧分子反应，生成胍氨酸和一氧化氮（NO），产生杀菌或细胞毒作用。

（2）氧非依赖性途径　为无需氧分子参与的杀菌作用，主要包括：①吞噬体与吞噬溶酶体形成后，其内糖酵解作用增强，乳酸积累致 pH 下降至 3.5 ~ 4.0，发挥杀菌或抑菌作用；②溶酶体内的溶菌酶破坏 G^+ 菌细胞壁的肽聚糖，发挥杀菌作用；③防御素在细菌的脂质双层形成离子通道，导致细菌溶解。

2. 溶酶体消化、清除作用　PAMP 物质被吞噬后，在吞噬溶酶体内被多种水解酶（如蛋白酶、核酸酶、脂酶、磷酸酶等）进一步消化降解，通过胞吐作用排出胞外而被清除。

3. 抗原提呈作用　MΦ 是专职性抗原提呈细胞之一。异物性抗原被吞噬后，在吞噬溶酶体内被多种蛋白水解酶分解成抗原分子片段，其中的某些产物被加工处理成抗原肽，进入内质网与自身 MHC 分子结合成抗原肽 – MHC 分子复合物并表达于表面，提呈给 T 细胞，激发适应性免疫应答。

4. 参与和促进炎症反应　感染部位产生的 MCP – 1、GM – CSF、IFN – γ，可招募和活化 MΦ，通过以下机制参与炎症反应：①分泌 MIP – 1、MCP – 1、IL – 8 等趋化因子，募集、活化更多的 MΦ、中性粒细胞、淋巴细胞，发挥抗感染作用；②分泌多种促炎因子（如 IL – 1、TNF – α、IL – 6 等）和其他炎性介质（如前列腺素、白三烯、血小板活化因子等），参与和促进炎症反应。

5. 细胞毒作用　静息巨噬细胞的细胞毒作用微弱，活化后可使 PRR 和调理性受体表达增加，胞内溶酶体、ROI、RNI 和各种水解酶显著增多，TNF – α 分泌增加，可通过 PRR 介导杀伤靶细胞，通过 FcγR 介导 ADCC 效应。

6. 免疫调节作用　MΦ 可分泌多种细胞因子，参与免疫调节：①IFN – γ 可上调 APC 表达 MHC 分子，增强抗原提呈能力；②IL – 12、IL – 18 可促进 T 细胞增殖分化、增强 NK 细胞杀伤活性、促进 Th1 分化；③IL – 10 可抑制 MΦ 和 NK 细胞活化、下调 APC 的 MHC Ⅱ 类分子和共刺激分子的表达。

二、中性粒细胞

中性粒细胞来源于骨髓干细胞，是血液中数目最多的白细胞，产生快（$1 \times 10^{10}/min$）、存活期短（仅为 2~3 天）。中性粒细胞的胞浆中含有大量分布均匀的胞质颗粒，这些颗粒多是溶酶体（内含髓过氧化酶、溶菌酶、碱性磷酸酶、酸性水解酶和防御素等），与中性粒细胞的吞噬和消化功能密切相关。中性粒细胞的吞噬能力很强，与单核 – 巨噬细胞一起被称为专职吞噬细胞。感染发生时中性粒细胞是首先到达炎症部位的效应细胞，6 小时左右细胞数量达到高峰（约增加 10 倍以上），是机体急性炎症反应的重要成分。中性粒细胞也表达非调理性受体和调理性受体，识别和吞噬病原体的过程与单核 – 巨噬细胞相似，但中性粒细胞对病原体的杀伤作用，主要是通过其胞浆颗粒中的酶来完成。另外，中性粒细胞不参与抗原提呈作用。

第四节　抗原提呈细胞介导的固有免疫应答

抗原提呈细胞（antigen – presenting cell，APC）是指能将抗原、加工处理成抗原肽 – MHC 分子复合物并表达于细胞表面，提呈给 T 细胞的一类细胞。

一、抗原提呈细胞的分类

1. 专职性 APC（professional APC）　能够摄取、内吞外源性抗原，加工处理成抗原肽 – MHC Ⅱ／Ⅰ 类分子复合物并表达于表面，提呈给 T 细胞，同时还表达共刺激分子，能为 T 细胞提供双活化信号激活 T 细胞，启动适应性免疫应答的 APC 称专职性 APC。主要包括树突状细胞、单核 – 巨噬细胞、B 细胞。

2. 非专职性 APC（non – professional APC）　依其表达 MHC Ⅰ 类分子或 MHC Ⅱ 类分子，

分为表达 MHC Ⅱ类分子的非专职性 APC 和表达 MHC Ⅰ类分子的非专职性 APC。

（1）表达 MHC Ⅱ类分子的非专职性 APC   主要包括内皮细胞、上皮细胞、成纤维细胞等，他们通常不表达或低表达抗原肽 - MHC Ⅱ类分子、共刺激分子。但在炎症过程中或某些细胞因子作用下，可诱导表达抗原肽 - MHC Ⅱ类分子、共刺激分子，也能为 CD4$^+$T 细胞提供双活化信号而使其活化，但加工处理和提呈抗原的能力较弱。

（2）表达 MHC Ⅰ类分子的非专职性 APC   它包括几乎所有有核细胞。它们能够加工处理自身细胞内抗原（内源性抗原）成抗原肽 - MHC Ⅰ类分子复合物并表达于表面，提呈给 CD8$^+$T 细胞。因其一般不表达共刺激分子，不能为 T 细胞提供第二活化信号，故不能诱导 T 细胞活化，仅为 CD8$^+$T 细胞提供识别靶细胞的靶点，发挥特异性杀伤靶细胞作用，见图 8 - 2。

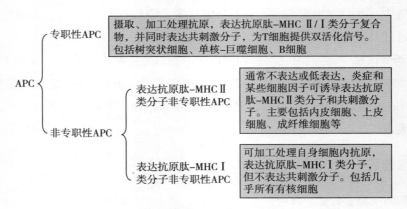

图 8 - 2   抗原提呈细胞的分类

二、专职性抗原提呈细胞及其作用

专职性 APC 包括树突状细胞、单核 - 巨噬细胞和 B 细胞。树突状细胞和单核 - 巨噬细胞属于吞噬细胞，通过 PRR 识别抗原性 PAMP，发挥抗原提呈作用；B 细胞归属于适应性免疫细胞，通过 B 细胞抗原受体（BCR）识别抗原分子中抗原表位，发挥抗原提呈作用。

（一）树突状细胞 (dendritic cell，DC)

DC 是目前所知功能最强的 APC，因成熟 DC 具有许多树突样突起而得名。DC 主要通过 PRR 识别抗原分子 PAMP，经吞饮或吞噬等作用内吞外源性抗原，在吞噬溶酶体内被降解成小分子肽段转运至内质网，经 MHC Ⅱ类分子途径或经交叉提呈途径加工处理成抗原肽 - MHC Ⅱ类分子和（或）抗原肽 - MHC Ⅰ类分子复合物，并表达于细胞表面，提呈给初始 T 细胞启动初次适应性免疫应答。

1. DC 分类及其功能   依据 DC 的来源及其功能不同将其分为髓系 DC 和淋巴系 DC 两类。①髓系 DC（myeloid DC）：又称经典 DC（conventional DC，cDC），由骨髓中骨髓样干细胞分化而来，与单核 - 巨噬细胞有共同的祖细胞。根据表型和分化发育途径又分为不同亚群，即根据成熟状态分为成熟 DC 和未成熟 DC，它们在不同组织中又有不同的名称。经典 DC 主要参与免疫应答的诱导和启动；部分具有负向调控免疫应答、维持免疫耐受的作用，而称为调节性 DC（regulatory DC）。②淋巴系 DC（lymphoid DC）：由淋巴样干细胞分化而来，与淋巴细胞有共同的祖细胞，目前主要是指浆细胞样 DC（plasmacytoid DC，pDC），在静息状态下形态与浆

NOTE

细胞相似，活化后获得 DC 形态。淋巴系 DC 活化后快速产生大量 I 型干扰素，参与抗病毒的固有免疫应答，在某些情况下也参与自身免疫病的发生和发展，也参与抗原的加工和提呈。

2. 经典 DC 的发育成熟过程 从骨髓前体细胞分化的 DC，经血流进入多种实体器官的上皮组织，属于未成熟 DC。未成熟 DC 摄取抗原后，在迁移至免疫器官过程中发育成为成熟 DC。

（1）未成熟 DC（immature DC） 主要包括分布于皮肤、含特征性 birbeck 颗粒的朗格汉斯细胞（Langerhans cell, LC）和分布于非免疫器官组织间质的间质 DC（interstitial DC）。未成熟 DC 的特点是：①表达 PRR，能有效识别和摄取外源性抗原；②具有很强的加工抗原能力；③低表达 MHC Ⅱ类分子、共刺激分子和黏附分子，提呈抗原和激发免疫应答的能力较弱。未成熟 DC 在组织器官内接触和摄取抗原或受到某些刺激因素（主要是炎性刺激，如 LPS、IL - 1β、TNF - α）后逐渐成熟，同时发生迁移。

（2）迁移期 DC 未成熟 DC 在迁移过程中逐渐成熟。在输入淋巴管和淋巴液中迁移的 DC 称为隐蔽细胞（veiled cell）。外周血 DC（peripheral blood DC）则包括迁移期 DC 和来自骨髓的 DC 前体。

（3）成熟 DC（mature DC） 迁移至免疫器官中的 DC 为成熟 DC。其特点是：①形态上，表面有许多树突样突起；②低表达 PRR，识别和摄取外源性抗原的能力较弱；③加工抗原的能力较弱；④高表达 MHC Ⅱ类分子、共刺激分子和黏附分子，能有效提呈抗原激活 T 细胞，启动适应性免疫应答。外周免疫器官 T 细胞区的并指状 DC（interdigitating DC, IDC）即属于成熟 DC。

各组织器官中也有成熟 DC，它们在不同组织发挥不同作用。如黏膜中 DC，在局部摄取抗原并发育成熟、发挥抗原提呈作用，诱导黏膜局部免疫应答。同样，在外周免疫器官中也存在未成熟 DC，它们摄取进入其内的抗原并发育成熟、发挥抗原提呈作用。

3. DC 的功能 提呈抗原启动初始适应性免疫应答（包括正应答和负应答）。

（1）识别和摄取抗原 DC 表达多种 PRR（如甘露糖受体、Toll 样受体）和 Fc 受体，可识别 PAMP 和抗原抗体复合物，通过胞饮或吞噬作用或受体介导的内吞作用吞入抗原，在胞内消化销毁，行使吞噬作用；浆细胞样 DC 活化后快速产生大量 I 型干扰素，参与抗病毒的固有免疫应答。

（2）加工处理、提呈抗原激发初始适应性免疫应答 这是 DC 最重要的功能。DC 摄取、内吞外源性抗原，经 MHC Ⅱ提呈途径加工处理成抗原肽 - MHC Ⅱ分子，提呈给初始 CD4⁺T 细胞，或经交叉提呈途径加工处理成抗原肽 - MHC Ⅱ分子和抗原肽 - MHC Ⅰ分子，分别提呈给初始 CD4⁺T 细胞和初始 CD8⁺T 细胞，为其提供第一活化信号；成熟 DC 还高表达共刺激分子（B7、CD40 等）为 T 细胞提供第二活化信号，激发 T 细胞活化。DC 产生的细胞因子还可诱导活化 T 细胞进一步增殖和分化，从而完整地启动初始适应性免疫应答。DC 高表达的 ICAM - 1 等黏附分子可增加与 T 细胞结合的牢固性，有利于细胞间的相互作用。与活化或记忆性 T 细胞相比，初始 T 细胞的活化更依赖于 DC 刺激信号的存在。因此，DC 是唯一能直接激活初始 T 细胞的 APC。

另外，DC 还能通过诱导 Ig 类别转换和释放某些细胞因子等，促进 B 细胞增殖与分化。

（3）免疫调节作用 DC 通过细胞间直接接触或释放可溶性因子（如趋化因子和其他多种

NOTE

细胞因子等）的间接作用，调节免疫细胞功能。例如，DC 分泌大量 IL - 12 诱导 Th0 向 Th1 分化。

（4）诱导和维持免疫耐受　外周未成熟 DC 参与外周免疫耐受的诱导；胸腺内 DC 是诱导发育阶段 T 细胞克隆凋亡和诱导 nTreg 分化的重要细胞，通过诱导自身反应性 T 细胞克隆凋亡和诱导 nTreg 分化，参与中枢免疫耐受的诱导。

（二）单核 - 巨噬细胞

正常情况下，大多数单核 - 巨噬细胞低表达 MHC Ⅰ类分子、MHC Ⅱ类分子和共刺激分子，虽然其摄取、加工处理抗原的能力很强，但提呈抗原的能力较弱。在 IFN - γ 等作用下，单核 - 巨噬细胞表达抗原肽 - MHC Ⅰ类分子、抗原肽 - MHC Ⅱ类分子和共刺激分子显著增多，发挥专职性 APC 作用。单核 - 巨噬细胞摄取、内吞外源性抗原，经 MHC Ⅱ提呈途径加工处理成抗原肽 - MHC Ⅱ分子，提呈给记忆 CD4$^+$T 细胞，或经交叉提呈途径加工处理成抗原肽 - MHC Ⅱ分子和抗原肽 - MHC Ⅰ分子，分别提呈给效应或记忆 CD4$^+$T 细胞和 CD8$^+$T 细胞，为其提供第一活化信号；通过表达的共刺激分子（B7、CD40 等）为其提供第二活化信号，激发 T 细胞活化。因此，单核 - 巨噬细胞是激发再次细胞免疫应答的 APC。

（三）B 细胞

B 细胞既是介导适应性体液免疫应答的细胞，又是重要的专职性 APC。B 细胞主要以 BCR 识别、摄取、浓集抗原，并经内化或内吞作用吞入抗原，经 MHC Ⅱ提呈途径加工处理成抗原肽 - MHC Ⅱ类分子复合物表达于表面，提呈给 CD4$^+$Th2 细胞。B 细胞在与激活 Th2 相互作用的同时，本身也得到 Th2 的辅助而活化，在 T 细胞产生的细胞因子作用下增殖、分化。

通常初始 B 细胞不表达 B7 等共刺激分子，但在细菌感染等刺激或在活化 Th2 辅助下可以表达。因此，B 细胞参与的提呈抗原，主要是记忆性 B 细胞将抗原提呈给记忆性 Th2 细胞，二者相互作用彼此活化，激发再次体液免疫应答。

三、抗原提呈过程

对 APC 而言，依据抗原的来源不同，将抗原分为外源性抗原（exogenous Ag）和内源性抗原（endogenous Ag）。外源性抗原是指来源于 APC 细胞之外的抗原；内源性抗原是指存在于细胞内的抗原，如肿瘤细胞合成的肿瘤抗原、胞内微生物感染在宿主细胞内合成的抗原等。二者在对抗原的加工处理和提呈机制上有所不同。抗原提呈机制分为 MHC Ⅱ类分子提呈途径、MHC Ⅰ类分子提呈途径、交叉提呈途径和 MHC 非依赖性提呈途径。

（一）MHC Ⅱ类分子提呈途径（又称溶酶体途径）

经 MHC Ⅱ类分子途径提呈的抗原，主要是外源性抗原。参与抗原提呈的细胞为表达 MHC Ⅱ分子的专职性 APC，主要为树突状细胞、MΦ 和 B 细胞等。由于外源性蛋白抗原须经溶酶体酶分解成抗原肽，才能与 MHC Ⅱ类分子结合，故又称溶酶体提呈途径。

1. 识别抗原　树突状细胞和 MΦ 通过 PRR 识别外源性抗原的 PAMP，B 细胞通过 BCR 识别抗原表位。

2. 摄取、处理与提呈抗原　外源性抗原被识别、摄取后，细胞膜内陷，蛋白质抗原内化形成内体（endosome），颗粒性抗原形成吞噬体（phagosome）。内体或吞噬体与溶酶体（lysosome）融合成吞噬溶酶体（phagolysosome），在酸性环境和溶酶体蛋白酶作用下，抗原分子被降解，形成小分子多肽，暴露能被 TCR 识别的关键性肽段（即免疫显位）。免疫显位常位于运动性强、能折叠形成 α 螺旋结构的肽段。螺旋的一面为亲水性残基暴露于外面，含有可供 TCR 识别的 T 细胞表位；另一面则为疏水性残基，隐蔽于内面，含有可与特定 MHC Ⅱ 类分子抗原结合槽结合的锚着残基。

吞噬溶酶体与内质网（ER）融合，ER 新合成的 MHC Ⅱ 类分子 α 链和 β 链折叠成二聚体，并与 Ia 相关恒定链（Ia – associated invariant chain，Ii）结合形成（MHC Ⅱ – Ii)₃ 九聚体。Ii 的主要功能：①促进 MHC Ⅱ 类分子 α 链和 β 链的组装、折叠和二聚体形成；②阻止 MHC Ⅱ 类分子在 ER 内与其他内源性多肽结合；③促进 MHC Ⅱ – Ii 九聚体由 ER 进入高尔基体形成 MHC Ⅱ 类小室（MHC classⅡ compartment，MⅡC)，Ii 在 MⅡC 被降解，仅在 MHC Ⅱ 类分子抗原结合槽内保留一小片段，称为 MHC Ⅱ 类分子相关的恒定链多肽（classⅡ – associated invariant chain peptide，CLIP）。在 MⅡC 中，在 MHC – DM 分子辅助下，CLIP 被抗原肽置换，形成稳定的抗原肽 – MHC Ⅱ 类分子复合物。最后经高尔基体转运至细胞膜，提呈给 CD4⁺T 细胞（图 8 – 3）。

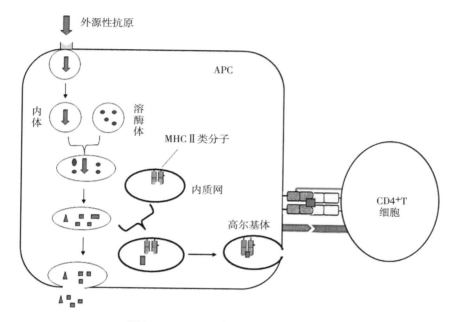

图 8 – 3　MHC Ⅱ 类分子提呈途径示意图

除此之外，某些外源性抗原也可不依赖 Ii 途径与 MHC Ⅱ 类分子结合，抗原肽直接与细胞膜表面空载 MHC Ⅱ 类分子结合后被提呈；一些抗原在胞内降解成抗原肽，直接与胞内空载 MHC Ⅱ 类分子结合后被提呈。

（二）MHC Ⅰ 类分子提呈途径（胞质溶胶途径）

MHC Ⅰ 类分子途径主要提呈内源性抗原。靶细胞内抗原在胞质中被胞质溶胶蛋白酶体（proteasome）降解成的抗原肽，才能与 MHC Ⅰ 类分子结合，形成抗原肽 – MHC Ⅰ 类分子复合物，故又称胞质溶胶途径。

1. 内源性抗原的降解　胞质溶胶中的蛋白质行使功能后在胞质中泛素化（未被泛素化的功能性蛋白不被水解）或胞质中的蛋白质抗原，在胞质溶胶蛋白酶体（由一个具催化活性的蛋白酶体核心和多种相关因子如 ATP 酶和切割泛素的多肽酶组成）作用下，降解为 6 ~ 30 个氨基酸残基且 C 端为碱性或疏水氨基酸的肽段。

2. 处理与提呈抗原　胞质内降解的内源性抗原肽，经 ER 膜上的抗原加工相关转运物（transporter associated with antigen processing，TAP）转运至 ER 腔内，与新合成、组装的 MHC Ⅰ类分子结合，形成抗原肽 – MHC Ⅰ类分子复合物。

TAP 为由两个 6 次跨膜蛋白（TAP1 和 TAP2）组成的异二聚体，在 ER 膜上形成孔道，胞质中抗原肽先与 TAP 结合，TAP 以 TAP 依赖方式发生构象改变，开放孔道。经主动运转方式将抗原肽运至 ER 腔内。TAP 也能将 ER 腔内多余的多肽片段转运至胞质中。

在 ER 中合成 MHC Ⅰ类分子的 α 链和 $\beta_2 m$ 链，α 链合成后，立即与伴侣蛋白（chaperone，包括钙连蛋白、钙网蛋白和 TAP 相关蛋白）结合，参与 α 链的折叠和与 $\beta_2 m$ 链组装完整 MHC Ⅰ类分子，并保护 α 链不被降解。其中 TAP 相关蛋白介导 MHC Ⅰ类分子与 TAP 结合，有利于转入的抗原肽就近与 MHC Ⅰ类分子结合。

MHC Ⅰ类分子 α 链的 α1 和 α2 功能区构成抗原结合槽，与抗原肽结合后，经 ER 驻留的氨基肽酶（ER resident aminopeptidase，ERAP）进一步修剪成 8 ~ 10 个氨基酸残基的抗原肽。经羟基氧化还原酶 Erp57 催化 α2 功能区的二硫键断裂和重建，使抗原肽结合槽更适合抗原肽，最终形成抗原肽 – MHC Ⅰ类分子复合物，经高尔基体转运至细胞膜，提呈给 $CD8^+T$ 细胞（图 8 – 4）。

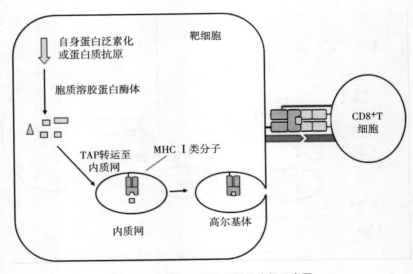

图 8 – 4　MHC Ⅰ类分子提呈途径示意图

（三）交叉提呈途径

交叉提呈途径是指外源性抗原被 APC 摄取、内吞后，分别经 MHC Ⅱ类分子提呈途径和 MHC Ⅰ类分子提呈途径，提呈给 $CD4^+T$ 细胞和 $CD8^+T$ 细胞。

外源性抗原提呈的抗原肽 – MHC Ⅱ类分子，与 MHC Ⅱ类分子提呈途径的机制基本一致。但蛋白质抗原只有经胞质溶胶蛋白酶体降解形成的抗原肽，才能与 MHC Ⅰ类分子结合形成抗原肽 – MHC Ⅰ类分子。因此，外源性抗原的 MHC Ⅰ类分子提呈机制包括：①外源性抗原直接穿越细胞膜进入胞质内，经胞质溶胶蛋白酶体分解，与 MHC Ⅰ类分子提呈途径相同；②外源性抗原被内吞后，从内体或吞噬溶酶体中溢出进入胞质内，也与 MHC Ⅰ类分子提呈途径相同；③含外源性抗原的吞噬溶酶体与 ER 融合后，被溶酶体酶降解的抗原肽进入 ER 腔内，抗原肽与 ER 膜上 TAP 结合，被 TAP 转运至内质网的胞质面，经过胞质溶胶蛋白酶体的进一步分解、修饰，在 HSP70 参与下，再将其转运回 ER，与 MHC Ⅰ类分子结合成抗原肽 - MHCⅠ类分子复合物（图 8 - 5）。

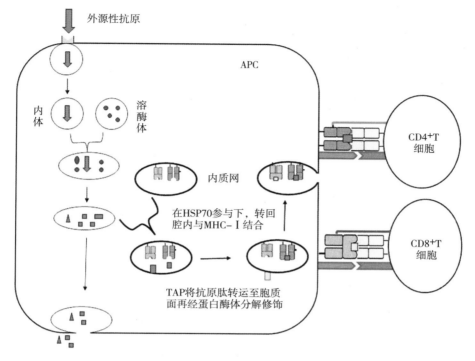

图 8 - 5　交叉提呈途径示意图

（四）MHC 非依赖提呈途径（CD1 提呈途径）

CD1 提呈途径主要参与脂类和糖脂抗原的提呈。研究证明：外源性和内源性脂质抗原，均可通过 CD1 提呈。

CD1 分子有 a ~ e 五个成员，均属于 MHCⅠ类样分子，与 $\beta_2 m$ 链结合成复合物，也有"抗原肽"结合槽，能与脂类抗原的乙酰基团结合。CD1a ~ CD1c 主要将不同脂类抗原提呈给特定 T 细胞，介导适应性免疫应答；CD1d 主要将脂类抗原提呈给 NKT 细胞，参与固有免疫应答。

第五节　细胞毒细胞介导的固有免疫应答

细胞毒细胞是指识别靶细胞后，对靶细胞产生细胞毒作用（杀伤靶细胞）的一类免疫细胞。固有细胞毒细胞对靶细胞的识别和杀伤作用缺乏特异性。

一、自然杀伤细胞

自然杀伤（natural killer，NK）细胞是一类独立的淋巴细胞群，因其无需抗原致敏就能自发地杀伤异常靶细胞而得名。NK 细胞来源于骨髓淋巴样干细胞，在骨髓分化成熟，主要分布于骨髓、外周血、脾脏、肝脏和淋巴结。目前将表达 TCR^-、mIg^-、$CD56^+$、$CD16^+$ 淋巴样细胞鉴定为人 NK 细胞；NK1.1 和 Ly49 是小鼠 NK 细胞的特征性标志。

NK 细胞不需要预先抗原刺激，即可直接杀伤异常靶细胞（如病毒感染细胞和肿瘤细胞等）；NK 细胞表达 FcγR，可发生 ADCC 效应。

（一）NK 细胞的自然杀伤作用

NK 细胞主要通过其表达的杀伤活化受体和杀伤抑制受体识别靶细胞表面的相应配体，决定是否发生杀伤效应。①杀伤活化受体（killer activation receptor，KAR）：与靶细胞表面相应配体结合后，激发杀伤活性；②杀伤抑制受体（killer inhibition receptor，KIR）：与靶细胞表面相应配体结合后，抑制杀伤活性。在这两种受体中，杀伤抑制受体占主导地位。正常细胞同时表达两种受体的配体，同时与两种受体结合，则抑制 NK 细胞的杀伤作用。若细胞发生改变（如细胞癌变或被胞内病原体感染）导致抑制性配体表达缺乏或排列不规则，不能与杀伤抑制受体结合，则诱发杀伤活性。因此 NK 细胞只杀伤异常细胞，不杀伤正常细胞（图 8 - 6）。

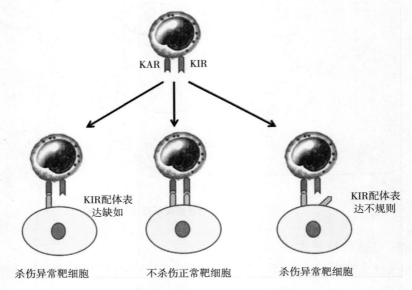

图 8 - 6　NK 细胞的自然杀伤机制示意图

1. 自然细胞毒性受体（natural cytotoxicity receptor，NCR）　是 NK 细胞的特有标志，也是 NK 细胞的主要活化性受体，但其识别的配体目前尚不十分清楚。NCR 包括 NKp46、NKp30、NKp44。①NKp46 和 NKp30：胞浆区不含免疫受体酪氨酸活化基序（immunoreceptor tyrosine - based activation motif，ITAM，详见知识链接 1），但可通过跨膜区带正电氨基酸与跨膜区带负电氨基酸且含 ITAM 的 CD3ζζ 非共价键结合，而获得转导活化信号的功能；②NKp44：是活化 NK 细胞的特异性标志，其胞浆区氨基酸也不具有信号转导功能，但能与胞浆区与含 ITAM 的 DAP12 非共价键结合，获得转导活化信号的功能。

2. 杀伤细胞免疫球蛋白样受体（killer cell immunoglobulin - like receptor，KIR）　属 Ig 超家族成员，其配体为 HLA Ⅰ类分子（包括经典和非经典 HLA Ⅰ类分子）。

KIR 为跨膜蛋白，根据胞外段 Ig 结构域的数目可分为 KIR2D 和 KIR3D。KIR2D 的配体为 HLA - C；KIR3D 的配体为 HLA - Bw4、HLA - A。二者的胞内段的长短不一：①胞内段氨基酸残基序列较长者称为 KIR2DL 或 KIR3DL，含有免疫受体酪氨酸抑制基序（immunoreceptor tyrosine - based inhibitory motif，ITIM，详见知识链接 1），转导抑制信号，属杀伤抑制受体；②胞内段氨基酸残基序列较短者称为 KIR2DS 或 KIR3DS，胞内段连有 ITAM 基序的 DAP - 12，通过 DAP - 12 转导活化信号，属杀伤活化受体。

3. 杀伤细胞凝聚素样受体（killer cell lectin‑like receptor，KLR） 是 C 型凝集素家族成员 CD94 和不同 C 型凝集素 NKG 家族成员，通过二硫键结合的异二聚体。CD94 胞内段较短，无信号转导功能，主要通过 NKG 家族成员转导信号。①CD94/NKG2A：为异二聚体，配体为 HLA‑E。NKG2A 胞内段含有 ITIM 基序，转导抑制信号，属杀伤抑制受体。②CD94/NKG2C：为异二聚体，配体为 HLA‑E（Qa‑1）。两股链胞内段均较短，无信号转导功能，但 NKG2C 胞内段连有 ITAM 基序的 DAP‑12，通过 DAP‑12 转导活化信号，属杀伤活化受体。

4. NKG2D 为 C 型凝集素 NKG 家族成员，但与该家族其他成员的同源性较低，也不与 CD94 结合，其胞内段连有 ITAM 基序的 DAP‑10，转导活化信号，为杀伤活化受体。其配体是 MHC Ⅰ 链相关分子（MHC class I chain‑related molecules A/B，MIC A/B），MIC A/B 是一种 HLA Ⅰ 类样分子，主要表达于乳腺癌、卵巢癌、结肠癌、胃癌、肺癌等上皮细胞肿瘤表面，在正常细胞表面表达很低或缺失。

知识链接 1

ITAM 与 ITIM

免疫细胞活化与活化抑制信号的转导，依赖于其受体胞内段连接的免疫受体酪氨酸活化基序（immunoreceptor tyrosine‑based activation motif，ITAM）或免疫受体酪氨酸抑制基序（immunoreceptor tyrosine‑based inhibitory motif，ITIM），并与其分子上酪氨酸残基的磷酸化和脱磷酸化有关。磷酸化和脱磷酸化又是一个可以相互转化的过程，分别由 PTK 或 PTP 所促成。游离于胞浆中的 PTK 或 PTP 行使功能，必须被招募到细胞膜内侧，并聚集在受体跨膜分子附近。PTK 通常活跃在信号转导的启始阶段和上游阶段，使蛋白分子上酪氨酸残基发生磷酸化而活化；PTP 能够使磷酸化酪氨酸残基的磷酸根去除（脱磷酸化）而使其活化失活。

1. ITAM 分子中含有 YxxL/V（Y 为酪氨酸，L 为亮氨酸，V 为缬氨酸，x 代表任意氨基酸）保守序列。受体与配体结合，通过受体胞内段带有或者与其胞内段相连的 ITAM，在胞膜相连的一类蛋白酪氨酸激酶（Sro‑PTK）作用下，ITAM 中的酪氨酸发生磷酸化，招募游离于胞浆中其他类别的蛋白酪氨酸激酶（Syk‑PTK）分子或与 SH$_2$ 结构域结合，被招募的 PTK 和连接蛋白活化后，参与活化信号的转导。

2. ITIM 分子中含有 I/VxYxxL（I 为异亮氨酸）保守序列。ITIM 中供 SH$_2$ 识别的 YxxL 虽然与 ITAM 中的 YxxL 相同，但其酪氨酸（Y）残基一侧相隔一个任意氨基酸之后必须是异亮氨酸（I）或缬氨酸（V）等疏水性氨基酸。受体与配体结合，通过受体胞内段带有或者与其胞内段相连蛋白所含的 ITIM，招募带有 SH$_2$ 结构域的 PTP，并使其活化。活化的 PTP 能使蛋白分子（包括 ITAM）中的磷酸化酪氨酸残基上的磷酸根去除（脱磷酸化）而失活。从而使 PTK 参与的激活信号转导通路被截断。

（二）NK 细胞的 ADCC 作用

NK 细胞表达的 FcγR 为活化性受体。IgG 与靶细胞抗原结合后，通过其 Fc 段与 NK 细胞

FcγR 结合，介导 ADCC 效应。在同种异体移植时，如果宿主产生了抗移植物细胞表面抗原的抗体（IgG），NK 细胞可以通过 ADCC 效应，参与杀伤移植物靶细胞的过程。

（三）NK 细胞杀伤靶细胞机制

NK 细胞杀伤靶细胞机制包括：①通过释放穿孔素途径引起靶细胞溶解；②通过颗粒酶途径引起靶细胞凋亡；③通过 Fas/FasL 途径引起靶细胞凋亡（图 8 - 7）。其机制详见知识链接 2。

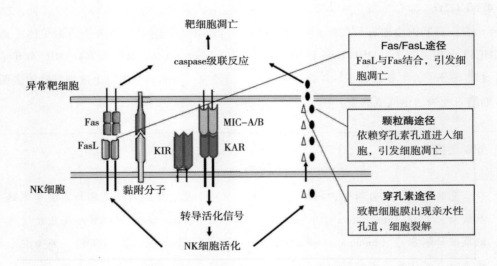

图 8 - 7 NK 细胞（细胞毒细胞）杀伤靶细胞途径示意图

知识链接 2

细胞毒细胞杀伤靶细胞的机制

几乎所有细胞毒细胞（如 NK 细胞、CTL 细胞等）均由表面受体和黏附分子与相应配体结合，介导细胞毒细胞与靶细胞紧密接触，通过穿孔素途径、颗粒酶途径和 Fas/FasL 途径，引起靶细胞溶解或凋亡。

1. Fas 与 FasL 途径 活化的细胞毒细胞高表达 FasL，Fas 作为一种普遍表达的受体分子，可表达于多种细胞表面，二者结合后能够有效地以凋亡途径杀死靶细胞。Fas（CD95）是由 325 个氨基酸残基组成的受体分子，Fas 的配体是 FasL。二者结合后可通过 Fas 分子启动致死性信号转导，最终引起细胞一系列特征性变化，使细胞凋亡。Fas 分子胞内段带有特殊的死亡结构域（death domain，DD）。三聚化的 Fas 和 FasL 结合后，使三个 Fas 分子的死亡结构域相聚成簇，吸引胞浆中另一种带有相同死亡结构域的蛋白 FADD。FADD 由 DD 和 DED（DED 指死亡效应结构域）两部分组成，它是死亡信号转导中的一个连接蛋白。FADD 以 DED 再连接另一个带有 DED 的半胱天冬蛋白酶（caspase）而被激活，引发 caspase 介导的级联反应，使细胞出现一系列特征性变化，包括 DNA 片段化、染色质浓缩、胞膜泡化、细胞皱缩、凋亡小体形成，最终导致细胞凋亡。

2. 穿孔素（perforin）途径 穿孔素是储存于胞浆颗粒内的细胞毒素，在细胞毒细胞与靶细胞结合后脱颗粒释放。其生物学效应类似于补体激活后形成的膜攻击复合物（MAC）。穿孔素单体可插入细胞膜，在 Ca^{2+} 存在条件下，聚合成内径为 16nm 的跨膜通道，使水、电解质迅速进入细胞，导致细胞溶解。

3. 颗粒酶（granzyme）途径 颗粒酶属丝氨酸蛋白酶，也是一类重要的细胞毒素。它随脱颗粒而出胞，不能单独发挥作用，只有当穿孔素在靶细胞膜上形成孔道后，才能进入靶细胞内，引发 caspase 介导的级联反应，导致靶细胞的凋亡。

二、NKT 细胞

NKT 细胞在小鼠是指能够组成性表达 NK1.1 分子和 TCR – CD3 复合体的 T 细胞。此类 T 细胞可在胸腺内或胸腺外（胚肝）分化发育，主要分布于骨髓、肝和胸腺，在脾、淋巴结和外周血中也有少量存在。大多数 NKT 细胞为 CD4⁻CD8⁻ 双阴性 T 细胞，少数为 CD4⁺ 单阳性 T 细胞。

NKT 细胞低表达 TCR，并缺乏多样性，抗原识别谱窄，可识别由 CD1 分子提呈途径提呈的脂类和糖脂类抗原，且不受 MHC 限制。对抗原识别缺乏特异性，故也将其归为固有免疫细胞。其主要生物学功能是细胞毒作用和免疫调节作用。

三、γδT 细胞

γδT 细胞在胸腺中分化发育成熟，主要分布于呼吸道、肠道、泌尿生殖道等黏膜和皮下组织。γδT 细胞通过 TCR 识别靶细胞发挥杀伤作用。因其 TCR 的识别谱窄、特异性较差，故也将其归为固有免疫细胞。γδT 细胞主要识别：①某些肿瘤细胞表达的 MIC A/B 分子；②某些病毒基因编码蛋白；③感染细胞表达的热休克蛋白；④感染细胞由 CD1 分子提呈的糖脂或磷脂类抗原。活化的 γδT 细胞通过释放穿孔素和颗粒酶途径和 Fas/FasL 途径引起靶细胞凋亡或溶解。

附：其他固有免疫细胞

除上述的吞噬细胞、抗原提呈细胞和杀伤细胞重要的固有免疫细胞外，还有很多细胞参与免疫应答过程。如红细胞和血小板均表达 FcγR 和补体受体，能黏附抗原 – 抗体复合物和抗原 – 抗体 – 补体复合物，增强吞噬、清除循环免疫复合物，调节免疫应答；嗜碱性粒细胞和肥大细胞能介导超敏反应、调节炎症反应；嗜酸性粒细胞在速发型超敏反应、抗寄生虫免疫中发挥作用。

（一）嗜酸性粒细胞

嗜酸性粒细胞（eosinophil）直径为 $10 \sim 15\mu m$，圆形，因其富含嗜酸性颗粒而得名。来源于骨髓，在 GM – CSF、IL – 2 和 IL – 3 的诱导下发育成熟。该细胞的寿命很短，在骨髓有 $2 \sim 6$ 天的成熟期，在循环中的半寿期为 $6 \sim 12$ 小时，在结缔组织中可存活数日。在正常人体的外周血中为 $(0.05 \sim 0.5) \times 10^9/L$，组织中嗜酸性粒细胞的数量是外周血中的 100 倍左右，主要分布于呼吸道、消化道和泌尿生殖道黏膜组织中。在速发型超敏反应、抗寄生虫免疫中发挥作用。

（二）嗜碱性粒细胞与肥大细胞

嗜碱性粒细胞（basophil）和肥大细胞（mast cell）均来源于骨髓干细胞，但却不属于同一细胞谱系。成熟嗜碱性粒细胞存在于血液中，只有在发生炎症时受趋化因子诱导才迁出血管外；肥大细胞在祖细胞阶段即迁移至外周组织中，就地发育成熟。

嗜碱性粒细胞与肥大细胞在表面标志和生物学功能上相似，同为 IgE 介导的超敏反应和炎症反应的效应细胞。它们的共同特征：①胞内均含丰富的嗜碱性颗粒，颗粒中均含组胺、白三烯、肝素和嗜酸性粒细胞趋化因子（ECF－A）；②细胞膜表面均高密度表达 IgE 的 Fc 受体（FcεRⅠ）和 C3aR、C5aR、C567R 等受体。

嗜碱性粒细胞和肥大细胞主要的生物学作用是介导超敏反应：①抗变应原 IgE 与嗜碱性粒细胞和肥大细胞表面的 FcεRⅠ结合处于致敏状态，当变应原再次进入机体时与其表面的 IgE 结合导致 FcεR 交联，可触发细胞脱颗粒和新合成活性介质，介导Ⅰ型超敏反应；②补体活化过程中产生的补体活性片段（如 C3a、C5a）与嗜碱性粒细胞和肥大细胞表面相应受体结合，使其脱颗粒，导致血管通透性增强，促进免疫复合物沉积于血管壁，在Ⅲ型超敏反应中发挥重要作用（详见超敏反应章节）。另外，一些非免疫因素如高温、电离辐射、毒素等和内源性介质如组织蛋白酶、阳离子蛋白等，亦可诱发嗜碱性粒细胞脱颗粒。

近年来研究表明：嗜碱性粒细胞参与机体抗寄生虫免疫，病原体感染引起嗜碱性粒细胞分泌大量的 IL－4、IL－13，可能是机体 Th2 类免疫应答重要的触发因素；嗜碱性粒细胞也参与抗肿瘤免疫，肿瘤灶局部除淋巴细胞和巨噬细胞浸润外，也有嗜碱性粒细胞，且其浸润程度与患者预后相关。

另外，肥大细胞还具有吞噬功能。近年来发现，肥大细胞表达 MHC Ⅱ分子、共刺激分子（B7－1 和 B7－2），功能上可作为 APC，能加工、提呈抗原，启动免疫应答。肥大细胞还能分泌细胞因子 IL－1、IL－3、IL－4、IL－5、IL－6、IL－8、IL－10、IL－12、IL－13、GM－CSF、TNF 及趋化因子等，参与免疫调节，发挥免疫效应。

第六节　免疫分子介导的固有免疫应答

固有免疫分子主要包括补体系统、细胞因子、防御素、溶菌酶等。

一、补体系统

19 世纪末，继抗体发现之后，Bordet 证明新鲜血清中存在一种不耐热的成分，可辅助抗体介导溶菌作用。由于这种成分是抗体发挥溶菌或溶细胞作用的必要补充条件，故称为补体（complement，C）。补体是广泛存在于人和脊椎动物血浆与体液中一组经活化后具有酶活性的蛋白质，它包含 30 余种可溶性蛋白和膜结合蛋白，故称补体系统。补体不仅是固有免疫应答的重要组分，也是辅助抗体发挥免疫效应的重要成分之一。

（一）补体系统的组成

根据生物学功能将构成补体系统的 30 余种成分分为三类。

1. 补体固有成分　指存在于体液中，参与补体激活级联反应的补体成分。包括：①参与补体经典激活途径的成分：C1、C2、C3、C4、C5、C6、C7、C8、C9；②参与甘露聚糖结合凝集素（mannose – binding lectin，MBL）激活途径的成分：MBL、MASP（MBL – associated serine protease，MBL 相关的丝氨酸蛋白酶）；③参与旁路激活途径的成分：B 因子、D 因子等。

2. 补体调节蛋白　指以可溶性或膜结合形式存在的补体调节成分，包括：备解素（P 因子）、C1 抑制物（C1 inhibitor，C1INH）、I 因子、C4 结合蛋白（C4 binding protein，C4bp）、H 因子、S 蛋白、Sp40/40、衰变加速因子（decay accelerating factor，DAF）、膜辅助因子蛋白（membrane cofactor protein，MCP）、同种限制因子、膜反应溶解抑制物等。

3. 补体受体　指存在于不同细胞表面、能介导补体活性片段或调节蛋白生物效应的受体分子（表 8 – 1）。

表 8 – 1　主要的补体受体

受体	配体	主要表达的细胞
CR1	C3b、C4b、iC3b、MBL	红细胞、吞噬细胞、滤泡树突状细胞、B 细胞、T 细胞、嗜酸性粒细胞、肾小球上皮细胞
CR2	iC3b、C3dg、C3d、C3b、EBV	B 细胞、滤泡树突状细胞、鼻咽部上皮细胞
CR3	iC3b	单核 – 巨噬细胞、中性粒细胞、脾树突状细胞、NK 细胞
CR4	iC3b	嗜酸性粒细胞、平滑肌细胞
CR5	C3dg、C3d	中性粒细胞、血小板
C3aR	C3a、C4a	肥大细胞、嗜碱性粒细胞、平滑肌细胞、淋巴细胞
C5aR	C5a	肥大细胞、嗜碱性粒细胞、内皮细胞、吞噬细胞
C1qR	C1q、MBL	B 细胞、单核 – 巨噬细胞、中性粒细胞、内皮细胞、成纤维细胞

（二）补体系统的理化性质

所有补体成分均为糖蛋白，但各自有不同肽链结构。各成分的分子量差异较大，最小者仅为 25kD，最大者可达 400kD；补体在血清中含量占血清总蛋白的 5% ~ 6%，含量相对稳定；血清电泳，补体分子大多属于 β 球蛋白，少数为 α 球蛋白（如 C1s、D 因子）或 γ 球蛋白（如 C1q、C8）；补体多数成分对热不稳定，经 56℃ 温育 30 分钟即灭活，在室温下很快灭活，在 0 ~ 10℃ 活性仅能保持 3 ~ 4 天，故补体应在 – 20℃ 以下冷冻保存。

（三）补体代谢

1. 补体的合成　多种组织细胞均能合成补体蛋白。如肝细胞、单核 – 巨噬细胞、角质细胞、内皮细胞、肠道上皮细胞和肾小球细胞等，其中肝细胞和巨噬细胞是合成补体的主要细胞。血浆中大部分补体成分由肝细胞合成；组织损伤急性期或炎症状态下，局部单核 – 巨噬细胞是补体的主要来源。

2. 补体生物合成的调节　补体生物合成具有两大特点：①补体基因表达具有组织特异性，不同细胞各自调节其补体的生物合成，例如家族性 C3 缺乏症患者肝细胞合成 C3 明显减少，但巨噬细胞合成 C3 可超过正常水平；②补体生物合成受多种因素调节，其中包括局部组织特异因子和全身多种激素的调节。补体属于"急性期反应物"（acute phase reactant）之一，应急反应中的细胞因子 IL – 1、IL – 6、肿瘤坏死因子、干扰素 – γ 等，可促进补体的合成。另外，补体虽然是参与免疫应答的重要分子之一，但它不属于特异性免疫应答分子，因此，补体的合成不直接受抗原刺激的调节，即抗原刺激不能使补体合成增加。

NOTE

3. 补体的分解代谢　与其他蛋白相比，补体的代谢率极快，血浆补体每日约有一半被更新。在疾病状态下，补体代谢可能更有复杂的变化。

（四）补体激活途径

在生理情况下，血清中大多数补体成分均以无活性的酶前体形式存在。补体各成分只有在某些活化物的作用下，才依次被激活，形成一系列放大的连锁反应，最终产生溶细胞效应。另外，在补体活化过程中产生的多种水解片段，还可发挥不同的生物学效应。

补体的激活过程主要有三条途径：经典途径、凝聚素途径和旁路途径。参与三条激活途径的激活物质和激活条件不同，但具有共同的末端通路（terminal pathway），即从 C5 活化到膜攻击复合物（membrane attack complex，MAC）形成及其溶解细胞效应。

1. 经典途径（classical pathway）　是由抗原抗体复合物通过抗体 Fc 段与 C1q 结合后启动的激活途径，最先被人们所认识，故称为经典途径。

（1）激活物质　免疫复合物（immune complex，IC）是经典途径的主要激活物。IgG（IgG1、IgG2、IgG3）和 IgM 与抗原结合，抗体发生变形，暴露与 C1q 的结合点，结合 C1q，并使其活化。

（2）激活过程　补体激活的经典途径，是从 C1 活化开始启动，依次活化 C4、C2、C3、C5，直至 C9（图 8 - 8）。

C1 为大分子多聚体复合物，由 1 个 C1q 分子以钙离子依赖方式与 2 个 C1r 和 2 个 C1s 连接而成。C1q 为由 6 个相同亚单位组成的六聚体，亚单位的氨基端呈束状，共同构成 C1q 的中心部位，亚单位的羧基端为球形，呈放射状排列，是与 IgFc 段的结合部位；C1r 和 C1s 均为单链蛋白质，均属丝氨酸蛋白酶。在 Ca^{2+} 存在下，以 C1s - C1r - C1r - C1s 的顺序连接成四聚体，缠绕在 C1q 的羧基端的球状区。当两个以上的 C1q 球形结构被抗原抗体复合物中的 IgG 或 IgM 的 Fc 段固定后，C1q 的 6 个亚单位构象发生改变，导致 C1r 激活并裂解成 2 个片段，小片段即为活化的 C1r，进一步裂解 C1s 成 2 个片段，裂解后的小片段 C1s，具有蛋白酶活性，可以依次裂解 C4 和 C2 分子。

C4 分子由 α、β、γ 三条多肽链经二硫键连接而成。C1s 裂解 C4 成 C4a 和 C4b 两个片段。C4b 的 α 链断端上暴露的硫酯键高度不稳定，可与细胞膜表面蛋白质或糖形成共价酰胺键或酯键。C4b 结合于细胞表面后可以稳定其活性，如果 C4b 在极短时间内不与细胞膜结合，即丧失结合活性。

C2 分子为单链多肽，在 Mg^{2+} 存在下吸附于细胞表面的 C4b，也在 C1s 作用下裂解成 C2a 和 C2b，C2b 释放入液相，这样在细胞膜表面形成 C$\overline{\text{4b2a}}$ 复合物，即 C3 转化酶。

C3 转化酶裂解 C3 成 C3a 和 C3b。大部分 C3b 与水分子作用而失活，不再参与补体的级联反应，有 10% 左右的 C3b 与细胞表面结合或在细胞表面形成 C$\overline{\text{4b2a3b}}$（即 C5 转化酶）。

C5 转化酶中的 C3b 与 C5 结合，裂解 C5 成 C5a 和 C5b。C5a 释放入液相，C5b 结合于细胞表面。C5b 与 C6 结合形成 C5b6 复合物。C5b6 复合物与细胞表面松散地结合在一起，再与 C7 结合成 C5b67 复合物，并插入浆膜脂质双分子层中，再与 C8 结合成 C5b678 复合物，该复合物可牢固地吸附于细胞膜上。C5b678 复合物可与 12～15 个 C9 分子结合成 C$\overline{\text{5b6789}}$（即膜攻击复合物 membrane attack complex，MAC）。

（3）MAC 的溶细胞效应　补体通过级联反应依次激活后，最终形成膜攻击复合物

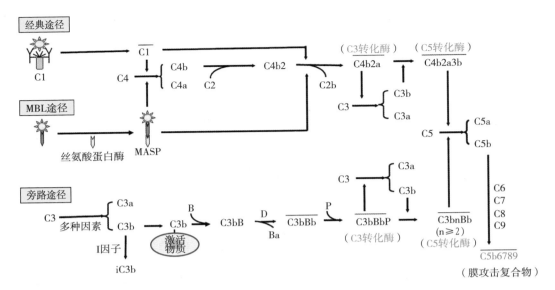

图 8-8 补体激活的三条途径

（MAC）。电镜下观察 MAC 的特征性结构：为中空的多聚 C9（poly-C9）插入靶细胞脂质双分子层，形成内径为 11nm 的小孔（图 8-9），使水分子、可溶性小分子、离子自由透过胞膜，但蛋白质之类的大分子却难于从胞质中逸出。最终结果是水、离子内流致细胞溶解。另外，末端的补体成分插入胞膜，可使致死量钙离子被动向细胞内弥散，导致细胞凋亡（图 8-9）。

若补体的激活发生在无靶细胞的血清中，则相关的补体成分可与 S 蛋白形成亲水性、无溶细胞活性的 SC5b67、SC5b678、SC $\overline{5b6789}$。

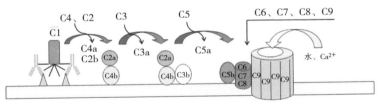

由 12~15 个 C9 形成内径为 11nm 中空多聚体插入细胞膜，引起水和钙离子被动内流，导致细胞裂解或凋亡。

图 8-9 补体激活后导致细胞死亡示意图

2. 凝聚素途径（lectin pathway） 主要为 MBL 途径。在病原体感染的早期，体内巨噬细胞和中性粒细胞产生 TNF-α、IL-1 和 IL-6，导致机体发生急性期反应（acute phase response），并诱导肝细胞合成与分泌急性期蛋白，其中包括甘露糖结合凝聚素（mannose-binding lectin，MBL）、纤维胶原素（ficolin，FCN）和 C-反应蛋白。C-反应蛋白可通过与 C1q 结合，使 C1 激活，如同经典途径依次激活补体系统。

MBL 可选择性地识别多种病原体表面的甘露糖、甘露糖胺等末端糖基的糖结构。这些糖结构在哺乳动物细胞被唾液酸等所覆盖而罕见，但却是病原体表面的常见成分。MBL 与其配体结合后构象发生改变，进而活化 MBL 相关的丝氨酸蛋白酶（MBL-associated serine protease，MASP），由 MASP 启动补体活化级联反应。MASP 具有与活化的 C1s 同样的生物学活性，可水解 C4 和 C2 分子。以下的激活过程与经典途径相同（图 8-8）。

3. 旁路途径（alternative pathway）　即不经 C1、C4、C2 途径，直接从 C3、B 因子、D 因子开始的激活过程，称为旁路途径。它即可由病原体直接激活，在感染早期为机体提供有效的防御作用，又可放大经典途径和 MBL 途径的级联反应。

（1）激活物质　某些细菌、革兰阴性菌的内毒素、酵母多糖、葡聚糖等，能为补体的某些活性片段提供保护环境和接触表面，从而激活补体活化途径。

（2）激活过程　C3 是启动旁路途径并参与其后级联反应的关键分子。体内多种因素（如补体活化的经典途径、MBL 途径或某些自发因素等）可以裂解 C3 产生 C3b，如果 C3b 不能迅速结合于细胞或某些物质表面，则迅速自身衰变或被 I 因子（C3 灭活因子）迅速降解而失活。如果有旁路途径的激活物质存在，C3b 则结合于这些物质表面，启动旁路途径。这里需要说明的是：机体自身正常细胞也可与 C3b 结合，但由于机体多数正常细胞高表达 MCP，可促进与之结合的 C3b 衰变而失活；而外来的颗粒或病原体缺乏 MCP，不能灭活与之结合的 C3b，可启动旁路途径。

结合于激活物质表面的 C3b 与 B 因子结合形成 C3bB，D 因子能将结合状态的 B 因子裂解，形成 C$\overline{3bBb}$（旁路途径的 C3 转化酶）和 Ba，Ba 释放入液相。C$\overline{3bBb}$ 不稳定，需与 P 因子结合并使之稳定。裂解 C3 生成 C3a 和 C3b，后者沉积在颗粒表面并与 C$\overline{3bBb}$ 结合形成 C$\overline{3bBb3b}$（或称 C$\overline{3bnBb}$，旁路途径的 C5 转化酶），能够裂解 C5 成 C5a 和 C5b，C5b 再与 C6、C7、C8、C9 结合，最终形成 MAC（图 8-8）。

补体激活三条途径的区别见表 8-2。

表 8-2　补体激活三条途径的比较

	经典激活途径	MBL 激活途径	旁路激活途径
激活物质	抗原-抗体（IgM，IgG1-3）复合物	甘露糖、甘露糖胺	脂多糖、酵母多糖、葡聚糖、凝聚 IgA，IgG4
参与补体成分	C1～C9	C2～C9	C3、C5～C9，B，D，P 因子
所需离子	Ca^{2+}、Mg^{2+}	Ca^{2+}	Mg^{2+}
C3 转化酶	C$\overline{4b2a}$	C$\overline{4b2a}$	C$\overline{3bBb}$
C5 转化酶	C$\overline{4b2a3b}$	C$\overline{4b2a3b}$	C$\overline{3bnBb}$（n＞2）
作用	参与适应性体液免疫应答的效应阶段	参与固有免疫应答，在感染急性期起重要作用	参与固有免疫应答，在感染早期起重要作用；可放大其他途径

（五）补体激活的调节

补体的激活是一个受着严密调控、高度有序的级联反应，调控失常可对机体造成病理性损害。

1. 补体的自身调控　补体激活过程中生成的某些中间产物极不稳定，成为补体激活级联反应的重要自限因素。例如：①补体激活级联反应过程中产生的 C4b、C3b 及 C5b 在极短时间内不与细胞膜结合，则失去结合活性而失活。因此，局部组织内的补体活化，一般只杀伤靶细胞或仅可能误伤邻近细胞，不会引起远离细胞的损伤。另外，由于 C4b、C3b 及 C5b 与自身正常细胞结合多被 MCP 灭活，一般不会杀伤临近正常细胞。②不同激活途径的 C3 转化酶（C$\overline{4b2a}$、C$\overline{3bBb}$）均易衰变，从而限制 C3 裂解及其后续的酶促反应。

2. 补体调节因子的作用　体内的多种可溶型或膜结合型补体调节因子可与不同补体成分

相互作用，使补体的激活与抑制处于精细的平衡状态，既防止对自身组织造成损害，又能有效地杀灭病原体或体内异常细胞。

（1）C1 抑制分子（C1INH）　　C1INH 可与活化的 C1r 和 C1s 以共价键结合成稳定的复合物，使 C1r 和 C1s 失去酶解正常底物的能力；C1INH 还可有效地将与 IC 结合的 C1 解聚，明显缩短 C1 的半衰期；C1INH 还与 MASP 复合物结合，抑制 MASP 活性。

（2）C4 结合蛋白（C4bp）与补体受体 1（complement receptor 1，CR1）　　C4bp 是可溶性蛋白，CR1 属膜蛋白，二者均可与 C4b 结合，抑制 C4b 与 C2 结合，阻止 C3 转化酶 C$\overline{4b2a}$ 形成与组装，并能加速其分解。

（3）膜辅助蛋白（MCP）　　MCP 表达于白细胞、上皮细胞和成纤维细胞表面，可作为辅助因子，促进 I 因子介导的 C4b、C3b 裂解。

（4）衰变加速因子（DAF）　　DAF（即 CD55）表达于所有外周血细胞、内皮细胞和各种黏膜上皮细胞表面，可抑制 C3 转化酶形成，并促进其分解。①DAF 同 C2 竞争与 C4b 结合，抑制 C$\overline{4b2a}$ 形成，并促进其分解；②DAF 同 B 因子竞争与 C3b 结合，抑制 C$\overline{3bBb}$ 形成。

（5）I 因子　　I 因子可降解 C3b、C4b，使 C3b 水解为 C3f 和无活性的 iC3b，iC3b 可继续裂解为 C3c 和 C3dg，C3dg 在炎性细胞产生的丝氨酸蛋白酶作用下被进一步裂解为 C3d 和 C3g；使 C4b 水解为 C4c 和 C4d 而失活。

（6）H 因子　　可与 B 因子竞争结合 C3b，促进 I 因子对 C3b 酶解，干扰旁路途径 C3 转化酶的组装。MCP 和 CR1 还可增强膜结合 C3b 与 H 因子的亲和力。

（7）备解素（properdin，P 因子）　　P 因子与 C$\overline{3bBb}$ 结合后发生构象改变，可以稳定 C$\overline{3bBb}$ 使 C$\overline{3bBb}$ 半寿期延长 10 倍。

（8）S 蛋白　　可与 C5b67 复合物结合，阻止其插入细胞膜。

（9）膜反应性溶解抑制物（membrane inhibitor of reactive lysis，MIRL）　　即 CD59，可阻碍 C7、C8 与 C5b6 复合物结合，从而抑制 MAC 形成。

（10）同源限制因子（homologous restriction factor，HRF）　　也称为 C8 结合蛋白（C8 - binding protein，C8bp），可干扰 C9 与 C8 结合，抑制 MAC 形成。

另外，某些疾病（如膜增生型肾小球肾炎）患者血清中存在一种 C3 肾炎因子（C3 nephritic factor，C3Nef），它实际上是抗 C3 转化酶的自身抗体，与 C$\overline{3bBb}$ 特异结合后，可直接稳定 C$\overline{3bBb}$，并使其半寿期延长 10~30 倍，引起肾小球损伤。

（六）补体的生物学功能

补体具有多种生物学作用，不仅参与非特异性防御反应，也参与适应性免疫应答。补体系统的功能可分为两大方面：①补体在细胞表面激活并形成 MAC，介导溶细胞效应；②补体激活过程中产生的蛋白水解片段，介导各种生物学效应。

1. 补体介导的溶细胞效应　　补体系统被激活后，可在靶细胞表面形成膜攻击复合体（MAC），从而导致靶细胞溶解。这是补体抵抗微生物感染和抗肿瘤的重要机制之一。

在感染早期无抗体存在的情况下，通过凝聚素途径和旁路途径，在产生抗体之后，通过经典途径激活补体系统，溶解病原体。一般情况下，补体介导的溶菌效应，主要对 G$^-$ 菌有效；由于 G$^+$ 菌有较厚的肽聚糖细胞壁的保护，所以对 G$^+$ 菌的溶菌作用不强；对寄生虫感染也有一定的作用。

胞内病原体感染宿主细胞（如病毒感染等）后，导致宿主细胞膜抗原性改变，诱导机体产生抗体，抗体与细胞膜相应抗原结合后，激活补体系统，可产生补体介导的溶细胞效应。这是病毒感染后引起被感染细胞溶解的重要机制之一。

用外源性抗肿瘤抗体治疗肿瘤，抗体与肿瘤细胞结合后，激活补体系统，通过补体介导的溶细胞效应杀伤肿瘤细胞，是治疗肿瘤的重要手段之一。

自身免疫性疾病产生的抗自身成分抗体，抗体与自身抗原结合后，激活补体系统，导致自身细胞或组织损伤。

2. 补体活性片段介导的生物学效应　补体激活过程中产生的各种活性片段，具有多种生物学作用。

（1）调理作用（opsonization）　C3b、C4b 和 iC3b 均是重要的调理素（opsonin），可与中性粒细胞或巨噬细胞表面补体受体（如 CR1、CR3 和 CR4）结合，促进其吞噬作用。这种依赖 C3b、C4b 和 iC3b 的吞噬作用，可能是机体抵抗全身性细菌或真菌感染的主要防御机制。

（2）引起炎症反应　C3a、C4a 和 C5a（C5a 的作用最强）等被称为过敏毒素（anaphylatoxin），均能与肥大细胞、嗜碱性粒细胞、平滑肌细胞、淋巴细胞或内皮细胞表面的相应受体结合。激发细胞脱颗粒，释放组胺等血管活性介质，从而增强血管通透性；刺激内脏平滑肌收缩。C5a 还是一种有效的中性粒细胞趋化因子。

（3）清除免疫复合物　补体成分可参与清除循环免疫复合物作用。其机制为：①补体与抗体的结合，改变抗体的空间构象，一方面干扰其再与抗原表位结合，从而抑制新的 IC 形成；另一方面补体成分插入 IC 的网络结构中，在空间上干扰 Fc 段之间的相互作用，溶解已沉积的 IC。②免疫黏附：循环 IC 激活补体，产生与 IC 结合的 C4b 和 C3b 成分，借助 C4b 或 C3b 与表达 CR1 和 CR3 的血细胞结合，并通过血流运送到脾脏而被清除。由于表达 CR1 的红细胞数量巨大，因此，红细胞是清除 IC 的重要参与者。

（4）免疫调节作用　补体可对免疫应答的各个环节发挥调节作用：①C3 可参与捕捉、固定抗原，使抗原易被 APC 处理与提呈；②补体成分可与多种免疫细胞相互作用，调节细胞的增殖分化，例如 C3d 可与抗原分子非特异性结合，形成抗原 – C3d 复合物，在刺激 B 细胞活化中发挥重要作用（详见第九章第二节）；③补体参与调节多种免疫细胞效应功能，如杀伤细胞表达 CR3，与 C3b 结合后可增强对靶细胞的 ADCC 作用。

二、细胞因子

1. 干扰素（interferon，IFN）　Ⅰ型干扰素（IFN – α/β）主要由白细胞、成纤维细胞和病毒感染细胞产生，主要作用是诱导细胞合成抗病毒蛋白，干扰病毒在宿主细胞内的生物合成，使细胞处于抗病毒状态。①诱导细胞产生 2′ – 5′腺嘌呤核苷合成酶，合成 2 – 5 腺嘌呤核苷（2 – 5A）；②合成核糖核酸酶：被 2 – 5A 激活后，切断病毒 mRNA；③合成蛋白激酶：依赖 dsRNA，使蛋白合成起始因子的 α 亚基磷酸化，抑制病毒蛋白合成。Ⅱ型干扰素（IFN – γ）主要由活化 T 细胞和 NK 细胞产生，主要参与免疫应答的调节。

2. 炎性细胞因子（inflammatory cytokine）　活化单核 – 巨噬细胞产生的 IL – 1、IL – 6、TNF – α 和趋化性细胞因子 IL – 8、MCP – 1 等，能促进抗菌性炎症反应，故也称促炎细胞因子。其主要通过以下机制促进炎症反应：①使局部血管扩张、通透性增强，同时促进吞噬细胞与局部血管内皮细胞表达黏附分子，增强二者的黏附作用，促进炎性细胞穿越毛细血管，到达炎症部位。②介导炎性细胞聚集炎性病灶，并使之活化，增强其吞噬杀伤能力；③刺激骨髓造血干细胞生成和释放大量的中性粒细胞入血，提高机体抗感染免疫应答能力。④刺激肝细胞合成、分泌急性期蛋白。如 C - 反应蛋白通过与 C1q 结合，使 C1 激活，激活补体系统；MBL 和 FCN 作为一种分泌型 PRR 与病原体表面的甘露糖等结合，激活补体系统。⑤IL - 1、IL - 6、TNF 作为内源性致热原，作用于下丘脑体温调节中枢引起发热。

三、防御素

防御素（defensin）是一组耐受蛋白酶，对细菌、真菌和某些包膜病毒具有广谱的直接杀伤活性。真核细胞中已发现 4 种防御素：α - 防御素、β - 防御素、昆虫防御素和植物防御素。哺乳动物体内存在 α - 防御素和 β - 防御素。α - 防御素属阳离子多肽，由中性粒细胞和小肠 paneth 细胞产生，主要作用是杀伤某些细菌和包膜病毒。其机制为：①通过与病原体的带负电荷成分（G⁻菌的 LPS、G⁺菌的磷壁酸、包膜病毒的脂质等）静电作用，使膜屏障破坏、通透性增强，最终导致病原体死亡；②诱导细菌产生自溶酶，干扰细菌 DNA 和蛋白质合成；③致炎和趋化作用：可增强吞噬细胞对病原体的吞噬、杀伤和清除作用。

四、溶菌酶

溶菌酶（lysozyme）是一种不耐热的碱性蛋白，广泛存在于各种体液、外分泌液和吞噬细胞的溶酶体中。能水解 G⁺菌细胞壁聚糖骨架的 N - 乙酰葡糖胺与 N - 乙酰胞壁酸之间的 β - 1,4 糖苷键，使肽聚糖破坏，导致细菌溶解。G⁻菌细胞壁为多层结构，含肽聚糖极少，故对溶菌酶不敏感。

第七节 固有免疫的生物学意义

一、识别和清除 PAMP 物质和异常细胞

生理性物质（包括各种活性分子和细胞）在体内行使功能后，或者外源性抗原物质进入体内，若不及时清除，必然会干扰机体的生理功能，引发相关疾病。固有免疫应答担当者识别和清除 PAMP，维持机体生理平衡，自身细胞变性（如癌变等）则被 NK 细胞识别和清除。在识别和清除异物性抗原分子过程中，固有免疫应答与适应性免疫应答协同，且以适应性免疫应答为主。

二、抗感染免疫的第一道防线

固有免疫应答在抗感染免疫的早期发挥重要作用，是抗感染免疫的第一道防线。

1. 感染瞬时阶段（0～4 小时之内） 皮肤黏膜构成的物理、化学、微生物屏障，可阻挡外界病原体对机体的侵袭，具有即刻免疫作用；当少量的病原体突破机体生理屏障进入体内，可被血循环和局部组织中的吞噬细胞快速吞噬；某些病原体可通过凝聚素途径和替代途径激活补体而被溶解破坏；补体活化过程中产生的活性片段如 C3a 和 C5a 趋化中性粒细胞聚集炎症病

灶，对病原体具有强大的吞噬、杀灭作用，C3b、C4b 发挥免疫调理作用，促进吞噬细胞的吞噬作用等；通常绝大多数病原体引起的感染在此阶段终止。

2. 感染早期阶段（4～96 小时）　即早期固有免疫应答阶段。由于病原体成分和瞬时阶段产生的炎症介质及细胞因子作用，周围组织中的巨噬细胞被募集到感染部位并被激活，局部抗感染免疫能力增强；同时活化的巨噬细胞又可产生大量的细胞因子和其他低分子量炎症介质，进一步增强和扩大固有免疫应答和炎症反应。例如：低分子量炎症介质可使感染局部毛细血管通透性增强，有利于血管中的抗体、补体等免疫效应分子和中性粒细胞进入感染部位；TNF 和血小板活化因子可使局部血管内皮细胞及血小板活化引起血栓而封闭血管，有效阻止感染局部的病原体扩散；TNF、IL－1、IL－6 作为内源性的致热源作用于体温调节中枢引起发热，从而抑制病原体生长繁殖；促炎因子还可促进骨髓释放大量的中性粒细胞入血，提高机体抗感染能力；促炎因子促进肝脏合成、分泌急性期蛋白（如 C－反应蛋白、MBL 和 FCN 等），增大补体激活的杀灭病原体作用。另外，B1 细胞接受病原体的脂多糖、荚膜多糖等刺激后，在 48 小时之内产生 IgM，IgM 与病原体结合在补体参与下发挥作用；NK 细胞、γδT 细胞对某些病毒和胞内寄生菌感染早期的细胞具有非特异性杀伤作用。

三、启动和调节适应性免疫应答

活化的巨噬细胞和树突状细胞作为专职性抗原提呈细胞，可通过其表达的膜型 PRR 识别抗原分子的 PAMP，捕捉、内吞抗原，加工处理成抗原肽－MHC 分子复合物并表达于细胞表面，提呈给 T 细胞，启动适应性免疫应答。

前期补体活化过程中产生的 C3d，与抗原非特异性结合，形成抗原－C3d 复合物，在激活 B 细胞过程中发挥重要作用。

知识纲要

固有免疫是生物体在长期种系进化和个体发育过程中逐渐建立起来的天然免疫防御系统，主要由组织屏障和固有免疫应答组成。固有免疫应答是指固有免疫系统通过胚系基因编码的模式识别受体（PRR）识别病原相关分子模式（PAMP）或通过胚系基因编码的杀伤活化受体识别靶细胞相应配体，产生免疫应答的过程。它的基本特征是先天存在和作用缺乏特异性，故又称天然免疫应答和非特异性免疫应答。

1. 组织屏障及其作用　①皮肤与黏膜屏障；②血－脑屏障；③胎盘屏障。

2. 固有免疫应答的识别机制　固有免疫细胞及其分子主要通过 PRR 识别 PAMP。

3. 吞噬细胞介导的固有免疫应答　吞噬细胞通过 PRR 识别 PAMP，产生固有免疫应答。

（1）单核－巨噬细胞：具有吞噬、杀伤、清除和细胞毒作用，同时还具有抗原提呈作用。

（2）中性粒细胞：除不具抗原提呈作用外，与单核－巨噬细胞作用相似。

4. 抗原提呈细胞（APC）介导的固有免疫应答　专职性 APC 是指能摄取、加工处理抗原，同时表达抗原肽－MHC分子、共刺激分子和黏附分子，为T细胞提供双活化信号的APC。其包括树突状细胞（DC）、单核－巨噬细胞和B细胞。

（1）DC：通过PRR识别PAMP，可经MHCⅡ提呈途径，将抗原肽－MHCⅡ分子提呈给初始CD4$^+$T细胞；经交叉提呈途径分别提呈抗原肽－MHCⅡ/Ⅰ类分子给初始CD4$^+$T细胞或CD8$^+$T细胞，启动初始适应性免疫应答。

（2）MΦ：通过PRR识别PAMP，可经MHCⅡ提呈途径，将抗原肽－MHCⅡ分子提呈给记忆CD4$^+$T细胞；经交叉提呈途径分别提呈抗原肽－MHCⅡ/Ⅰ类分子给记忆CD4$^+$T细胞或CD8$^+$T细胞，启动再次细胞免疫应答。

（3）B细胞：记忆B细胞通过BCR识别抗原表位，经MHCⅡ提呈途径将抗原肽－MHCⅡ分子提呈给记忆Th2，激发再次体液免疫应答。

5. 细胞毒细胞介导的固有免疫应答

（1）NK细胞：通过其表达的杀伤活化受体和杀伤抑制受体的相互作用，自然杀伤异常靶细胞；通过ADCC效应特异性杀伤靶细胞。

（2）γδT细胞：主要分布于呼吸道、肠道、泌尿生殖道等黏膜和皮下组织，通过识别谱窄、缺乏多样性的TCR识别抗原、杀伤靶细胞。

6. 免疫分子介导的固有免疫应答　固有免疫分子通过液相PRR识别PAMP，产生固有免疫应答。

（1）补体系统：广泛存在于人和脊椎动物血浆和体液中一组经活化后具有酶活性的蛋白质。补体活化途径包括：①经典途径：由抗原抗体（IgG或IgM）复合物激活；②凝聚素途径：主要由MBL识别多种病原体表面的甘露糖等为末端糖基的糖结构后激活；③旁路途径：由能为补体某些活性片段提供保护环境和接触表面的物质激活。补体活化，最终形成膜攻击复合物（C$\overline{5b6789}$）攻击细胞膜，导致细胞溶解死亡；补体活化过程中的某些活性片段主要参与炎症反应。

（2）其他固有免疫分子：如细胞因子、防御素、溶菌酶等。

7. 固有免疫的生物学意义　①识别和清除PAMP物质，固有免疫应答在识别和清除PAMP时发挥着极其重要的作用；在清除抗原分子过程中，固有免疫应答与适应性免疫应答协同，且以适应性免疫应答为主。②固有免疫应答在抗感染免疫的早期发挥重要作用，是抗感染免疫的第一道防线。③启动和调节适应性免疫应答。

复习思考题

1. 试述固有免疫与固有免疫应答的概念和组成。

2. 试述固有免疫应答的吞噬细胞、抗原提呈细胞和固有免疫分子的识别机制。

3. 为什么NK细胞只杀伤异常靶细胞而不杀伤正常细胞？

4. 专职性抗原提呈细胞主要包括哪些？各自的作用特点是什么？APC对外源性抗原与内源性抗原的加工、处理机制主要有何区别？

5. 补体活化途径有哪三条？其主要的激活物是什么？简述补体活化后的主要生物学作用。

第九章　适应性免疫应答

适应性免疫应答（adaptive immune response）是指适应性免疫细胞对抗原识别、活化、增殖、分化或者克隆凋亡，产生生物学效应的过程。它基本特征是接受抗原刺激后获得、作用具有严格特异性，故又称获得性免疫应答（acquired immune response）或特异性免疫应答（specific immune response）。

适应性免疫应答包括正应答和负应答，二者均由抗原诱导产生，但其效应截然相反。前者是对抗原的特异性免疫清除，包括 T 细胞介导的细胞免疫应答和 B 细胞介导的体液免疫应答；后者则是对抗原的特异性免疫耐受。通常将适应性正免疫应答简称免疫应答，适应性负免疫应答称为免疫耐受（图 9 - 1）。

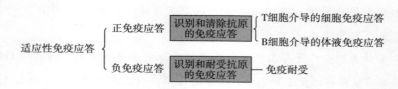

图 9 - 1　适应性免疫应答的种类

适应性免疫应答的特点：①获得性：接受抗原刺激后获得；②特异性：作用具有严格特异性；③双向性：对抗原刺激通常产生正应答，某种情况下产生负应答；④记忆性：可产生记忆细胞；⑤MHC 限制性：细胞间相互作用受 MHC 限制。

适应性免疫应答与固有免疫应答的典型区别是免疫原识别受体的编码基因及其识别的特异性不同。固有免疫细胞和分子的免疫原识别受体是由固有胚系基因编码，识别缺乏特异性；适应性免疫细胞和分子的识别受体，是 T、B 细胞发育成熟过程中由胚系基因片段随机重排后编码，识别具有严格特异性（表 9 - 1）。

表 9 - 1　固有免疫应答与适应性免疫应答的免疫原识别受体比较

项目类	固有免疫应答	适应性免疫应答
识别的受体	PRR、杀伤活化受体与杀伤抑制受体	TCR、BCR 或抗体
识别的配体	PAMP、异常靶细胞表达的相应配体	抗原肽 - MHC 分子或 B 细胞表位
识别的特异性	泛特异性	高度特异性
识别受体的细胞分布特性	非克隆化细胞分布，广泛表达于同类固有免疫细胞表面。	克隆化细胞，不同细胞克隆表达针对不同抗原表位的 TCR 或 BCR
编码受体的基因	固有的胚系基因编码	发育成熟过程中由胚系基因片段重排后编码

第一节　T 细胞介导的适应性免疫应答

T 细胞介导的适应性免疫应答，是由 T 细胞接受抗原刺激后活化、分化，主要由 T 细胞介导的特异性杀伤靶细胞作用，通常简称细胞免疫应答。

一、T 细胞的生物学特性

T 细胞起源于骨髓淋巴样干细胞，经血流进入胸腺发育、分化、成熟，故称胸腺依赖性淋巴细胞（thymus–dependent lymphocyte），简称 T 细胞。成熟 T 细胞经血流定居于外周免疫器官的 T 细胞依赖区，接受抗原刺激后活化，形成效应 T 细胞或记忆 T 细胞，经淋巴细胞再循环在外周免疫器官与外周组织间往返循环，产生 T 细胞介导的细胞免疫应答。T 细胞在血液中占淋巴细胞总数的 70% ~ 80%，在胸导管中达 90% 以上。

（一）T 细胞的表面标志

T 细胞的表面标志（surface marker）是指存在于 T 细胞表面的标志性膜分子。它不仅是鉴别和分离 T 细胞的重要依据，也是与其他免疫细胞相互作用、接受信号刺激、产生免疫应答的物质基础。

1. TCR（T cell receptor）–CD3 复合物　TCR 与 CD3 分子以非共价键结合成 TCR–CD3 复合物。它是 T 细胞特异性识别抗原和转导活化信号的主要单位，也是 T 细胞的特征性表面标志之一。

TCR 有 α、β、γ、δ 四种多肽链，其组成形式有 TCRαβ 和 TCRγδ 两种。两条糖蛋白链均以二硫键连接成异二聚体。体内大多数 T 细胞为 TCRαβ，占成熟 T 细胞的 90% ~ 95%；TCRγδ T 细胞仅占 5% ~ 10%，且在黏膜上皮中分布丰富。

TCRαβ 可变区的每条肽链分别由三个互补决定区（即 CDR1、CDR2、CDR3）组成，是识别 APC 表面抗原肽–MHC 分子复合物的功能区。其中 CDR3 特异性识别抗原肽；CDR1 和 CDR2 主要识别 MHC 分子的多态区。也就是说，TCR 须同时识别 APC 表达的抗原肽和 MHC 分子多态区，故 APC 与 T 细胞相互作用受 MHC 限制。

CD3 分子有 γ、δ、ε、ζ、η 五种肽链，以 γε、δε、ζζ、ζη 形式组成二聚体，五种肽链均为跨膜蛋白，跨膜区具有带负电荷的天冬氨酸残基与 TCR 跨膜区带有正电荷的氨基酸残基形成盐桥。γ、δ 和 ε 链的胞外区各有一个 Ig 样结构域，通过这些结构域间的相互作用，分别形成 γε 和 δε 二聚体；ζ、η 的胞外区很短，并以二硫键连接成 ζζ 或 ζη。γ、δ、ε、ζ、η 的胞内段均连 ITAM。因此，CD3 分子的作用是转导 TCR 活化信号（图 9–2）。

2. CD4/CD8 共受体　T 细胞在不同发育阶段 CD4 和 CD8 的表达有所变化。胸腺内的 T 祖细胞不表达 CD4 和 CD8（即呈双阴性），再发育成 CD4 和 CD8 双阳性阶段，然后 CD4 与 CD8 相互排斥，故成熟后表现为单阳性或双阴性，即 CD4⁺ T 细胞、CD8⁺ T 细胞、CD4⁻ CD8⁻ T 细胞。

（1）CD4 分子　是单肽链跨膜蛋白，胞外区具有 4 个 Ig 折叠样结构域，其中远膜端的 2 个结构域，能与 MHC Ⅱ类分子的非多态区（α2 和 β2 结构域）结合。

NOTE

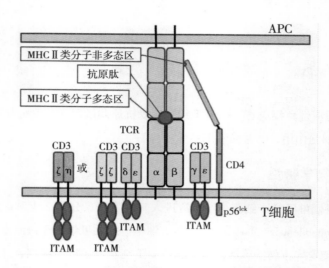

图 9-2　TCR-CD3 复合物和 CD4 分子的结构与识别示意图

（2）CD8 分子　是由 α、β 链经链间二硫键连接成异二聚体，两条链均为跨膜蛋白，胞外区各含一个 Ig 折叠样结构域，能与 MHC Ⅰ 类分子的非多态区（α3 和 β_2-m 结构域）结合。

CD4 和 CD8 的胞内段可结合酪氨酸蛋白激酶 p56^{lck}。p56^{lck} 激活后，可催化 CD3 胞内段 ITAM 中的酪氨酸残基磷酸化，增强 TCR 活化信号的转导（图 9-2）。

3. 共刺激分子（co-stimulatory molecule）受体　T 细胞活化需要双信号刺激。第一活化信号来自 TCR 与 APC 表面的抗原肽-MHC 分子复合物结合；第二活化信号是共刺激分子受体与 APC 表达的共刺激分子结合。若 T 细胞缺乏共刺激分子信号，则不能活化而成克隆失能。

T 细胞的共刺激分子受体，大多是免疫球蛋白超家族成员，如 CD28 家族成员（CD28、CTLA-4、ICOS 和 PD-1 等）。此外，还有肿瘤坏死因子超家族成员（如 CD40L、FasL）和整合素家族成员（如 LFA-1）等。

（1）CD28　由两条相同肽链组成的同源二聚体，胞内段连有 ITAM。主要表达于初始 T 细胞，其中 90% 的 CD4$^+$T 细胞和 50% 的 CD8$^+$T 细胞表达 CD28。CD28 是 APC 共刺激分子 B7（CD80 和 CD86）的受体。CD28 与 B7 结合，刺激 T 细胞合成 IL-2 和其他细胞因子、诱导 T 细胞表达抗细胞凋亡蛋白（Bcl-x）、促进 T 细胞增殖和分化。

（2）ICOS（inducible costimulator）　表达于活化的 T 细胞，配体为 ICOSL。初始 T 细胞主要依赖 CD28 提供共刺激信号，ICOS 在 CD28 之后发挥作用，调节活化 T 细胞产生多种细胞因子，上调 T 细胞黏附分子的表达，促进 T 细胞增殖。

（3）CD40 受体（CD40L，为 CD154）　主要表达于活化的 CD4$^+$T 细胞，配体为 APC 表达的 CD40。二者结合有促进彼此细胞活化的作用，如使 APC 的 B7 分子表达增加、细胞因子（如 IL-12）合成增加，促进 B 细胞增殖、分化、抗体生成和类别转换，诱导记忆 B 细胞的分化等；促进 T 细胞分化、活化，细胞因子合成等。

（4）CD2　又称淋巴细胞功能相关抗原 2（LFA-2）。人的 CD2，表达于 95% 成熟 T 细胞和 50%～70% 胸腺细胞和部分 NK 细胞。其配体为 LFA-3（CD58）或 CD48（小鼠和大鼠）。CD2 除作为黏附分子介导 T 细胞与 APC 或靶细胞的黏附外，还为 T 细胞提供活化信号。

另外，人 CD2 能与绵羊红细胞（SRBC）结合，故又称 SRBC 受体，可通过 E 花环试验检测人血中 T 细胞含量。

（5）CTLA-4（CD152）　与 CD28 的受体相同均是 B7，但与 CD28 的作用截然相反。CT-LA-4 通常在 T 细胞活化并发挥效应后才表达，并与 B7 高亲和力（显著高于 CD28）结合。CTLA-4 的胞内段连有 ITIM，使 ITAM 中的酪氨酸去磷酸化，故传递抑制性信号。CTLA-4 与 B7 结合对 T 细胞活化产生负反馈信号，下调或终止 T 细胞活化，在调节 T 细胞过渡活化中发挥重要作用。

（6）PD-1（programmed death）　表达于活化 T 细胞，配体为 PD-L1 和 PD-L2。PD-1 与配体结合，可抑制 T 细胞增殖和 IL-2、IFN-γ 等细胞因子产生，并抑制 B 细胞增殖、分化和抗体分泌。PD-1 还参与外周免疫耐受的形成。

（7）LFA-1 和 ICAM-1　二者互为配体，均表达于 T 细胞和 APC 表面，主要介导 T 细胞与 APC 间的黏附。

4. 细胞因子受体（cytokine receptor，CKR）　多种细胞因子通过与 T 细胞表面相应受体（IL-1R、IL-2R、IL-4R、IL-6RJI 及 IL-7R 等）结合而参与调节 T 细胞活化、增殖和分化。静止与活化的 T 细胞，其表面 CKR 的种类、密度及亲和力差别很大。例如：静止 T 细胞仅表达低亲和力的 IL-2R，而活化 T 细胞可表达高亲和力的 IL-2R。

5. 有丝分裂原（mitogen）受体　有丝分裂原为能刺激静止状态的细胞进行有丝分裂的物质。T 细胞表达植物血凝素（phytohemagglutinin，PHA）受体、刀豆蛋白 A（concanavalin A，ConA）受体和美洲商陆（PWM）受体。PHA、ConA 和 PWM 与 T 细胞相应受体结合，对 T 细胞有非抗原特异性的活化作用。

T 细胞也表达 Fc 受体（如 FcγR 等）和补体受体（如 CR1）等。

（二）T 细胞亚群及其功能

T 细胞是高度异质性的细胞群体，根据其表面标志及功能特点，可分为不同亚群。

1. 依据分化阶段分类　T 细胞可分为初始 T 细胞、效应 T 细胞或记忆 T 细胞。

（1）初始 T 细胞（naive T cell）　从未接受过抗原刺激的成熟 T 细胞，处于细胞周期的 G_0 期，存活期短，表达 CD45RA 和高表达 L-选择素（CD62L），参与淋巴再循环。在外周免疫器官内接受抗原刺激后活化，最终分化为效应 T 细胞和记忆 T 细胞。

（2）效应 T 细胞（effector T cell）　是行使免疫效应的 T 细胞，存活期也较短，表达整合素、CD44 和 CD45RO，高水平表达高亲和力的 IL-2R。主要向外周炎症部位和某些器官组织迁移，不再参与淋巴再循环。

（3）记忆 T 细胞（memory T cell，Tm）　可能是初始 T 细胞接受抗原刺激后直接分化或由效应 T 细胞分化而来。存活期长，可达数年，再次接受相同抗原刺激后，迅速活化、分化成效应 T 细胞，介导再次细胞免疫应答。Tm 表达整合素、CD44 和 CD45RO，参与淋巴细胞再循环。Tm 即使没有抗原刺激，也可自发增殖而维持一定数量。

2. 依据表面标志分类　根据 T 细胞 TCR 链的不同，可分为 TCRαβ T 细胞和 TCRγδ T 细胞；根据表达 CD4/CD8 分子的不同，可分为 CD4$^+$T 细胞、CD8$^+$T 细胞和 CD4$^-$CD8$^-$T 细胞（表 9-2）。

（1）TCRαβ T 细胞　在末梢血中占成熟 T 细胞的 90% ~ 95%。主要为 CD4$^+$T 细胞和 CD8$^+$T 细胞，仅有少数为 CD4$^-$CD8$^-$T 细胞。TCRαβ T 细胞识别 APC 表达的抗原肽-MHC 分

子复合物，受 MHC 限制，是参与适应性免疫应答的主要 T 细胞类型。

（2）TCRγδ T 细胞　在末梢血中仅占 5%～10%，主要分布于皮肤和黏膜组织。主要为 CD4$^-$CD8$^-$T 细胞（占 TCRγδ T 细胞的 50%），少数为 CD8$^+$T 细胞（20%～50%）和 CD4$^+$T 细胞（1% 以下）。TCRγδ T 细胞主要识别由 CD1 提呈的抗原，包括糖脂、某些病毒的糖蛋白、分枝杆菌磷酸糖和核苷酸衍生物、热休克蛋白（HSP）等，不受 MHC 限制。TCRγδ T 细胞具有抗感染和抗肿瘤作用，可杀伤被胞内病原体感染的靶细胞、杀伤表达 HSP 和异常表达 CD1 分子的靶细胞、杀伤某些肿瘤细胞。活化的 TCRγδ T 细胞通过分泌多种细胞因子（IL-2、IL-3、IL-4、IL-5、IL-6、GM-CSF、TNF-α、IFN-γ 等），发挥免疫调节作用和介导炎症反应。

表 9-2　TCRαβ T 细胞与 TCRγδT 细胞的比较

特性	TCRαβ T 细胞	TCRγδ T 细胞
占 T 细胞比例	90%～95%	5%～10%
分布特点	外周淋巴组织，外周血占 60%～70%	主要分布于表皮和黏膜上皮，外周血占 1%～15%
CD2$^+$CD3$^+$	100%	100%
CD4$^+$CD8$^-$	60%～65%	<1%
CD4$^-$CD8$^+$	30%～35%	20%～50%
CD4$^-$CD8$^-$	<5%	≥50%
TCR 多样性	高度多样性	较少多样性
识别的抗原	由经典 MHC Ⅰ/Ⅱ类分子提呈的抗原肽	由 CD1 提呈的简单多肽、多糖、脂类、HSP
免疫应答类型	参与适应性免疫应答	主要参与固有免疫应答
MHC 限制性	有	无
发育部位	胸腺	胸腺，存在胸腺外发育

3. 依据功能分类　根据 T 细胞的功能特点，将其分为辅助性 T 细胞、调节性 T 细胞和细胞毒性 T 细胞等。

（1）辅助性 T 细胞（helper T cell，Th）　Th 均表达 CD4 分子，通常所称的 CD4$^+$T 细胞，主要是指 Th。Th 在适应性免疫应答中主要能够辅助其他免疫细胞活化。

DC 将抗原肽-MHC Ⅱ类分子提呈给初始 Th 细胞（Th0），引起 Th0 细胞向不同谱系细胞分化。其分化趋向受抗原性质和细胞因子的调控，其中最重要的影响因素是细胞因子的种类和细胞因子之间的平衡。例如：胞内感染病原体抗原和肿瘤抗原及 IL-12（由 APC 产生）、IFN-γ 等作用，诱导 Th0 向 Th1 分化；普通细菌和可溶性抗原及 IL-4（主要由局部 NKT 细胞和嗜酸性粒细胞和嗜碱性粒细胞产生）等作用，诱导 Th0 向 Th2 分化；TGF-β、IL-4 和 IL-10 诱导 Th0 向 Th3 分化；TGF-β、IL-6 诱导 Th0 向 Th17 分化；IL-21、IL-6 诱导 Th0 向 Tfh 分化；TGF-β、IL-2 诱导 Th0 向 iTreg 分化（图 9-3）。另外，DC 表达的共刺激分子也对 Th0 的分化方向发挥调节作用。例如：ICOS 可促进 Th0 向 Th2 分化，4-1BB 可能与 Th1 分化有关。

1）Th1　①通过分泌 IL-2 和 IFN-γ 协同刺激 CTL 细胞增殖和分化，辅助 CTL 细胞活化；②通过与巨噬细胞直接接触后的 CD40 与 CD40L 结合和分泌 IFN-γ 的协同作用，使巨噬细胞活化，提高其吞噬、杀伤能力；③分泌 IL-2、IFN-γ 和 IL-12 可增强 NK 细胞的杀伤能

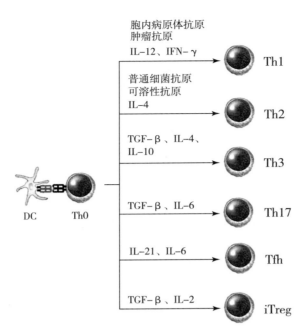

图 9 - 3　细胞因子对 Th0 分化趋向的调控

力；④分泌 TNF 诱导靶细胞凋亡、促进炎症反应；⑤Th1 介导迟发型超敏反应，故也将其称为迟发型超敏反应性 T 细胞（T_{DTH}）。

2）Th2　主要通过分泌 IL - 4、IL - 5、IL - 10 及 IL - 13 等细胞因子，辅助 B 细胞活化、增殖，分化成浆细胞。Th2 在分泌的 IL - 4 和 IL - 5 可诱导 IgE 生成和嗜酸性粒细胞活化在 I 型超敏反应及抗寄生虫感染中发挥重要作用。支气管哮喘和特应性皮炎的发病与 Th2 型细胞因子分泌过多有关。

3）Th3　主要通过分泌 TGF - β 抑制免疫应答，在免疫应答负反馈调节和诱导免疫耐受中发挥作用，有人将其归为 Treg 亚群。

4）Th17　通过分泌 IL - 17、IL - 21、IL - 22、IL - 26、TNF - α 等，刺激上皮细胞、内皮细胞、成纤维细胞、巨噬细胞等分泌多种细胞因子。①IL - 8、MCP - 1 等趋化因子，招募和活化中性粒细胞和单核细胞；②G - CSF、GM - CSF 等集落刺激因子，刺激骨髓造血干细胞产生、活化中性粒细胞和单核细胞；③IL - 1β、IL - 6、TNF - α 和 PGE_2 等，诱导局部炎症反应。在固有免疫中发挥重要作用。

5）Tfh　即滤泡 Th 细胞（follicular helper T cell，Tfh），是一种存在于外周免疫器官淋巴滤泡中的 CD4⁺T 细胞，通过表达 CD40L 和 ICOS 与 B 细胞相互作用，并分泌 IL - 21，辅助 B 细胞在生发中心的存活、增殖、分化成浆细胞，并在 Ig 类别转换中发挥重要作用。

在这里需要指出的是，不同亚群 Th 分泌不同的细胞因子，只不过反映了它所处的分化状态。这些分化状态不是恒定不变的，在一定条件下可相互转变。

（2）调节性 T 细胞（regulatory T cell，Treg）　通常所称的 Treg 为 CD4⁺ CD25⁺ foxp3⁺T 细胞。foxp3（forkheadbox p3，foxp3）是一种转录因子，参与 Treg 的分化与功能。Treg 通过两种机制负向调控免疫应答：①通过直接接触抑制免疫细胞活化；②通过分泌 TGF - β、IL - 10 等抑制免疫应答，对免疫耐受的诱导和维持具有重要意义。根据 Terg 的来源不同，主要分为在胸腺诱导的自然调节性 T 细胞和在外周免疫器官诱导的诱导性调节性 T 细胞两大类。

1）自然调节性 T 细胞（natural Treg，nTreg）　主要是在胸腺接受抗原肽 – MHC Ⅱ类分子和 CD28 刺激后分化而来的 CD4⁺ Treg，占外周血 CD4⁺ T 细胞的 5%～10%。在胸腺接受抗原肽 – MHC Ⅰ类分子和 CD28 刺激后也可分化成 CD8⁺ Treg。

2）诱导性调节性 T 细胞（induciblr Treg，iTreg）　在外周由初始 CD4⁺ T 细胞经抗原和其他因素（如 TGF – β 和 IL – 2）诱导分化而来，它包括 Tr1 和 Tr3 两种亚群：①Tr1：主要分泌 IL – 10 和 TGF – β，抑制炎症性自身免疫反应和由 Th1 介导的淋巴细胞增殖与移植排斥反应。另外，通过分泌 IL – 10，可能在防治超敏反应性疾病中发挥作用。②Tr3：主要分泌 TGF – β，在口服耐受和黏膜免疫中发挥作用。

此外，Th1、Th2、NK、NKT 和 γδT 细胞亚群也存在免疫调节活性。

（3）细胞毒性 T 细胞（cytotoxic T lymphocyte，CTL 或 cytotoxic T cell，Tc）　CTL 细胞主要为 CD8⁺ T 细胞，是细胞免疫应答的主要效应细胞。CTL 识别靶细胞表达的抗原肽 – MHC Ⅰ 类分子复合物，因此，其杀伤作用受 MHC Ⅰ类分子限制，主要杀伤自身靶细胞（如肿瘤细胞和胞内感染病原体的自身细胞等）。

活化 CTL 细胞与靶细胞紧密接触，通过 Fas/FasL 途径、穿孔素途径、颗粒酶途径三条途径杀伤靶细胞（详见第八章的知识链接 2）。CTL 在杀伤靶细胞过程中自身不受伤害，可连续杀伤多个靶细胞。

近年来又报道了 CD4⁺ Th1 细胞亚群的部分细胞也具有明显的细胞毒作用，称为 CD4⁺ CTL，其发挥细胞毒作用的主要机制是通过 Fas/FasL 途径诱导靶细胞凋亡，并且参与清除活化 APC 和活化 T 细胞，从而对免疫应答发挥负调节作用，并参与某些病理过程的发生。

（三）T 细胞的分化成熟过程

T 细胞来源于骨髓淋巴样干细胞，经血流进入胸腺，在胸腺基质细胞（胸腺上皮细胞、树突细胞、巨噬细胞等）及其表达的黏附因子、分泌的细胞因子（如 IL – 1、G – CSF、IL – 12、GM – CSF、TFN – α、IFN – α）和胸腺激素构成的胸腺微环境下，逐渐分化成熟，通过血流定居于外周免疫器官与组织。胸腺中发育成熟的 T 细胞，因从未接触过抗原刺激，故又称初始 T 细胞。

通过对小鼠 T 细胞发育的研究发现，来自骨髓的 T 祖细胞（por – T）进入胸腺后的分化、发育，可分为三个阶段：①早期 T 细胞阶段：主要表型为 CD4⁻ CD8⁻ 双阴性细胞（double negative cell，DN），故又称 DN 阶段；②不成熟 T 细胞阶段：主要表型为 CD4⁺ CD8⁺ 双阳性细胞（double positive cell，DP），故又称 DP 阶段；③成熟 T 细胞阶段：DP 细胞经历阳性选择和阴性选择，最终发育成 CD4⁺ 或 CD8⁺ 单阳性细胞（single positive cell，SP），故又称 SP 阶段。目前很多学者对 TCR 形成、阳性选择和阴性选择机制做出如下解释。

1. TCR 形成　TCR 在 DN 阶段通过基因重排形成。TCR 基因群与抗体（BCR）基因群的结构和重排过程基本相似，TCR 可变区也是由 V、（D）、J 基因片段重排而形成多样性。但是，TCR 的多样性形成机制，主要是组合多样性和连接多样性，其 N 端序列插入的几率远高于抗体和 BCR。因此，TCR 的多样性可达 10^{16}，而此阶段的 BCR 仅为 10^{11}。

TCRβ 基因群包括 V、D、J 基因片段，先由 D、J 重排成 D – J，再与 V 重排成 V – D – J，

然后再与恒定区 C 重排成完整的 β 链，然后与替代轻链 pTα（gp33）组装成前 TCR，表达于 pre－T 细胞表面。TCRα 基因群包括 V、J 基因片段，先由 V、J 重排成 V－J，再与恒定区 C 重排成完整的 α 链，最后由 α 链替换 pTα 与 β 链组装成完整 TCR，表达于未成熟 T 细胞表面。

2. 阳性选择（positive selection）   发生在胸腺皮质区 TCR 形成后的 DP 阶段。DP 细胞 TCR 与胸腺上皮细胞表达的抗原肽－MHC I 类分子或抗原肽－MHC II 类分子相互作用。其中，以适当亲和力结合的 DP 细胞成活，并获得 MHC 限制性；不能结合或过高亲和力结合的 DP 细胞发生凋亡（凋亡细胞占 95% 以上）。在此过程中 DP 细胞分化成 SP，其机制是：①CD8 与 MHC I 类分子结合，使 CD8 表达上调，CD4 表达下调直至丢失；②CD4 与 MHC II 类分子结合，使 CD4 表达上调，CD8 表达下调直至丢失。阳性选择的意义，一是获得 MHC 限制性，二是 DP 细胞分化为 SP 细胞。

3. 阴性选择（negative selection）   经过阳性选择的 SP 细胞，在皮质髓质交界区和髓质区，与树突状细胞、巨噬细胞等表达的自身抗原肽－MHC I 类分子或抗原肽－MHC II 类分子相互作用。高亲和力结合的 SP 细胞发生凋亡，少数分化为调节性 T 细胞（nTreg），而不能结合的 SP 细胞（即自身反应阴性 T 细胞）继续发育为成熟 T 细胞。

知识拓展 4
T 细胞阳性选择与阴性选择的新诠释（图 9－4）

胸腺皮质区上皮细胞，主要表达抗原肽－MHC I 类分子，而表达抗原肽－MHC II 类分子的树突状细胞和巨噬细胞主要分布于髓质区。因此，我们认为 CD8[+] T 细胞和 CD4[+]T 细胞的阴性与阳性选择，应先后分别在皮质区和皮质髓质交界区与髓质区。

1. CD8[+]T 细胞阴性选择与阳性选择   在胸腺皮质区，双阳性细胞（DP）的 TCR 识别胸腺上皮细胞表达自身抗原肽－MHC I 类分子，CD8 分子与 MHC I 类分子结合，诱导细胞克隆凋亡，即清除了针对自身抗原的 CD8[+]T 细胞（在此阶段可导致 95% 以上的 DP 凋亡）；若 DP 的 TCR 不能识别自身抗原肽－MHC I 类分子，仅 CD8 分子与 MHC I 类分子结合，则诱导 CD8 分子表达上调、CD4 分子下调，继续发育为成熟 CD8[+]T 细胞（即自身反应阴性 CD8[+]T 细胞），并获得 MHC I 类分子限制性。

2. CD4[+]T 细胞阴性选择与阳性选择   树突状细胞和巨噬细胞（APC）在外周识别和摄取自身抗原，处理并表达自身抗原肽－MHC II 类分子，迁移至胸腺髓质区。在胸腺皮质区未被选择的 DP 细胞移行至该区，TCR 识别 APC 表面达的自身抗原肽－MHC II 类分子，CD4 分子与 MHC II 类分子结合，诱导细胞克隆凋亡，即清除了针对自身抗原的 CD4[+]T 细胞；在此过程中少数发育较快而表达 CD28 分子的 DP 细胞，通过 CD28 分子与 APC 表面的 B7 结合，则诱导向 nTreg 分化，而发育成针对自身抗原的成熟 CD4[+]nTreg。若 DP 的 TCR 不能识别自身抗原肽－MHC II 类分子，仅 CD4 分子与 MHC II 类分子结合，则诱导 CD4 分子表达上调、CD8 分子下调，继续发育为成熟 CD4[+]Th 细胞（即自身反应阴性 CD4[+]Th 细胞），并获得 MHC II 类分子限制性。

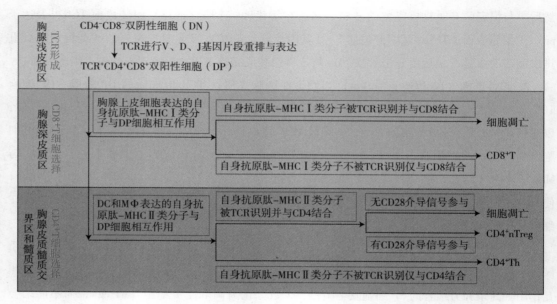

图9-4　胸腺内 CD8⁺或 CD4⁺T 细胞阴性与阳性选择过程示意图

二、T 细胞介导的细胞免疫应答

T 细胞介导的细胞免疫应答（通常简称细胞免疫应答），由 TDAg 激发，在多种免疫细胞相互作用下完成。此过程主要有 DC、Th1、CTL 细胞和 MΦ 等参与，最终主要由 Th1 介导迟发型超敏反应和 CTL 细胞介导杀伤靶细胞效应（图9-5）。

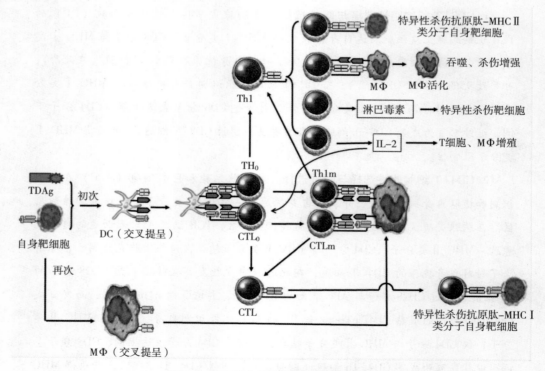

图9-5　T 细胞介导的细胞免疫应答流程图

（一）T 细胞对抗原的识别

T 细胞 TCR 识别 APC 表达的抗原肽 – MHC 分子复合物。TDAg 经 APC 的 PRR 识别、内吞，通过 MHC Ⅱ类分子提呈途径或交叉提呈途径，加工成抗原肽 – MHC Ⅱ类分子和（或）抗原肽 – MHC Ⅰ类分子并表达于 APC 细胞表面，分别提供给 CD4$^+$T 细胞和（或）CD8$^+$T 细胞。

1. CD4$^+$T 细胞 TCR 识别抗原肽 – MHC Ⅱ类分子　TCR 的 CDR3 识别结合槽中的抗原肽，CDR1 和 CDR2 识别 MHC Ⅱ类分子的多态区，受 MHC Ⅱ类分子限制。

2. CD8$^+$T 细胞 TCR 识别抗原肽 – MHC Ⅰ类分子　TCR 的 CDR3 识别结合槽中的抗原肽，CDR1 和 CDR2 识别 MHC Ⅰ类分子的多态区，受 MHC Ⅰ类分子限制。

TDAg 初次刺激，由 DC 提呈抗原给初始 T 细胞；相同抗原再次刺激，则由巨噬细胞提呈抗原给记忆 T 细胞。

（二）T 细胞活化与增殖

T 细胞须接受双信号刺激，才能活化。若仅有第一活化信号刺激，而缺乏第二活化信号，则使细胞处于无能状态（图 9 – 6）。T 细胞活化后，在 Th1 分泌的 IL – 2、IFN – γ 等细胞因子作用下进一步增殖。

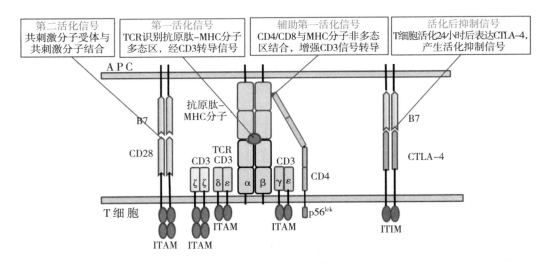

图 9 – 6　T 细胞活化与活化后抑制示意图

1. T 细胞第一活化信号　T 细胞的 TCR 识别 APC 表达的抗原肽 – MHC 分子复合物，通过 CD3 转导活化信号。CD3 胞内段相连 ITAM。CD4/CD8 与抗原肽 – MHC 分子复合物中的 MHC 分子非多态区结合，CD4/CD8 胞内段可结合酪氨酸蛋白激酶 p56^{lck}。p56^{lck} 激活后，可催化 CD3 胞内段 ITAM 中的酪氨酸残基的磷酸化，增强 TCR 活化信号的转导，使 T 细胞得到初步活化。同时与 T 细胞接触的 APC 也被活化，上调共刺激分子的表达。

知识拓展 5

CD4 分子增强 TCR 的活化作用的实验验证

Vidal 等人考察了 T 细胞对不同刺激抗原肽 – MHC Ⅱ类分子识别的效应差异及 CD4 分子的作用，实验采用 CD4$^-$ TCRαβ$^-$ 淋巴瘤细胞，转入特异性 TCRαβ 和（或）转入野生型或突变型 CD4，通过 APC 表达的不同抗原肽 – MHC Ⅱ类分子复合物刺激，以测定生成的 IL－2 效应为活化指标。某些 APC 提呈特异性抗原肽－MHC Ⅱ 类分子，可仅通过 TCR 直接导致其活化，无需 CD4 分子参与，但有 CD4 参与的活性更高，表明 CD4 分子可增强 T 细胞的 TCR 信号转导作用。

2. T 细胞第二活化信号　T 细胞的共刺激分子受体胞内段连有 ITAM，与 APC 表达的共刺激分子结合（如 CD28 与 B7、LFA－1 与 ICAM－1、CD2 与 LFA－3、CD40L 与 CD40 等），获得第二活化信号，导致 T 细胞完全活化。T 细胞活化后可表达多种细胞因子受体和分泌多种细胞因子，促进 T 细胞增殖和分化。如果缺乏第二活化信号，非但不能特异性激活 T 细胞，反而导致 T 细胞失能。

TCR 识别 APC 表达的抗原肽－MHC 分子后，导致 T 细胞表面 LFA－1 构像改变，增强与 APC 细胞表面 ICTA－4 的亲和力，从而稳定和延长 T 细胞与 APC 的相互作用时间，逐渐在二者接触面形成免疫突触（immunological synapse）。免疫突触的形成是一种主动的动力学过程：早期均匀分布于 T 细胞表面的 TCR 与抗原肽－MHC 分子和 LFA－1 与 ICTA－4 等相互作用后，多个 TCR－抗原肽－MHC 分子向 APC 与 T 细胞接触面中央移动，形成以 TCR－抗原肽－MHC 分子为核心，外围包绕着一圈 LFA－1－ICTA－4 等共刺激分子的特殊结构（图 9－7）。免疫突触不仅可增强 TCR 与抗原肽－MHC 分子相互作用的亲和力，而且还能引发细胞膜相关分子的一系列重要变化，促进 T 细胞信号转导分子的相互作用、信号通路的激活及细胞骨架系统和细胞器结构及其功能变化，从而引起 T 细胞激活和效应的发挥。

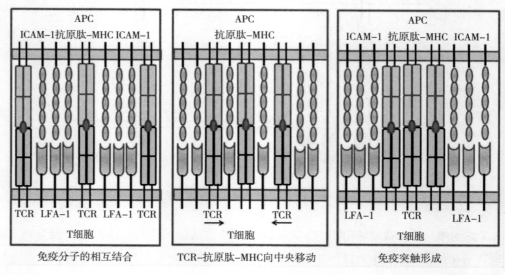

图 9－7　免疫突触的形成过程

TDAg 初次刺激，主要是 DC 经 MHC Ⅱ 类分子提呈途径或交叉提呈途径，将抗原肽－MHC Ⅱ 类分子提呈给初始 CD4⁺Th 细胞（Th0），使其分化成 Th1，形成活化 Th1 和记忆 Th1；将抗原肽－MHC Ⅰ 类分子提呈给初始 CD8⁺CTL 细胞（CTL0），在 Th1 分泌的 IL－2、IFN－γ 等细胞因子辅助下增殖，形成活化 CTL 和记忆 CTL。

相同 TDAg 再次刺激，主要通过 MΦ 经 MHC Ⅱ 类分子提呈途径或交叉提呈途径，将抗原肽－MHC Ⅱ 类分子提呈给记忆 Th1，使其活化；将抗原肽－MHC Ⅰ 类分子提呈给记忆 CD8⁺CTL 细胞活化，在 Th1 分泌的 IL－2、IFN－γ 等细胞因子辅助下增殖。

3. T 细胞活化后抑制 CTLA – 4 与 CD28 的受体均是 B7，但二者作用截然相反。CD28 胞内段连有 ITAM，与 B7 结合后，是 T 细胞重要的第二活化信号；T 细胞活化后约 24 小时表达 CTLA – 4 分子，CTLA – 4 分子胞内段含有 ITIM，与 B7 结合后，使活化信号 ITAM 中的酪氨酸去磷酸化，抑制 T 细胞活化（图 9 – 6）。

（三）T 细胞效应

T 细胞介导的细胞免疫应答效应，包括 Th1 细胞介导的迟发型超敏反应和 CTL 细胞介导的细胞毒效应。

1. Th1 介导的迟发型超敏反应 Th1 通过直接接触和分泌多种细胞因子（IL – 2、IFN – γ、TNF 等），作用于巨噬细胞、淋巴细胞等，引起局部发生以巨噬细胞和淋巴细胞浸润为主，同时伴有局部组织变性、坏死的迟发型超敏反应。此时 Th1 又称迟发型超敏反应性 T 细胞（T_{DTH} 细胞）。

（1）Th1 对巨噬细胞的作用 Th1 通过与巨噬细胞直接接触、CD40L 与 CD40 结合和释放 IFN – γ 等巨噬细胞活化因子，激活巨噬细胞，提高巨噬细胞的抗原提呈作用和杀伤能力。另外，还通过 IL – 3、GM – CSF，促进骨髓造血干细胞分化为单核细胞；通过 TNF – α、LT – α 和 MCP – 1 等诱导血管内皮细胞高表达黏附分子，促进单核细胞和淋巴细胞黏附于血管内皮，进而穿过血管壁，并通过趋化运动被招募到反应灶，单核细胞进入局部组织分化成巨噬细胞，介导吞噬清除抗原或对靶细胞产生细胞毒效应。

（2）Th1 对淋巴细胞的作用 通过 IL – 2、IFN – γ 促进 Th1 和 CTL 增殖，放大免疫效应。Th1 分泌的 IFN – γ，还可促进 B 细胞产生调理性抗体，增强吞噬细胞的吞噬作用。

（3）Th1 对中性粒细胞的作用 Th1 产生的淋巴毒素和 TNF – α，可活化中性粒细胞，促进其杀伤病原体作用。

（4）Th1 分泌淋巴毒素 特异性杀伤靶细胞。

2. CTL 细胞介导的细胞毒效应 自身靶细胞（包括自身细胞变性或胞内病原体感染的宿主细胞）通过 MHC Ⅰ类分子提呈途径，表达抗原肽 – MHC Ⅰ类分子，被 CD8+ CTL 细胞 TCR 识别。CTL 的 TCR 和 CD8 分子与自身靶细胞的抗原肽 – MHC Ⅰ类分子及其二者表达的黏附分子结合，在 CTL 与靶细胞接触部位形成紧密、狭小的空间。通过 Fas/FasL 途径、穿孔素途径、颗粒酶途径特异性杀伤自身靶细胞（详见第八章的知识链接 2）。

效应 CD8+ CTL 对靶细胞的杀伤作用具有如下特点：①具有抗原特异性；②受 MHC Ⅰ类分子限制：故 CD8+ CTL 细胞只杀伤自身靶细胞（如自身肿瘤细胞和胞内病原体感染的宿主细胞）；③CTL 的极化：极化是指细胞膜分子或胞内成分聚集于细胞一端的现象。CTL 识别抗原肽 – MHC 分子后，形成免疫突触，导致 CTL 胞内某些细胞器（如细胞骨架系统、高尔基体、胞质颗粒等）向免疫突触部位重新排列和分布，从而保证 CTL 胞内颗粒中的效应分子释放后，能有效地作用于与其密切接触的靶细胞；④CTL 杀伤靶细胞后本身不受损伤，可连续杀伤靶细胞，故其杀伤效率高。

（四）活化 T 细胞的转归

通常对某一抗原的免疫应答和免疫效应，不会长久进行。一旦抗原被清除，活化的免疫效应细胞也将被抑制或清除，只有少数记忆性免疫细胞较长期存活以维持免疫记忆，当相同抗原再次出现时，迅速产生应答。

1. 效应 T 细胞的抑制和清除

（1）Th3 的免疫抑制作用 Th3 通常在免疫应答的晚期被诱导产生，通过多种机制抑制免疫细胞活性。

（2）CTLA-4表达与抑制活化   T细胞活化后约24小时表达CTLA-4分子，与B7结合后，通过ITIM使活化信号ITAM中的酪氨酸去磷酸化，抑制T细胞活化。

（3）活化诱导的细胞死亡（activation-induced cell death，AICD）   是指免疫细胞活化、发挥免疫效应后，诱导的一种自发性细胞死亡。如T细胞活化后，表达Fas增加，多种细胞表达的FasL与之结合，诱发凋亡信号，引起细胞凋亡。

2. 记忆T细胞的形成与作用   免疫记忆是适应性免疫应答的重要特征之一。一般认为记忆T细胞（Tm）是由效应T细胞分化而来，但其分化机制尚未明了。

（1）Tm表型   人初始T细胞表达$CD45RA^+CD45RO^-$，Tm表达$CD45RA^-CD45RO^+$。

（2）Tm作用特点   Tm比初始T细胞更易激活，需要抗原刺激浓度较低，其活化对共刺激分子的依赖性较低；Tm分泌更多的细胞因子，并对细胞因子反应的敏感性更高。

（3）$CD8^+Tm$ ①$CD8^+Tm$的形成无需细胞因子参与；②$CD8^+Tm$维持无需抗原持续刺激，也无需Th辅助，但依赖于与MHC I类分子接触，可能需要共刺激分子信号的持续存在；③$IFN-\alpha$、IL-5等细胞因子在维持$CD8^+Tm$中可能发挥重要作用。

第二节   B细胞介导的适应性免疫应答

B细胞介导的适应性免疫应答，是指B细胞受到抗原刺激后活化、分化成浆细胞合成并分泌抗体，最终由存在于体液中的抗体介导免疫效应，故称体液免疫应答。

一、B细胞的生物学特性

哺乳动物的B细胞在骨髓（禽类在腔上囊）分化发育成熟，因而称为骨髓依赖性淋巴细胞（bone marrow-dependent lymphocyte）或囊依赖性淋巴细胞（bursa-dependent lymphocyte），简称B细胞。成熟B细胞经血流定居于外周免疫器官的B细胞依赖区，B细胞在血液中占淋巴细胞总数的10%~15%。接受抗原刺激后活化，分化成浆细胞或记忆B细胞，通过浆细胞分泌抗体，由抗体介导免疫效应。B细胞还是专职性抗原提呈细胞之一。

（一）B细胞表面标志

1. BCR（B cell receptor）-Igα/Igβ复合物
BCR-Igα/Igβ复合物是B细胞的特征性表面标志。BCR是与抗原表位特异性结合的部位；Igα/Igβ是转导BCR信号的分子（图9-8）。

（1）BCR   为表达于B细胞表面的膜型免疫球蛋白（membrane immunoglobulin，mIg），是B细胞特异性识别抗原B细胞表位的受体。mIg与液相Ig有所不同，如mIgM的μ链羧基端比液相IgM多15个氨基酸残基。不同发育阶段的B细胞，表达的mIg类别有所不同。未成熟B细胞仅表达mIgM；成熟B

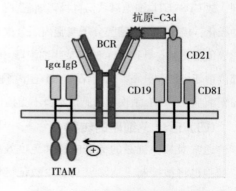

图9-8   BCR-Igα/Igβ与共受体的
结构和识别示意图

细胞同时表达 mIgM 和 mIgD；活化 B 细胞和记忆 B 细胞 mIgD 表达消失，仅表达 mIgM。另外，存在于某些特定部位的 B 细胞也可表达 mIgG、mIgA 或 mIgE，如肠黏膜大量存在着 mIgA$^+$ B 细胞。

（2）Igα/Igβ（CD79a/CD79b）　Igα 和 Igβ 异二聚体通过非共价键与 BCR 结合，形成 BCR - Igα/Igβ 复合物。Igα 和 Igβ 均属于免疫球蛋白超家族，有胞外区、跨膜区和相对较长的胞内区。胞内区含有 ITAM，通过招募游离信号分子，转导 BCR 识别抗原的第一活化信号。

2. CD19 - CD21 - CD81 共受体（coreceptor）　三者以非共价键相连，形成一个 B 细胞特异的多分子活化受体，能增强 BCR 与抗原结合的稳定性，同时辅助 Igα/Igβ 的信号转导（图 9 - 8）。

CD21 为 CR2（即 C3d 受体），抗原分子与 C3d 结合形成抗原 - C3d 复合物，通过共受体中 CD21 与 C3d 结合，由 CD19 将信号传入胞内，辅助 Igα/Igβ 信号的转导。另外，CD21 也是 EB 病毒受体，该受体与 EB 病毒选择性感染 B 细胞有关。在体外用 EB 病毒感染 B 细胞，可使 B 细胞转化为 B 淋巴母细胞系，从而达到永生化（immortalized）。

3. 共刺激分子　B 细胞既是适应性免疫应答细胞，又是专职性抗原提呈细胞。B 细胞表达共刺激分子，与 Th2 表达的共刺激分子受体结合，获得第二活化信号才能活化。

（1）CD40　属于肿瘤坏死因子受体超家族，组成性地表达于成熟 B 细胞表面。其配体为 Th 表达的 CD40L（即 CD154）。B 细胞 CD40 与 T 细胞 CD40L 结合，具有彼此促进活化的作用。CD40 - CD40L 途径为 B 细胞和 T 细胞彼此提供第二活化信号，在 B 细胞分化成熟过程中具有十分重要的作用。

（2）B7 分子　B7 包括 B7.1（CD80）和 B7.2（CD86）。表达于活化 B 细胞表面，静息 B 细胞不表达或低表达。其配体为 CD28 和 CTLA - 4。B7 与 Th 细胞表达的 CD28 结合为 B 细胞和 Th 细胞彼此提供第二活化信号，与 Th 细胞表达的 CTLA - 4 结合产生 Th 细胞的活化抑制信号。

（3）黏附分子　黏附分子在 Th 与 B 细胞相互作用中起着很大作用。ICAM - 1 与 LFA - 1 互为配体，B 细胞与 Th2 均表达这两种黏附分子。二者对应结合介导彼此黏附，也具有共刺激分子作用。

4. 细胞因子受体　多种细胞因子与 B 细胞相应受体（IL - 1R、IL - 2R、IL - 4R、IL - 5R、IL - 6R、IL - 7R 及 IFN - γR 等）结合而参与 B 细胞活化、增殖和分化的调节。

5. 有丝裂原受体　B 细胞有美洲商陆（PWM）受体；小鼠 B 细胞有脂多糖（LPS）受体；金黄色葡萄球菌 Cowan I 株 A 蛋白（SPA）可刺激人 B 细胞分裂增殖。

6. 其他受体　①CD20：CD20 是 B 细胞的特异性标志，表达于除浆细胞外的各发育阶段的 B 细胞。通过调节钙离子跨膜流动，调节 B 细胞的分化与增殖。②CD22：特异性表达于 B 细胞，能负反馈调节 CD19 - CD21 - CD81 共受体作用。③CD32：即 IgG Fc 受体 II（FcγR II），表达于多数 B 细胞，IgG 与抗原结合，通过 Fc 段与 FcγR II 结合，能负反馈调节 B 细胞活化与抗体分泌。

B 细胞与 T 细胞表达的功能性分子不同，但二者在功能上有很多相似之处和类似特点（表 9 - 3）。

表 9 – 3   T 细胞与 B 细胞的表面分子作用特点比较

	T 细胞	B 细胞
抗原受体	TCR – CD3 复合物 TCR 识别抗原肽 – MHC 分子复合物中的抗原肽和 MHC 多态区，受 MHC 限制 CD3 转导 TCR 活化信号（第一活化信号）	BCR – Igα/Igβ 复合物 BCR 识别抗原分子表面的 B 细胞表位，不受 MHC 限制 Igα/Igβ 转导 BCR 活化信号（第一活化信号）
共受体	CD4 或 CD8 共受体 CD4 或 CD8 与抗原肽 – MHC 分子复合物的 MHC 非多态区结合，辅助第一活化信号转导	CD19 – CD21 – CD81 共受体 共受体与抗原 – C3d 复合物中的 C3d 结合，辅助第一活化信号转导
共刺激分子及其受体	CD28、CD40L 等	B7、CD40 等
	CD28 与 B7、CD40 与 CD40L 互为受体，相互作用，彼此诱导活化	
活化后抑制受体	CTLA – 4 T 细胞活化后表达 CTLA – 4，与 B7 结合，产生活化抑制信号	FcγR II B 细胞活化分泌 IgG，IgG 与抗原结合，通过与 FcγR II 结合，产生活化抑制信号
细胞因子受体	IL – 1R、IL – 2R、IL – 4R、IL – 6RJI 及 IL – 7R 等	IL – 1R、IL – 2R、IL – 4R、IL – 5R、IL – 6R、IL – 7R 及 IFN – γR 等
有丝分裂原受体	PHA 受体、Con A 受体、PWM 受体	PWM 受体

（二）B 细胞亚群及其功能

根据是否表达 CD5 分子，可将人 B 细胞分为 CD5$^+$B1 细胞和 CD5$^-$B2 细胞。

1. B1 细胞   占 B 细胞总数的 5% ~ 10%，主要分布于胸腔、腹腔和肠黏膜固有层中。B1 细胞在个体发育过程中出现较早，在胚胎期即可产生，具有自我更新能力。B1 细胞 BCR 的可变区相对保守，抗原识别谱较窄，主要针对 TIAg – 2 型抗原（如细菌脂多糖等）产生较强的应答。

B1 细胞介导的体液免疫应答的特点是：①无需 Th2 细胞辅助即能活化，不发生 Ig 类别转换，故只产生 IgM；②分泌的 IgM 特异性较差，能与多种不同的抗原表位结合而呈多反应性；③不形成记忆 B 细胞，不引起再次免疫应答；④B1 细胞属于固有免疫细胞，在免疫应答早期发挥作用，尤其在腹膜腔等部位对微生物感染迅速产生抗体。

2. B2 细胞   B2 细胞即通常所称的 B 细胞，主要识别 TDAg。B2 细胞是参与体液免疫应答的主要效应细胞，还是专职性抗原提呈细胞。

B2 细胞介导的体液免疫应答的特点是：①必须在 Th2 细胞辅助下，B2 细胞才能完全活化，并可发生体细胞突变和 Ig 类别的转换，可产生高特异性的 IgM、IgG、IgA 和 IgE 抗体；②可产生记忆 B 细胞，产生再次免疫应答。

（三）B 细胞的分化成熟过程

B 细胞来源于骨髓淋巴样干细胞，哺乳动物在骨髓（禽类动物在法氏囊）作用下发育成熟。其发育成熟过程经历了 B 祖细胞（por – B 细胞）、不成熟 B 细胞和成熟 B 细胞三个阶段。以下主要介绍在骨髓内 BCR 形成、阴性选择和受体修正过程（图 9 – 9）。

1. BCR 形成   por – B 细胞（表型为 B220^{low}和 CD43$^+$）形成 BCR（mIg）先从重链 V – D – J 基因重排，并开始表达 Igα/Igβ，CD43 丢失，分化成 Pre – B 细胞，Pre – B 细胞表达 BCR 的 μ 链和替代轻链。Ig 轻链发生 V – J 基因重排，并替换替代轻链，形成完整 BCR$^+$（mIgM$^+$）未成熟 B 细胞。

2. 受体编辑和阴性选择   在骨髓中发育不成熟 B 细胞的 BCR 与 B 细胞表位结合，诱发

RAG 基因重新活化，导致轻链 V、J 基因片段再次重排，合成新的轻链来替代反应性轻链，使 BCR 获得新的特异性。若 BCR 受体编辑不成功则发生凋亡。

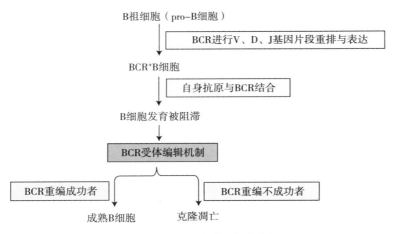

图 9 – 9 B 细胞在骨髓发育过程

二、B 细胞介导的体液免疫应答

B 细胞介导的体液免疫应答，是指抗原刺激 B 细胞活化、增殖、分化为浆细胞，合成并分泌抗体，最终由抗体介导免疫效应。

B 细胞识别的抗原有 TDAg 和 TIAg。B 细胞对两类抗原的应答机制、应答过程及其产生抗体类别等均有所不同。B 细胞对 TDAg 的应答需要 Th2 细胞参与才能活化，而对 TIAg 的应答则不需要 Th2 细胞参与可直接活化。

（一）TDAg 刺激的体液免疫应答

B 细胞受到 TDAg 刺激，须由 Th2 辅助才能活化、增殖、分化成浆细胞，合成并分泌抗体（图 9 – 10）。

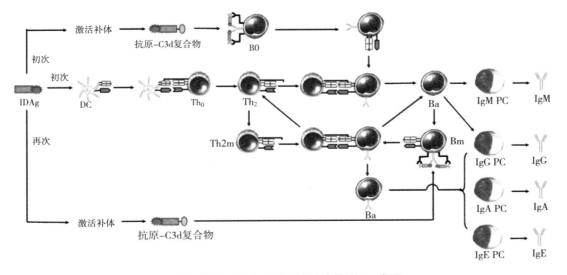

图 9 – 10 TDAg 刺激体液免疫应答过程示意图

1. B 细胞对抗原的识别   BCR 对抗原的识别与 TCR 有显著不同（表 9 - 4）。①BCR 可以直接识别完整抗原分子表面的 B 细胞表位，不需 APC 加工处理，故不受 MHC 限制；②抗原分子与补体活化过程中产生的 C3d 活性片段非特异性结合成抗原 - C3d 复合物，分别与 BCR 和 CD19 - CD21 - CD81 共受体结合，能促进 BCR 信号转导；③BCR 不仅能识别蛋白质抗原，还能识别多肽、核酸、多糖、脂类和小分子化学物质等抗原。

表 9 - 4   T 细胞与 B 细胞对抗原识别及其信号转导的比较

项目	T 细胞	B 细胞
抗原识别受体	TCR - CD3 复合物	BCR - Igα/Igβ 复合物
识别的抗原表位	T 细胞表位（即经 APC 处理并表达的抗原肽 - MHC 分子复合物）	B 细胞表位（存在于抗原分子表面或抗原分子 - C3d 复合物表面，不须 APC 提呈）
识别抗原特点	TCR 须同时识别抗原肽和 MHC 分子多态区，受 MHC 限制	BCR 直接识别抗原分子表面的 B 细胞表位，不受 MHC 限制
抗原分子特点	主要识别蛋白质、多肽抗原	可识别各种抗原，如蛋白质、多肽、核酸、多糖、脂类和小分子化学物质
抗原识别受体的信号转导	TCR 识别抗原后，通过 CD3 转导活化信号	BCR 识别抗原后，通过 Igα/Igβ 转导活化信号
辅助抗原信号转导的受体	CD4/CD8 与抗原肽 - MHC 分子复合物中 MHC 分子结合，促进 TCR 信号转导	CD19 - CD21 - CD81 共受体与抗原 - C3d 复合物中的 C3d 分子结合，促进 BCR 信号转导

2. B 细胞活化增殖与分化   B 细胞也须双信号刺激，才能活化。

（1）B 细胞第一活化信号   BCR 直接识别抗原分子表面的 B 细胞表位，获得第一活化信号。Igα/Igβ 胞内段含有 ITAM 基序，转导 BCR 活化信号。CD19 - CD21 - CD81 共受体，与抗原 - C3d 复合物中的 C3d 分子结合，能极显著增强 BCR 活化信号的转导，使 B 细胞对抗原刺激的敏感性提高 100 ~ 1000 倍。

（2）B 细胞第二活化信号   B 细胞既是适应性免疫应答细胞，又是抗原提呈细胞，表达共刺激分子。B 细胞的第二活化信号，需要由活化 Th2 细胞表达的共刺激分子受体提供。B 细胞识别 TDAg 后，通过内化作用吞入抗原，加工处理成抗原肽 - MHC Ⅱ类分子并表达于表面。Th2 细胞通过识别 B 细胞表达的抗原肽 - MHC Ⅱ类分子而与 B 细胞相互接触。Th2 表达的共刺激分子受体与 B 细胞表面共刺激分子结合，使 B 细胞获得第二活化信号。B 细胞在双活化信号刺激和 Th2 产生的多种细胞因子作用下活化、增殖，分化成记忆 B 细胞和浆细胞。

（3）B 细胞增殖与分化   B 细胞活化后的增殖与分化主要在外周免疫器官的生发中心。TDAg 刺激的 B 细胞活化，最早发生于外周免疫器官的 T、B 细胞交界区。DC 通过 PRR 识别 TDAg，经 MHC Ⅱ类分子提呈途径，将抗原肽 - MHC Ⅱ类分子提呈给初始 CD4⁺ Th 细胞（Th0），使其分化成 Th2，并形成活化 Th2 和记忆 Th2；B 细胞通过 BCR 识别 TDAg，经内化作用将其吞入，加工处理成抗原肽 - MHC Ⅱ类分子并表达于表面；活化的 Th2 与受同一抗原刺激 B 细胞表面抗原肽 - MHC Ⅱ类分子结合，在 Th2 辅助下 B 细胞活化。活化后的 B 细胞进入淋巴小结进一步增殖，约在抗原刺激后的 1 周形成生发中心（germinal center）。

生发中心分为暗区和明区：①暗区：在暗区主要为分裂能力极强、密集排列的中心母细胞（centroblast）。它们每 6 ~ 8 小时分裂 1 次，3 ~ 4 天即可产生 10^4 个细胞。②明区：主要为由中心母细胞分裂增殖而来的中心细胞（centrocyte）。中心细胞排列不甚紧密，且与众多滤泡树突状细胞（FDC）和滤泡辅助性 T 细胞（Tfh）接触。中心细胞在 FDC 和 Tfh 细胞的协同作用下继续分化，完成亲和力成熟过程，只有表达高亲和力 BCR 的 B 细胞才能继续分化发育，最终分化成浆细胞产生抗体，或分化成记忆 B 细胞。

FDC 可将抗原浓缩、滞留于细胞表面并维持数周甚至数年，B 细胞 BCR 识别 FDC 表面的滞留抗原后，发生体细胞高频突变与亲和力成熟。TDAg 初次刺激，大量抗原可激活表达不同亲和力 BCR 的 B 细胞克隆，但主要产生低亲和力抗体。而大量抗原被清除或少量相同抗原再次刺激时，表达高亲和力 BCR 的 B 细胞克隆优先识别、活化和增殖，产生以高亲和力抗体为主。因此，FDC 在激发体液免疫应答产生高亲和力抗体与维持记忆 B 细胞存活中起到十分关键的作用。

Tfh 是由 Th0 与 B 细胞相互作用后分化而来，产生 IL – 21 和少量 IL – 4、IFN – γ，在 B 细胞分化为浆细胞产生抗体和抗体发生 Ig 类别中发挥重要作用。抗体类别转换在抗原诱导下发生，受 Th 细胞分泌的细胞因子调节。如 IL – 4 诱导向 IgG1 和 IgE 转换，TGF – β 诱导向 IgG2b 和 IgA 转换，IFN – γ 诱导向 IgG2a 和 IgG3 转换。

（4）B 细胞活化的抑制　　B 细胞表达的 CD32（FcγR Ⅱ）胞内段连有 ITIM。通过 BCR 和 FcγR Ⅱ 分别与抗原抗体复合物中的 B 细胞表位和 IgG Fc 段结合，导致 BCR 与 FcγR Ⅱ 集聚，ITIM 中磷酸化的酪氨酸募集蛋白质酪氨酸磷酸酶 SHP – 1，使 Igα/Igβ 胞内段的 ITAM 中的酪氨酸去磷酸化，抑制 BCR 的信号转导，从而抑制 B 细胞的活化和抗体产生（图 9 – 11）。

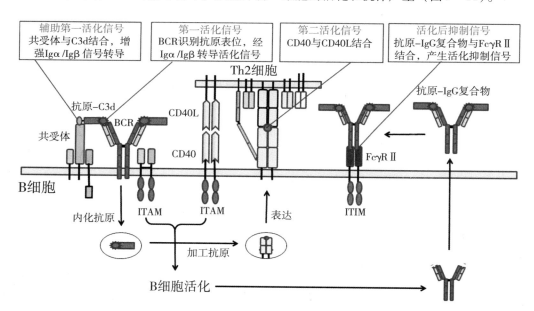

图 9 – 11　B 细胞活化与活化后抑制

3. B 细胞效应　　B 细胞分化成浆细胞，合成并分泌抗体，由抗体产生免疫效应。

TDAg 初次刺激，外周免疫器官中的 B 细胞，在 Th2 辅助下分化成浆细胞，合成并分泌 IgM，同时分化成记忆 B 细胞。记忆 B 细胞经过淋巴再循环，返回骨髓，抗原再次刺激时，主要在骨髓发生再次应答，主要合成并分泌 IgG、IgA 和 IgE。

（二）TIAg 刺激的体液免疫应答

TIAg（如某些细菌多糖、多聚蛋白质及脂多糖等）无需 Th2 细胞辅助，可直接激活 B 细胞分化成浆细胞产生抗体。由于 TIAg 激活 B 细胞，没有 Th2 辅助，不足以诱导 Ig 类别转换和记忆 B 细胞形成，因此，只产生 IgM，也没有初次应答和再次应答之分。

TIAg 可分成 TIAg－1 型和 TIAg－2 型，它们激活 B 细胞的机制有所不同。

1. TIAg－1 型诱导的体液免疫应答　TIAg－1 型又称 B 细胞丝裂原样抗原。其结构特点是抗原分子中既有 B 细胞表位，又有丝裂原样结构。BCR 识别 B 细胞表位，丝分裂原受体与丝裂原样结构结合。前者选择针对抗原的 B 细胞克隆，后者直接刺激 B 细胞活化、增殖、分化成浆细胞，合成分泌 IgM。

低浓度的 TIAg－1 型可以选择相应 B 细胞克隆，并使其活化，产生针对抗原的特异性抗体。高浓度的 TIAg－1 型可以通过丝裂原样结构诱导 B 细胞多克隆活化、增殖和分化，可产生与该抗原无关的抗体。

2. TIAg－2 型诱导的体液免疫应答　TIAg－2 型的结构特征为抗原分子中含有高度重复的相同 B 细胞表位，如荚膜多糖抗原等。抗原分子中的多个相同表位同时与 B 细胞表面的多个 BCR 结合，引起广泛的受体交联，可直接激活 B 细胞合成分泌 IgM。

第三节　免疫耐受

免疫耐受（immunological tolerance）是指在某些特殊条件下，抗原进入机体所诱导的特异性免疫无反应性。引起免疫耐受的抗原称为耐受原（tolerogen）。

免疫耐受是由抗原诱导的特异性免疫无反应性，它与免疫盲区、免疫豁免、免疫忽视和免疫抑制等都是对抗原的无应答或低应答，但其发生机制和最终结果却存在着显著的不同。①免疫盲区：是指 T、B 细胞在中枢器官发育过程中，抗原受体的 V、D、J 基因片段随机重排时未能形成针对某种抗原表位的 TCR 或 BCR，从而对特定抗原表位不反应，也可称为"天然耐受"；②免疫豁免：是抗原性物质存在于机体特定部位，由于生理屏障结构隔离和局部环境作用引起免疫豁免，而对其不发生免疫应答；③免疫忽视：是免疫系统对低水平抗原或低亲和力抗原不发生免疫应答的现象；④免疫抑制：是由于某种原因（如免疫抑制剂应用）抑制了免疫细胞，对多种抗原的低应答或无应答。

一、诱导免疫耐受形成的条件

抗原进入机体，通常情况下主要刺激机体产生正免疫应答，在某些特殊情况下才可诱导免疫耐受。

（一）机体因素

1. 免疫系统发育不成熟时接受抗原刺激易形成免疫耐受　抗原进入机体刺激发生免疫应答的应答趋向与免疫细胞的成熟程度有关。一般情况下，在免疫细胞成熟时接受抗原刺激易产生正免疫应答，而在免疫细胞不成熟时则易形成免疫耐受。许多实验证实，在免疫系统发育不成熟的胚胎期或某些动物的新生期（如鼠类）接受抗原刺激可以诱导免疫耐受。

1945 年 Owen 观察到异卵双胎的小牛，由于胎盘血管相互融合，血液自由交流，出生后，两头小牛体内均存在两种不同血型的红细胞，构成红细胞镶嵌体（chimeras）。将一头小牛的皮肤移植给其孪生小牛，也不产生排斥，但不能接受其他无关小牛的皮肤移植。Medawar 等将 CBA（$H-2^K$）系小鼠的骨髓接种给新生期 A 系小鼠，待其 8 周龄时，再移植 CBA 系皮肤，能长期存活而不被排斥。这揭示了机体的免疫细胞处于不成熟的早期阶段，接受抗原刺激可以诱导免疫耐受的现象。

另外，有许多实验表明，给成年动物胸腺内注射抗原也可诱导相应免疫耐受，这可能是因为抗原经胸腺内 APC 内吞、加工处理成抗原肽 – MHC Ⅱ类分子复合物，诱导未成熟 T 细胞克隆凋亡和 nTreg 分化所致。

2. 机体免疫功能被抑制时接受抗原刺激易形成免疫耐受　在成年动物进行同种异体器官移植时，如果同时或预先注射免疫抑制剂（如环磷酰胺等），即使在移植后不用免疫抑制剂，移植物的存活也会得到显著延长，亦即诱导了一定程度的免疫耐受。

3. 动物种属与品系的遗传差异　不同种属动物对抗原的免疫应答存在着一定差异。各种动物在胚胎期接受抗原刺激均易形成免疫耐受。鼠类动物（如仓鼠、大鼠、小鼠等）在新生期也可诱导免疫耐受；有蹄类动物（如牛、马等）在新生期则很难诱导免疫耐受。

同种动物不同个体间也存在着差异。实验证明，不同品系小鼠对抗原免疫耐受的诱导与维持，存在着显著不同。例如：好发自身免疫病品系（NZB × NZW）F1 小鼠较难于诱导耐受，即使诱导了耐受，耐受的维持时间也较短。

4. T 细胞与 B 细胞诱导免疫耐受的差异　T 细胞和 B 细胞对抗原诱导免疫耐受的条件及维持时间存在着显著不同。过低抗原剂量刺激易诱导 T 细胞耐受，过高抗原剂量刺激易诱导 T 细胞和 B 细胞同时耐受。一旦形成耐受，T 细胞维持耐受的时间较长，可达数月；而 B 细胞耐受维持的时间较短，仅为几周。

（二）抗原因素

1. 抗原的性质　抗原的性质不同，刺激机体免疫应答的反应趋向也不相同。一般来说，可溶性抗原比颗粒性抗原较易诱导耐受，在可溶性抗原中单体分子比多聚体分子更易诱导耐受。抗原分子量越小，耐受原性越强，相反则免疫原性越强。例如多聚鞭毛素（分子量 10^4 kD）、单体鞭毛素（分子量 40kD）及由单体鞭毛素提取的成分 A（分子量 18kD），三者的耐受原性依次递增，而免疫原性依次递减。

2. 抗原表位特点　Treg 和 Th 细胞对不同结构的抗原表位反应存在差异，决定着机体免疫应答的应答趋向。例如，通过注射 HEL 诱导 $H-2^b$ 小鼠免疫耐受实验证明，HEL 的 N 端氨基酸残基序列构成的表位易诱导 Treg 细胞活化，而 C 端氨基酸残基序列构成的表位则诱导 Th 细胞活化。用天然 HEL 免疫，因 Treg 细胞活化而导致免疫耐受。如果去除 HEL 的 N 端的 3 个氨基酸（即去除了 Treg 细胞的识别表位），则使 Th 细胞活化产生免疫应答。

3. 抗原剂量　一般说来，抗原剂量越大，所诱导的免疫耐受越完全和持久。但是，过低剂量的抗原刺激，也易诱导耐受。例如，分别给小鼠注射低剂量（10^{-8} mol/L）和高剂量（10^{-5} mol/L）的牛血清白蛋白（BSA）后，均诱导了免疫耐受；而注射中剂量（10^{-7} mol/L）BSA 则引起了良好的免疫应答。抗原剂量过高，可诱导 T 细胞和 B 细胞同时耐受，称为高带耐受（high – zone tolerance）；抗原剂量过低，主要诱导 T 细胞耐受，称为低带耐受（low – zone tolerance）。

4. 抗原给入途径　一般地说，经静脉给入抗原较易诱导免疫耐受，腹腔次之，肌肉和皮下注射较难。但不同部位静脉注射引起的后果也不相同，例如人白蛋白（HGG）经颈静脉注入引起免疫应答，经肠系膜静脉注入引起免疫耐受。

经黏膜给入抗原，如口服抗原可刺激局部产生分泌型 IgA，引起局部黏膜免疫，但易诱导全身免疫耐受，这种现象称为"耐受分离"（split tolerance）。例如小鼠的实验性变态反应性脑脊髓炎（EAE）膜型，是由 Th1 细胞和 CTL 细胞介导的对自身碱性髓鞘蛋白（MBP）的细胞免疫应答，致使靶细胞损伤。如果给其口服 MBP 则能缓解 EAE。本实验提示：口服抗原在某些情况下，可以逆转免疫应答的应答趋向，即由正免疫应答转向免疫耐受。这可能将对自身免疫性疾病的治疗具有重要的指导意义。

近来有临床报道发现：在两种不同遗传背景的夫妻间进行组织器官移植，却出现了如同单卵双生兄弟姐妹间组织器官移植相近的不排斥现象。这可能是由于夫妻间长期密切接触，尤其是在性交过程中，通过生殖器黏膜，彼此抗原刺激，诱导了免疫耐受所致。这为临床组织器官异体移植领域提供了新的思路和途径。

二、免疫耐受的形成机制

根据免疫耐受发生的部位不同，将其分为中枢耐受（central tolerance）和外周耐受（peripheral tolerance）。中枢耐受是指在中枢免疫器官处于发育阶段的 T、B 细胞，遭遇抗原刺激所引起的免疫耐受；外周耐受则是指在某些特殊情况下，抗原刺激外周 T、B 细胞而形成的免疫耐受。二者发生的诱因及形成机制有所不同。

（一）中枢耐受

位于中枢免疫器官的 T、B 细胞接受抗原刺激，通常引起免疫耐受。

1. T 细胞耐受　在本章第一节 T 细胞的分化成熟过程中，详述了自身成分在胸腺刺激处于发育阶段不成熟 T 细胞克隆凋亡或诱导 nTreg 分化，诱导自身耐受的机制。异物性抗原也可通过类似机制诱导耐受。DC 和巨噬细胞在外周识别、摄取抗原，经 MHC Ⅱ 分子提呈途径或交叉提呈途径表达抗原肽 - MHC Ⅱ 分子和（或）抗原肽 - MHC Ⅰ 分子，移行至胸腺，刺激处于发育阶段不成熟 T 细胞克隆凋亡或诱导 nTreg 分化，从而诱导对异物性抗原的中枢耐受。

2. B 细胞耐受　自身成分和异物性抗原进入骨髓刺激处于发育阶段不成熟 B 细胞，引发 BCR 受体修正，若修正后仍能与抗原结合则导致克隆凋亡，诱导中枢耐受。

（二）外周耐受

处于外周免疫器官成熟的 T、B 细胞接受抗原刺激，通常激发免疫应答，只有在某些特殊情况下诱导免疫耐受。

1. 抗原的过低或过高剂量刺激　抗原剂量过低，使 APC 表达的抗原肽 - MHC 分子复合物过少（APC 表面必须有 10～100 个相同的抗原肽 - MHC 分子复合物与 T 细胞相应数目的 TCR 结合后，T 细胞才能活化），引起克隆忽视，不能使 T 细胞活化。抗原剂量过高，则易于诱导应答细胞凋亡。

2. 免疫细胞活化信号转导失常　在 APC 与 T 细胞相互作用时，若 T 细胞信号转导发生障碍，则使其不能活化而成为克隆失能细胞；如果 APC 活化信号（如共刺激分子）表达不足或缺失，不能为 T 细胞提供第二活化信号，引起克隆失能；APC 负活化信号分子表达较高，引起克隆活化抑制。

3. 激活性细胞因子缺乏和免疫细胞相应受体表达下调 如 IL-2 能促进免疫细胞活化、增殖。含有 IL-2 受体的细胞有 CD4$^+$T 细胞、CD8$^+$T 细胞、NK 细胞和活化 B 细胞等，如果 IL-2 分泌不足或者 IL-2 受体表达下调，都会影响这些免疫细胞的活化和增殖。T、B 细胞接受抗原刺激后，如果得不到足够的 IL-2 等细胞因子刺激，也会发生克隆失能现象。

4. 免疫细胞功能被抑制 免疫细胞功能被抑制时，接受抗原刺激，免疫细胞不能被激活，而诱导克隆失能。

5. 诱导性调节性 T 细胞（iTreg） 在外周初始 CD4$^+$T 细胞经抗原和其他因素（如TGF-β 和 IL-2）刺激，可诱导分化成 iTreg，与 nTreg 作用机制相同，抑制免疫应答。

三、免疫耐受的意义

免疫耐受与临床疾病的发生、发展及转归密切相关，可通过诱导和维持免疫耐受来防治同种异体组织器官移植排斥反应、自身免疫性疾病或超敏反应性疾病等。而肿瘤患者和病原体携带者，则需打破相应免疫耐受，激发免疫应答。但是，由于对生理状态下免疫耐受尤其外周耐受的建立或消除和病理情况下免疫耐受形成或丧失等机制尚未完全阐明，所以人工诱导耐受或打破耐受，在很大程度上仍处于实验性尝试阶段。

（一）诱导免疫耐受

1. 诱导对移植组织器官抗原的免疫耐受防治移植排斥反应 ①在移植前，给受者大剂量静脉输注供者血液或可溶性 HLA 分子，同时给予免疫抑制剂，诱导免疫耐受；②在移植前，给受者胸腺内注射供者的有核细胞或可溶性 HLA 分子，同时应用免疫抑制剂，诱导中枢耐受和外周耐受；③夫妻间移植，由于夫妻间长期性生活，经生殖道黏膜的彼此抗原性物质刺激，可诱导"耐受分离"。

2. 重建自身抗原的免疫耐受治疗自身免疫性疾病 实验表明，经黏膜给予抗原，可诱导耐受分离，这为治疗或控制自身免疫性疾病提供了指导性研究方向。有研究报道，给类风湿性关节炎患者口服热休克蛋白 HSP65 诱导 Treg，获得了一定的治疗效果。

知识拓展6

免疫耐受动物人瘤异种移植模型的建立

刘文泰等（1990 年）运用免疫耐受原理，给新生 24 小时之内的叙利亚仓鼠腹腔内接种人胃癌 BGC-823 细胞株，成功建立了免疫耐受叙利亚仓鼠人胃癌异种移植模型。研究证实：该模型动物表现为终身荷瘤，且荷瘤动物仅是对移植瘤的特异性免疫耐受，而对其他无关抗原具有一定的免疫应答能力。该模型与肿瘤患者仅对自身肿瘤免疫反应低下或缺如的体内环境基本相近，是一种比较理想的人瘤异种移植膜型。

（二）打破免疫耐受

1. 打破患者对自身肿瘤的免疫耐受激活抗瘤免疫 肿瘤患者普遍存在着对自身肿瘤免疫反应低下或缺如的情况。如果打破这种耐受，就可能激活自身抗瘤免疫。如将肿瘤细胞经体外处理使其抗原性改变或经基因克隆肿瘤特异性抗原和肿瘤相关抗原，制成自身肿瘤抗原疫苗，回注给肿瘤患者，激发抗瘤免疫。其机制是通过改变抗原结构，绕过原有耐受性 Th 细胞，重新激活新的 Th 细胞，从而打破原有的免疫耐受，激发抗瘤免疫。

2. 打破机体对某些病原体的免疫耐受解除带菌状态　乙肝病毒（HBV）携带者是患者对 HBV 的免疫耐受，使其 HBV 转阴极其困难，即使经治疗转阴后，还会再次感染而转阳。如果能打破对 HBV 的免疫耐受，将有可能清除 HBV，且不易被再感染。临床上有通过给其注射乙肝疫苗，激活抗 HBV 免疫，而使 HBV 长期转阴的报道。

第四节　适应性免疫应答的发生规律

一、初次应答与再次应答

抗原初次和再次刺激机体，分别产生初次免疫应答（primary immune response）和再次免疫应答（secondary immune response）。由于初次应答形成记忆 B 细胞和记忆 T 细胞，当相同抗原再次刺激，记忆细胞可产生迅速、高效的特异性应答。无论是细胞免疫应答还是体液免疫应答，均有初次应答和再次应答之分，二者的区别见表 9–5。

表 9–5　初次免疫应答与再次免疫应答的比较

项目	初次免疫应答	再次免疫应答
抗原需要量	较多	较少
潜伏期	长（5～10 天）	短（2～5 天）
维持时间	短（几天～几周）	长（几月～几年）
作用强度	较弱	强大
Ig 类别	IgM 为主	IgG 为主、IgA、IgE
抗体亲和力	较低	高亲和力

免疫应答的初次与再次应答规律在医学实践中得到广泛应用。例如，某些疫苗在初次免疫一段时间后，进行再次免疫，其目的就是刺激机体产生再次应答，获得对某种传染病的更强更持久的免疫力；人工制备抗体一般采用一定间隔时间的多次免疫，以获得大量的高亲和力抗体。

二、适应性免疫应答的维持与终止

抗原持续存在是维持机体免疫应答和免疫耐受的必要因素。抗原在体内消失，免疫应答或免疫耐受也将逐渐消退。它与抗原的免疫原性、刺激强度和次数及所诱导产生的记忆 T、B 细胞的存活时间有关，甚至还受无关抗原刺激的影响。无关抗原刺激，在针对该抗原的 T、B 细胞活化过程中，产生的细胞因子刺激邻近无关的记忆 T、B 细胞，可使之短暂活化，可能会延长其存活时间。

在某些情况下，人们希望延长免疫应答或免疫耐受的维持时间。如接种疫苗后的免疫力维持、用耐受原诱导免疫耐受的维持等。可以采用以下几种方式延长免疫应答或免疫耐受：①接种分解缓慢的抗原，使其在体内保留较长时间，充分刺激免疫细胞；②经一定时间的间隔重复注射同一抗原；③接种有生命的抗原，使其在体内繁殖，较长时间在体内存在。

在某些情况下，人们希望终止免疫应答或免疫耐受。例如：通过黏膜给入自身抗原，诱导对自身抗原的免疫耐受，终止其免疫应答，例治疗自身免疫性疾病。通过修饰改变肿瘤抗原，终止对肿瘤细胞的免疫耐受，激发抗瘤免疫等。

附：黏膜免疫

黏膜免疫是由黏膜免疫系统介导的免疫效应。黏膜免疫系统由肠黏膜相关淋巴组织（GALT）、支气管黏膜相关淋巴组织（BALT）、眼结膜相关淋巴组织（CALT）和泌尿生殖道黏膜相关淋巴组织（UALT）四部分构成。到目前为止，有关对黏膜免疫的了解主要建立在肠道黏膜免疫研究的基础上，而对其他黏膜免疫了解甚少。但所有黏膜免疫的基本特征应该基本相似，故本节以肠道黏膜免疫为主进行介绍。

（一）黏膜免疫系统淋巴组织的特征

1. 黏膜淋巴细胞发育部位 肠道隐窝斑（cryptopatches，CP）可能是黏膜淋巴细胞发育部位。大多数研究表明：CP内充满淋巴细胞，通过流式细胞术从CP分离的大多数细胞表达淋巴样干细胞表型，且表现出强大的DNA复制能力，这些细胞可能最终发育成上皮内淋巴细胞（IEL）。

2. 黏膜免疫系统含有不同的淋巴细胞库 派氏集合淋巴结（PP）的中心区富含B细胞，且常含生发中心，类似于淋巴结内的二级淋巴滤泡，滤泡之间分布有T细胞。滤泡相关上皮主要由肠上皮细胞构成，其中含有少数散在的微皱褶细胞（microfold cell，M细胞）。M细胞摄取肠腔内抗原，并以囊泡形式转运给口袋内的MΦ、DC和T、B细胞，启动免疫应答。

位于肠黏膜上皮细胞之间的细胞主要为T细胞，其中约40%为TCRαβ T细胞，60%为TCRγδ T细胞。TCRαβ T细胞可能是派氏集合淋巴结中的T细胞受到抗原刺激增殖后迁移而来；TCRγδ T细胞直接由骨髓中淋巴样干细胞迁移至肠上皮，在肠上皮微环境中发育成熟。TCRγδT细胞仅表现有限数量的TCR多样性，但具有较强的细胞毒作用，并能分泌多种细胞因子。

3. 黏膜相关淋巴细胞主要在黏膜免疫系统内再循环 黏膜相关淋巴细胞的再循环途径与其他外周淋巴细胞再循环不同。黏膜淋巴组织内的淋巴细胞接受抗原刺激后，经区域淋巴结，进入胸导管，再通过血流至全身，由淋巴细胞和黏膜细胞表达的特有黏附分子介导、选择性地分布于整个黏膜相关淋巴组织。因此，在黏膜区域，抗原刺激的免疫应答，主要限于不同部位的黏膜相关淋巴组织局部。

4. 黏膜免疫系统的体液免疫应答主要分泌SIgA ①黏膜相关淋巴组织内存在合成IL-5的Th2细胞较其他淋巴组织多，IL-5主要诱导B细胞向IgA类别转换；②产生IgA的B细胞在黏膜相关淋巴组织内的定居可能存在着特异性。

（二）黏膜免疫应答的特征

黏膜免疫系统对抗原刺激的免疫应答存在着双向性。黏膜相关淋巴组织内的初始CD4$^+$T细胞接受抗原刺激后的分化趋向，可能与局部炎性因子和抗原刺激协同作用有关。病原体感染引发炎症反应，抗原与炎症因子共同刺激，诱导 CD4$^+$T$_0$ 细胞向 Th 细胞分化，激发免疫应答；非感染性抗原（如口服食物性抗原）不引起局部炎症反应，则诱导 CD4$^+$T$_0$ 细胞向 iTreg 细胞（如 Tr1、Tr3）分化。iTreg 通过淋巴回流和血流分布全身，引起"耐受分离"（即诱导黏膜局部分泌 SIgA 产生免疫应答，而全身产生免疫耐受）。

知识纲要

　　适应性免疫应答是指适应性免疫细胞对抗原识别、活化、增殖、分化或者克隆凋亡，产生生物学效应的过程。其基本特征是接受抗原刺激后获得、作用具有严格特异性，故又称获得性免疫应答或特异性免疫应答。它包括免疫应答和免疫耐受。二者均由抗原诱导产生，但其效应截然相反。前者是对抗原的特异性免疫清除，包括 T 细胞介导的细胞免疫应答和 B 细胞介导的体液免疫应答；后者是对抗原的特异性免疫无反应。

　　1. T 细胞介导的适应性免疫应答　是由 T 细胞接受抗原刺激后活化、分化，主要包括由 Th1 诱发迟发型超敏反应和 CTL 细胞介导对靶细胞产生细胞毒作用的过程，通常简称细胞免疫应答。

　　（1）T 细胞的生物学特性：①表面标志：见表 9-2；②T 细胞分类：依分化阶段分为初始 T 细胞（未受过抗原刺激）、效应 T 细胞（抗原刺激后活化、产生效应）、记忆 T 细胞（产生再次免疫应答），依功能分为 CD4$^+$Th（Th1 辅助 CD8$^+$T 细胞活化、诱发迟发型超敏反应，Th2 辅助 B 细胞活化）、CD4$^+$Treg（诱导和维持免疫耐受）、CD8$^+$/CD4$^+$CTL（特异性杀伤自身靶细胞）；③T 细胞在胸腺成熟过程：包括 TCR 的形成、阴性选择、阳性选择三个过程，发育成初始 CD4$^+$nTreg 和对自身抗原反应阴性 CD4$^+$Th、CD8$^+$T 细胞等。

　　（2）T 细胞介导的细胞免疫应答：①T 细胞对抗原的识别：APC 通过交叉提呈途径，分别将抗原肽 - MHC Ⅱ/Ⅰ 类分子提呈给 CD4$^+$ 或 CD8$^+$T 细胞，TCR 识别抗原肽 - MHC 分子中的抗原肽和 MHC 分子的多态区，受 MHC 限制；②T 细胞活化：TCR 识别抗原肽 - MHC 分子获得第一活化信号，共刺激分子受体与 APC 共刺激分子结合获得第二活化信号，双信号刺激活化、分化成 Th1 或 CTL，Th1 分泌多种细胞因子（IL-2、IFN-γ）促进 T 细胞增殖；③T 细胞效应：Th1 通过直接接触和分泌多种细胞因子（IL-2、IFN-γ、TNF 等），促使巨噬细胞活化、淋巴细胞增殖等，引起局部发生以巨噬细胞和淋巴细胞浸润为主，同时伴有局部组织变性、坏死的迟发型超敏反应；CTL 细胞特异性杀伤自身靶细胞。

　　2. B 细胞介导的适应性免疫应答　是指 B 细胞受到抗原刺激后活化、分化成浆细胞，合成并分泌抗体，最终由抗体介导免疫效应，通常简称体液免疫应答。

　　（1）B 细胞的生物学特性：①表面标志：见表 9-2；②B 细胞分类：依据定居部位和功能不同分为 B1 和 B2，B1 主要定居于胸腔、腹腔和肠黏膜固有层中，主要对 TIAg 发生免疫应答，只产生 IgM；B2 细胞即通常所称的 B 细胞，是参与体液免疫应答的主要效应细胞，主要对 TDAg 发生免疫应答，可产生 IgM、IgG、IgA、IgE，B2 还是专职性抗原提呈细胞。③B 细胞在骨髓的成熟过程：包括 BCR 形成、受体修正。BCR 与抗原表位结合后引发受体修正，受体修正不成功者发生克隆凋亡，受体修正成功发育成自身反应阴性的初始 B 细胞。

（2）B 细胞介导的体液免疫应答：包括 TDAg 刺激的体液免疫应答和 TIAg 刺激的体液免疫应答。前者须在 Th2 细胞辅助下 B 细胞才能活化；后者抗原直接刺激 B 细胞活化。

1）TDAg 刺激的体液免疫应答：①B 细胞对抗原的识别：B 细胞的 BCR 直接识别抗原分子表面的表位，不受 MHC 限制。②B 细胞活化：BCR 识别抗原表位获得第一活化信号；BCR 与抗原表位结合后内吞抗原、加工处理并表达抗原肽 – MHC Ⅱ类分子与 Th2 的 TCR 结合，通过二者的共刺激分子及其受体结合，获得第二活化信号，双信号刺激活化、分化成浆细胞。③浆细胞效应：通过产生抗体发挥免疫效应。初次应答以产生 IgM 为主，再次应答发生类别转换产生 IgG（为主）和 IgA、IgE。

2）TIAg 刺激的体液免疫应答：TIAg 无需 Th2 细胞辅助，可直接激活 B 细胞分化成浆细胞。由于 TIAg 激活 B 细胞，没有 Th2 辅助，不足以诱导 Ig 类别转换和形成记忆 B 细胞，因此，只产生 IgM，也没有初次应答和再次应答之分。

3. 免疫耐受　是抗原诱导的对抗原的特异性免疫无反应，包括中枢耐受和外周耐受。

（1）诱导免疫耐受的条件：①机体因素：发育不成熟的 T、B 细胞接受抗原刺激易诱导耐受（如各种动物的胚胎期、鼠类新生期、成年动物胸腺内注射抗原等）；免疫细胞功能被抑制时接受抗原刺激易诱导耐受；T 细胞较易诱导耐受，且维持时间可达数月，B 细胞较难诱导耐受，维持时间仅为数周；诱导耐受与遗传因素有关。②抗原因素：可溶性抗原较颗粒性抗原易诱导耐受；抗原剂量过低或过高均易诱导耐受；抗原给入途径易诱导耐受的顺序为静脉 > 腹腔 > 肌肉和皮下，黏膜给入易诱导耐受分离（即产生黏膜免疫应答，全身免疫耐受）。

（2）免疫耐受的意义：同种异体组织器官移植、自身免疫性疾病、超敏反应性疾病等需要诱导和维持免疫耐受；肿瘤患者和病原体携带者，则需要打破相应免疫耐受，激发免疫应答。

4. 适应性免疫应答的发生规律　①初次应答与再次应答的诱导与效应显著不同，见表 9 – 4。②抗原持续存在是维持机体免疫应答和免疫耐受的必要因素。抗原在体内消失，免疫应答或免疫耐受也将逐渐消退。它与抗原的免疫原性、刺激强度和次数及所诱导产生的记忆 T、B 细胞的存活时间有关。

复习思考题

1. T、B 细胞的主要表面标志有哪些？其功能是什么？

2. 依据 T 细胞功能分为哪几种亚群？其功能是什么？

3. 依据适应性免疫应答对抗原的反应趋向分为哪两类？各自的特点是什么？

4. 试述 T、B 细胞活化的双信号（即第一、二活化信号）及其活化后抑制信号。

5. 试述诱导免疫耐受的条件。建立或打破免疫耐受的策略有哪些？

6. 比较初次应答与再次应答的区别。

第十章　免疫应答的调节

免疫应答的调节是机体对免疫应答过程做出的生理性反馈，它是一个由多种因素参与的十分复杂、精细的免疫生物学过程。免疫应答的调节主要讨论各种因素（免疫细胞、免疫分子、神经－内分泌系统、MHC 等）对免疫应答反应类型及其强度的调节。利用免疫应答调节的机制，可研究开发免疫干预手段，用于防治自身免疫病、肿瘤、超敏反应或严重感染等疾病。

第一节　免疫细胞对免疫应答的调节

免疫细胞可以通过分泌细胞因子或细胞之间的相互接触，对免疫应答进行直接或间接的调节，从而维持免疫功能的正常运行和体内环境的稳定。

一、免疫细胞直接参与的免疫调节

1. 抗原提呈细胞的免疫调节作用　不同亚群或处于不同发育阶段或存在于不同部位的 APC，所表达的特征性免疫分子或分泌的体液分子不同，在进行抗原提呈时，影响着免疫应答的应答趋向和反应类型。存在于胸腺内 APC 提呈抗原给未成熟 T 细胞，主要诱导免疫耐受；存在于外周 APC 提呈抗原给成熟 T 细胞，主要激发免疫应答。DC 提呈抗原给 Th0，在 IL－12（由 APC 产生）、IFN－γ 作用下诱导向 Th1 分化，激发细胞免疫应答；在 IL－4 作用下诱导向 Th2 分化，激发体液免疫应答。

2. Th 细胞的免疫调节作用　抗原刺激机体产生免疫应答，主要是从 APC 与 Th 细胞相互作用开始的，因此，Th 细胞对免疫应答的发生起着十分重要的调节作用。依据 Th 细胞所分泌的细胞因子及其作用不同，将其分为 Th1、Th2、Th3、Th17 和 Tfh 等，分别是由 Th0 接受抗原刺激后分化而来。Th1 与 Th2 通过自身分泌的细胞因子促进自身分化、抑制对方分化。Th1 主要介导细胞免疫应答，而 Th2 主要辅助 B 细胞活化，引发体液免疫应答。Th3 通过分泌 TGF－β 对免疫应答起负反馈调节作用。Th17 通过分泌 IL－17、IL－21、IL－22 等多种细胞因子参与固有免疫和某些炎症的发生。Tfh 通过表达 CD40L 和 ICOS 与 B 细胞相互作用，并分泌 IL－21，辅助 B 细胞在生发中心的存活、增殖、分化成浆细胞，并在 Ig 类别转换中发挥重要作用。

3. Treg 细胞的免疫调节作用　Treg 是一类在发育和功能上相对独立、具有免疫负调控功能的 T 细胞亚群。其主要通过与免疫细胞的直接接触和分泌细胞因子 TGF－β、IL－10 等，抑制 APC 和 T、B 细胞活化，在诱导和维持免疫耐受中发挥主要作用。

NOTE

二、免疫细胞表面受体的调节

免疫细胞表面存在着多种功能性受体，决定其活化或抑制的主要是两种作用截然相反的受体——激活性受体和抑制性受体。T 细胞、B 细胞、NK 细胞和肥大细胞皆表达功能相反的激活性受体和抑制性受体（表 10－1）。不同配体分别与激活性受体或抑制性受体结合，对免疫细胞起着正、负反馈调节作用。

表 10－1　免疫细胞表面的激活性受体和抑制性受体

免疫细胞种类	激活性受体	抑制性受体
T 细胞	TCR，CD28	CTLA－4，PD－1，KIR*
B 细胞	BCR	FcγRⅡ－B，CD22，CD72
NK 细胞	NCR，CD16	KIR，CD94/NKG2A
肥大细胞	FcεRⅠ	FcεRⅡ，gp49B1

＊T 细胞中仅表达于某些 CD8$^+$CTL

1. 激活性受体　激活性受体的相关分子胞内段带有 ITAM。该受体与相应配体结合，在胞膜相连的一类蛋白酪氨酸激酶（Sro－PTK）作用下，使 ITAM 中的酪氨酸发生磷酸化，招募游离于胞浆中其他类别的蛋白酪氨酸激酶（Syk－PTK）分子或与 SH$_2$ 结构域结合，被招募的 PTK 和连接蛋白活化后，参与活化信号的转导。

2. 抑制性受体　抑制性受体的相关分子胞内段带有 ITIM。该受体与相应配体结合，造成带有 SH$_2$ 结构域的蛋白酪氨酸磷酸酶（PTP），对 ITIM 中的磷酸化酪氨酸进行识别，使 PTP 被招募并进一步活化。活化的 PTP 能使 ITAM 中的磷酸化酪氨酸残基上的磷酸根去除（脱磷酸化）。这样，由 PTK 参与的激活信号转导通路即被截断。

三、免疫细胞活化的自身负反馈调节

T 细胞表面有先后顺序表达的 CD28（激活性受体）和 CTLA－4（抑制性受体），配体均为 APC 细胞表面的 B7 分子。先表达的 CD28 与 B7 结合而活化，约在 T 细胞活化 24 小时后，才开始表达 CTLA－4，CTLA－4 与 B7 高亲和力结合产生活化抑制信号。

B 细胞活化后，合成并分泌抗体 IgG，IgG 与抗原结合形成抗原－IgG 复合物。B 细胞的 BCR 识别抗原表位，FcγRⅡ 与 IgG 的 Fc 段结合，引起受体交联，产生对相应抗原 B 细胞克隆的特异性活化抑制。

这一活化后的反馈调节机制，保证了 T、B 细胞活化产生效应后，又能有效地发生活化抑制，从而维持机体免疫环境的相对稳定。

四、活化诱导的细胞死亡

活化诱导的细胞死亡（activation－induced cell death，AICD）是指免疫细胞活化并发挥免疫效应后，诱发的一种自发性细胞凋亡。AICD 是一种高度特异性的生理性反馈调节，仅发生于被抗原活化并发生克隆扩增的免疫细胞。其目的是限制抗原特异性淋巴细胞克隆的容量。在这个意义上，免疫细胞在被激活时，就为自身死亡创造了条件。

通常认为，发生 AICD 的机制为免疫细胞活化后表达 Fas 增加，活化的 CTL 和 NK 细胞高表达和分泌 FasL，FasL 与活化免疫细胞表达的 Fas 结合，诱导细胞凋亡。

第二节   免疫分子对免疫应答的调节

抗原、抗体、补体、细胞因子及膜表面免疫分子等多种免疫分子均具有免疫调节作用。

一、抗原对免疫应答的调节

抗原的性质、剂量及其给入途径直接影响着免疫应答的反应类型。

1. 抗原的持续存在与免疫应答的维持   免疫应答的维持依赖于抗原的持续存在，抗原在体内分解、中和、清除及消失，相应的免疫应答也将逐渐下降甚至终止。

2. 抗原的性质决定着免疫应答的趋向和强度   可溶性抗原比颗粒性抗原、单体抗原分子比多聚体抗原分子、分子量较小抗原比分子量较大抗原较易诱导免疫耐受，相反则易激发免疫应答。

3. 抗原剂量   过高或过低剂量抗原刺激易诱导免疫耐受，而中等剂量抗原刺激则易激发免疫应答。

4. 抗原给入途径   易激发免疫应答的给入途径为皮内 > 皮下和肌肉 > 腹腔 > 静脉，而诱导免疫耐受则相反，即静脉 > 腹腔 > 肌肉和皮下 > 皮内。黏膜给入抗原易诱导耐受分离（即诱发黏膜免疫应答而全身免疫耐受）。

5. 多种抗原免疫   多种抗原先后或同时免疫，会发生抗原竞争。在一定时间内先进入机体的抗原能抑制后进入抗原的免疫应答，免疫原性较强的抗原表位能抑制免疫原性较弱抗原表位的应答。

另外，抗原与抗体结合后，也可以抑制 B 细胞的活化。

二、抗体和抗原抗体复合物对免疫应答的调节

通过血清交换，人为地提高动物体内某一特异性抗体的数量，发现该动物产生同一特异性抗体的能力迅速下降，表明抗体本身对免疫应答具有负反馈调节作用。这一负反馈调节机制：①因为抗体数量增加后，加速了抗原的清除，从而降低了抗原浓度，减少了抗原的刺激；②抗体与 BCR 竞争结合抗原，拮抗抗原对 B 细胞的刺激；③抗原抗体复合物通过抗原表位和 IgG Fc 段分别与 B 细胞的 BCR 和抑制性 FcγR II 受体结合，由 FcγR II 引发抑制性信号，阻止 B 细胞克隆的活化和分化，抑制抗体合成与分泌。

抗原抗体复合物对 B 细胞的负反馈调节，存在着自身抑制和交叉抑制（图 10 - 1）。①自身抑制和同型抑制：如果抗原表面有多个相同表位，如病毒表面抗原和颗粒性抗原（如病原体表面抗原、细胞表面抗原）等，IgG 与抗原表位结合，而其他未结合的相同表位则与自身 B 细胞或带有相同 BCR 的 B 细胞克隆结合，IgG Fc 段与 FcγR II 受体结合，引发自身 B 细胞或带有相同 BCR 的 B 细胞活化抑制，合成和分泌同种特异性抗体的能力下降；②交叉抑制：如果抗原分子表面表达多种特异性不同的表位，IgG 与相应表位结合，而与之不同的其他表位则选择

其他相应 B 细胞的 BCR 结合，IgG Fc 段与 FcγRⅡ受体结合，能够抑制针对其他表位 B 细胞克隆的活化和分化。交叉抑制是不同抗原表位发生免疫原性竞争的重要机制之一。

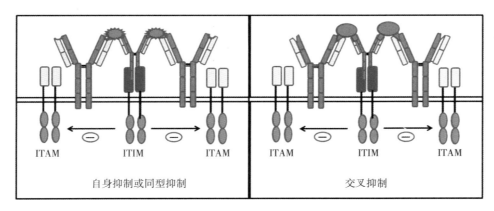

图 10 - 1　抗原抗体复合物对 B 细胞活化的自身抑制或同型抑制与交叉抑制示意图

三、补体对免疫应答的调节

补体活化过程中产生的活性片段，通过多种途径调节免疫应答。①C3d 与抗原结合成 Ag - C3d 复合物，通过与 CD19 - CD21 - CD81 共受体结合，辅助 BCR 活化信号的转导；②C3b、C4b 和 C3di 通过与中性粒细胞、单核 - 巨噬细胞的 CR1、CR3、CR4 结合，发挥免疫调理作用；③Ag - C3b 复合物与 APC 表面 CR1 结合，能增强抗原提呈效率。

四、细胞因子对免疫应答的调节

细胞因子在免疫应答过程中，对免疫细胞的活化、分化、增殖及效应等各个阶段，均发挥着重要的调节作用。例如：DC 在抗原提呈过程中，在 IL - 12 等作用下，促使 Th0 向 Th1 分化；在 IL - 4 作用下，促使 Th0 向 Th2 分化。活化 Th1 细胞分泌的 IL - 2，能促进 CTL 细胞活化、促进多种免疫细胞增殖等。

第三节　神经 - 内分泌 - 免疫网络的调节

机体是一个有机的整体，免疫系统行使功能时，必然受到其他系统的影响和调节，其中影响最大的是神经和内分泌系统。

几乎所有的免疫细胞上都存在着神经递质受体和内分泌激素受体。其中皮质类固醇和雄激素等内分泌激素能下调免疫应答，而雌激素、生长激素、甲状腺素、胰岛素等增强免疫应答。

多种细胞因子如 IL - 1、IL - 6 和 TNF - α 等通过下丘脑 - 垂体 - 肾上腺轴，刺激皮质激素的合成；皮质激素可下调 Th1 和巨噬细胞活性，使细胞因子的合成降低，这样又减少了对皮质激素的合成刺激，从而解除了皮质激素对免疫细胞的抑制，又使细胞因子合成增加，再促进皮质激素的合成。如此循环构成神经 - 内分泌 - 免疫调节网络。

第四节　基因水平的免疫调控

一、免疫识别盲区

在 T、B 细胞发生过程中，TCR/BCR 的 V 区是由胚系基因片段 V、（D）、J 的重排、拼接而成，从而形成了针对巨大数量抗原表位的特异性 TCR/BCR。然而，对于不同种属、不同个体来说，这种重排和拼接不可能完全一致，可能存在着缺乏针对某一抗原表位的 TCR/BCR。所谓免疫识别盲区，即是对某一抗原表位天然的免疫不识别。

由于 MHC 的多态性，不同个体可能存在着不同的免疫识别盲区。因此，亲缘关系越远的男女通婚，就越有可能减少或避免其后代对抗原的免疫识别盲区，从而提高后代免疫应答能力，提高人群的健康水平。

二、MHC 多态性的免疫调控

MHC 对免疫应答起着重要的调控和调节作用。由于 T 细胞 TCR 识别抗原肽 – MHC 分子复合物，所以，MHC 分子制约着 T 细胞的活化，从而调控免疫应答。因此，携带不同 MHC 等位基因类型的个体，对某一抗原的免疫应答强度或有无，存在较大差异。因此，不同种族人通婚，将有可能上调后代群体免疫能力。

知识纲要

1. 免疫细胞参与的免疫调节

（1）免疫细胞直接参与的免疫调节：APC 提呈抗原给胸腺内 T 细胞诱导免疫耐受，提呈抗原给外周 T 细胞激发免疫应答。DC 提呈抗原给 Th0，在 IL – 12 作用下，促使 Th0 向 Th1 分化，激发细胞免疫应答；在 IL – 4 作用下，促使 Th0 向 Th2 分化，辅助 B 细胞活化，激发体液免疫应答。抗原刺激 Th 细胞活化，激发正免疫应答；抗原刺激 Treg 活化，诱导免疫耐受。

（2）免疫细胞表面受体的调节：免疫细胞多表达激活性受体和抑制性受体：激活性受体的相关分子胞内段带有 ITAM，参与活化信号的转导，促进免疫细胞活化；抑制性受体的相关分子胞内段带有 ITIM，参与激活信号转导通路的截断，引起免疫细胞活化后抑制。

（3）免疫细胞活化的自身负反馈调节：①T 细胞先后顺序表达的 CD28 和 CTLA – 4，配体均为 APC 细胞表面的 B7 分子。先表达的 CD28 与 B7 结合而活化，活化 24 小时表达的 CTLA – 4 与 B7 结合后产生活化抑制信号。②B 细胞表达 FcγRⅡ，活化后合成并分泌 IgG，IgG 与抗原结合成抗原 – IgG 复合物，通过 IgG Fc 段与 FcγRⅡ结合，产生活化抑制信号。

（4）活化诱导的细胞死亡：是指免疫细胞活化并发挥免疫效应后，诱发的一种自发性细胞凋亡。

2. 免疫分子对免疫应答的调节

（1）抗原对免疫应答的调节：①免疫应答的维持依赖于抗原的持续存在，抗原在体内消失，免疫应答也将逐渐下降甚至终止；②抗原的性质决定着免疫应答的趋向和强度；③过高或过低剂量抗原刺激易诱导免疫耐受，而中等剂量抗原刺激则易激发免疫应答；④抗原给入途径：易激发免疫应答的给入途径为皮内＞皮下和肌肉＞腹腔＞静脉，诱导免疫耐受则相反，黏膜给入抗原易诱导耐受分离；⑤多种抗原免疫会发生抗原竞争，在一定时间内先进入机体的抗原能抑制后进入抗原的免疫应答，免疫原性较强的抗原表位能抑制免疫原性较弱抗原表位的应答。

（2）抗体和抗原抗体复合物对免疫应答的调节：抗原抗体复合物对 B 细胞起着负反馈调节，存在着自身抑制或同型抑制和交叉抑制（图 10-1）。

（3）补体对免疫应答的调节：补体活化过程中产生的活性片段，通过多种途径调节免疫应答。

3. 神经–内分泌–免疫网络的调节 几乎所有免疫细胞上都存在着神经递质受体和内分泌激素受体，受神经、内分泌激素的调节。

4. 基因水平的免疫调控 ①免疫识别盲区，即是对某一抗原表位天然的免疫不识别；②携带不同 MHC 等位基因类型的个体，对某一抗原的免疫应答强度或有无，存在较大差异。因此，不同种族人通婚，将有可能上调后代群体的免疫应答能力。

复习思考题

1. 试述 Th 与 Treg 对免疫应答趋向的调节作用。

2. 简述免疫细胞的自身负反馈调节机制

3. 为什么说亲缘关系越远者通婚，可提高后代免疫应答能力？

第十一章　超敏反应

适应性免疫应答过程中引起的机体生理功能紊乱或组织细胞病理性损伤的现象称为超敏反应（hypersensitivity）。引起超敏反应的抗原称为变应原（allergen）或过敏原。1963 年，英国免疫学家 Coombs 和 Gell 根据反应发生机制和临床特征将超敏反应分为 I 型超敏反应（速发型超敏反应或过敏反应）、II 型超敏反应（细胞毒型或细胞溶解型超敏反应）、III 型超敏反应（免疫复合物型超敏反应）、IV 型超敏反应（迟发型超敏反应）四型。

第一节　I 型超敏反应

I 型超敏反应（type I hypersensitivity）的重要特征是发生迅速，故又称速发型超敏反应。主要的病理改变是毛细血管扩张、通透性增加，平滑肌收缩，腺体分泌增加，局部嗜酸性粒细胞浸润为主的炎症反应。I 型超敏反应既可发生于局部或也可发生于全身。其主要特点是：①发生迅速，消退快；②由 IgE 介导，肥大细胞和嗜碱性粒细胞释放生物活性介质引起局部或全身反应；③常引起生理功能紊乱，一般不造成严重的组织细胞损伤；④具有明显个体差异和遗传倾向。

知识拓展7

I 型超敏反应的发生与遗传因素

I 型超敏反应的发生与遗传因素密切相关，因为在某些具有多态性的基因位点上，特定的等位基因与过敏的易发性强烈相关。目前认为，与过敏有关的基因包括 13 个染色体区域和 20 多个基因，其中染色体区域 5q31～5q33 最受人关注，它包含一个基因群，能够编码与 Th2 细胞活化密切相关的细胞因子（包括 IL-3、IL-4、IL-5、IL-9、IL-13 等），促进 Th2 的活化。

特应症是一类与遗传密切相关的 I 型超敏反应，由常染色体显性遗传。特应症人员较正常人相比，血清中 IgE 明显升高，肥大细胞增多且胞膜表达的 IgE 受体也较多。目前认为，能够产生高 IgE 抗体的人群可能具有特定的 MHC II 类基因等位基因。

一、参与 I 型超敏反应的主要成分

（一）变应原

变应原指能诱导机体产生 IgE，引发 I 型超敏反应的抗原物质，主要包括：①吸入性变应原：如花粉、尘螨排泄物、真菌菌丝及孢子、动物皮毛等；②食物性变应原：如奶、蛋、鱼

虾、蟹贝等食物蛋白或多肽类物质；③接触性变应原：如某些药物（青霉素、磺胺药、普鲁卡因等）、昆虫毒液和化学物质等。

（二）IgE 及其受体

1. IgE　IgE 是介导 I 型超敏反应的抗体成分，主要由鼻咽、扁桃体、气管和胃肠道等黏膜下固有层的浆细胞产生，这些部位也是变应原易侵入并引起过敏反应的好发部位。正常人血清中 IgE 含量很低，在发生 I 型超敏反应的患者体内，其含量显著升高。浆细胞分泌 IgE 依赖于 IL－4，变应原刺激可使 Th2 分泌 IL－4 等细胞因子，诱导浆细胞向 IgE 类别转换并增殖、分泌 IgE。因 Th2 细胞活化可被 Th1 细胞分泌的细胞因子 IFN－γ 抑制，因此，提高 Th1 细胞的活性将有助于过敏反应患者的治疗。

IgE 为亲细胞抗体，与 IgG 不同，它在不与抗原结合的情况下，即可通过 Fc 段与 FcεR I 结合，使机体处于致敏状态。

2. IgE 受体　即 FcεR I 和 FcεR II。FcεR I 为高亲和性受体，FcεR II 为低亲和性受体。前者对 IgE 的亲和力比后者高 1000 倍。FcεR I 在肥大细胞和嗜碱性粒细胞高表达，在嗜酸性粒细胞、朗格汉斯细胞、单核细胞、血小板上低表达。FcεR II 即 CD23 分子，分布比较广泛，可表达于 B 细胞、活化 T 细胞、单核－巨噬细胞、滤泡树突状细胞、血小板等。

（三）参与 I 型超敏反应的主要细胞

1. 肥大细胞（mast cell）和嗜碱性粒细胞（basophil）　肥大细胞和嗜碱性粒细胞在形态学上极为相似，均来源于骨髓的髓样干细胞。肥大细胞是组织中的细胞，主要分布于呼吸道、胃肠道和泌尿生殖道的黏膜上皮和皮肤下的结缔组织内靠近血管处。嗜碱性粒细胞主要分布于外周血中，数量较少，也可被招募到超敏反应的发生部位而发挥作用。二者细胞表面均表达高亲和力的 FcεR I，胞质中均含有嗜碱性颗粒，颗粒中储存有肝素、白三烯（leukotrienes，LTs）、组胺和嗜酸性粒细胞趋化因子等生物活性介质。但二者细胞表达的膜受体和分泌的细胞因子不尽相同。肥大细胞表达 H4 受体，分泌 IL－5 等细胞因子；嗜碱性粒细胞表达 H2 受体、C3aR、C5aR，分泌 IL－4 等细胞因子。因此，二者在 I 型超敏反应中发挥的作用有所不同。

2. 嗜酸性粒细胞（eosinophil）　来源于骨髓的髓样干细胞，主要分布于呼吸道、胃肠道和泌尿生殖道的黏膜上皮下的结缔组织内，血循环中仅少量存在。嗜酸性粒细胞在 IL－5、CC 亚族趋化因子（如 MCP－3）作用下，被招募到超敏反应的发生部位并活化。活化后表面表达 FcεR I，诱导胞质内嗜酸性颗粒脱出，释放一系列生物活性介质：①灭活 I 型超敏反应活性介质的酶类，如组胺酶和芳基硫酸脂酶，可灭活肥大细胞和嗜碱性粒细胞释放的组胺和白三烯，对 I 型超敏反应起到一定的抑制作用；②类似于肥大细胞和嗜碱性粒细胞释放的介质，如白三烯、血小板活化因子等；③具有毒性作用的颗粒蛋白和酶，如嗜酸性粒细胞阳离子蛋白、碱性蛋白、神经毒素、过氧化物酶、胶原酶等，可杀伤寄生虫和病原微生物。

二、I 型超敏反应的发生机制

（一）机体致敏阶段

变应原刺激机体产生 IgE，IgE 在不与抗原结合的情况下，通过 Fc 段与肥大细胞或嗜碱性粒细胞表面 FcεR I 结合，而使机体处于致敏状态。致敏状态可维持数月或更长时间，若长期不接触相应变应原，致敏状态会逐渐消失。

（二）机体发敏阶段

相同变应原再次进入机体后，即与肥大细胞或嗜碱性粒细胞表面的 IgE 结合，只有变应原同时与细胞膜上两个或两个以上相邻的 IgE 结合使 FcεR I 发生"桥联"，才能刺激肥大细胞或嗜碱性粒细胞活化脱颗粒，释放储存的和新合成的生物活性介质，从而引发生物效应。

1. 储存的生物活性介质及其作用

（1）组胺（histamine）　通过与组胺 H 受体结合发挥作用，其作用十分短暂，很快被血浆中或嗜酸性粒细胞释放的组胺酶灭活，是引起即刻反应的主要介质。目前发现组胺受体有 H1、H2、H3、H4 四种，分布于不同的组织细胞，介导不同的生物学效应。①H1：与组胺结合，主要介导支气管和胃肠道平滑肌收缩、小静脉通透性增强、黏膜杯状细胞分泌黏液增多；②H2：与组胺结合，诱导血管扩张和通透性增强、刺激外分泌腺分泌，组胺与肥大细胞和嗜碱性粒细胞表面 H2 受体结合，抑制脱颗粒，发挥负反馈调节作用；③H4：组胺与肥大细胞表面 H4 结合，具有趋化作用。

（2）激肽原酶（kininogenase）　可将血浆中激肽原分解成具有生物活性的激肽和缓激肽（9 肽），其中缓激肽能刺激平滑肌（主要是支气管平滑肌）缓慢收缩，引起支气管痉挛；使毛细血管扩张，通透性增强；吸引嗜酸性粒细胞、中性粒细胞等向局部趋化；还可引起疼痛，也是参与晚期反应的重要介质。

（3）嗜酸性粒细胞趋化因子（eosinophil chemotactic factor，ECF）：为低分子量多肽，当超敏反应发生时，能迅速将嗜酸性粒细胞趋化至反应部位。

2. 新合成的生物活性介质及其作用　主要是细胞膜磷脂代谢产物。

（1）前列腺素 D_2（prostaglandin D_2，PGD_2）　是花生四烯酸经环氧合酶途径形成的介质，其主要作用是刺激支气管平滑肌收缩，血管扩张和通透性增加。

（2）白三烯　通常由 LTC4、LTD4 和 LTE4 混合组成，是花生四烯酸经脂合酶途径形成的介质，主要引起晚期反应。其主要作用是使支气管平滑肌强烈而持久地收缩，其强度比组胺强 100 ~ 1000 倍，且效应持续时间长。LTs 还能使毛细血管扩张、通透性增强和促进黏膜腺体分泌增加。

（3）血小板活化因子（platelet activating factor，PAF）　是羟基化磷脂在磷脂酶 A2 和乙酰转移酶作用后形成的介质，主要参与晚期反应。其可凝聚和活化血小板使之释放活性胺类（组胺、5 - 羟色胺等），增强和扩大 I 型超敏反应。

（4）细胞因子（cytokine，CK）　主要有 IL - 1、IL - 3、IL - 4、IL - 5、IL - 6、IL - 10、IL - 13、TGF - β、GM - CSF、TNF - α 等。IL - 4 可诱导 B 细胞发生 IgE 类别转换。

3. 病理改变特点　各种生物活性介质作用于效应组织和靶器官，引起局部或全身性的过敏反应，造成以生理功能紊乱为主的病理改变：①平滑肌痉挛，主要是气管、支气管、胃肠道平滑肌痉挛；②小血管扩张、毛细血管通透性增加，血浆外渗，引起局部水肿及以嗜酸性粒细胞浸润为主的炎症；③黏膜腺体分泌增加。

根据效应发生的快慢和持续时间的长短，可分为即刻/早期反应（immediate reaction）和晚期反应（late - phase reaction）两种类型。

（1）即刻/早期反应　通常在接触变应原后数秒钟内发生，可持续数小时。该反应主要由组胺、前列腺素等引起，表现为血管通透性增强，平滑肌快速收缩。

在即刻/早期反应中，嗜酸性粒细胞对其起着负反馈调节作用。嗜酸性粒细胞被趋化因子聚集到超敏反应发生部位发挥作用：①直接吞噬、破坏脱出的活性物质；②释放组胺酶，灭活组胺；③释放芳基硫酸酯酶，灭活白三烯；④释放磷脂酶 D，灭活血小板活化因子。由于在超敏反应发生时嗜酸性粒细胞数量增高，功能活跃，致使 I 型超敏反应虽发生快，但作用时间短，一般不造成组织细胞损伤。

（2）晚期反应　主要发生在变应原刺激 4~6 小时，可持续数天或更长时间。该反应主要由新合成的脂类介质如 LTs、PAF 等引起。

晚期反应常发生在局部，以嗜酸性粒细胞浸润为主，同时伴有中性粒细胞、巨噬细胞、Th2 细胞和嗜碱性粒细胞浸润的炎症反应。嗜酸性粒细胞活化后释放的生物活性介质，在晚期反应中，特别是在持续性哮喘的支气管黏膜炎症反应和组织损伤中起重要作用。

I 型超敏反应的发生过程和机制见图 11 – 1。

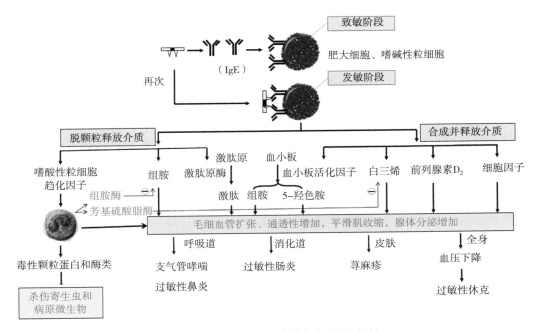

图 11 – 1　I 型超敏反应的发生过程和机制

知识拓展 8

类过敏反应

类过敏反应（allergy – like reaction）是由食品、添加剂、药物等物质直接刺激肥大细胞和嗜碱性粒细胞脱颗粒引起的类似于过敏的反应。与过敏反应不同的是，机体针对这些物质缺乏特异性的 IgE 反应，患者血清中 IgE 反应不升高。临床表现和治疗与过敏反应相似，但皮肤反应测试或体外过敏诊断无法测出该反应。常用的检测类过敏反应的指标有肥大细胞脱颗粒试验、肥大细胞释放活性物质测定、血清 IgE 测定等。

三、Ⅰ型超敏反应的常见疾病

1. 过敏性休克　为全身过敏性反应，主要临床表现为血压下降、循环衰竭。若未能及时救治，病情会迅速恶化，从虚脱、意识丧失到最后死亡，全程只需16分钟至2小时或更短。除此之外，还有喉头水肿及肝、脾血窦内嗜酸性粒细胞增多等病变。

（1）**药物过敏性休克**　以青霉素过敏最为常见，头孢菌素、链霉素、普鲁卡因、免疫血清（如破伤风抗毒素、白喉抗毒素）等也可引起。青霉素为半抗原，无免疫原性，但其降解产物（青霉噻唑醛酸或青霉烯酸）与体内组织蛋白共价结合后获得免疫原性，成为完全抗原，可刺激机体产生IgE，使肥大细胞和嗜碱性粒细胞致敏。当再次接触青霉素时，可导致过敏性休克的发生。因此，在使用青霉素制剂时应新鲜配制，放置2小时后不宜使用。临床发现少数人在初次注射青霉素时也可发生过敏性休克，这可能是因其曾经通过各种方式接触过青霉素药物，如使用被青霉素污染的注射器等医疗器械或吸入空气中青霉菌孢子等，从而使机体处于致敏状态。因此，为防止药物的过敏性休克，应首先询问过敏史，且在注射前必须做皮试。

（2）**血清过敏性休克**　发生于临床上使用动物免疫血清（如破伤风抗毒素、白喉抗毒素）进行紧急预防或治疗时。患者因曾用过相同的免疫血清使机体已处于致敏状态，而发生过敏性休克，重者短时间内即可死亡。

2. 呼吸道过敏反应　临床常见的呼吸道过敏反应是过敏性鼻炎和过敏性哮喘。常因吸入花粉、真菌、尘螨和动物毛屑等变应原引起，常呈季节性发作和爆发性发作。过敏性鼻炎是由于吸入变应原，阻留于鼻腔，由鼻黏膜中的肥大细胞释放过敏介质引起。过敏性哮喘也常因吸入变应原后发作，临床有早期和晚期反应两种类型。前者发生快，消失也快；后者发生慢，持续时间长，同时局部出现以嗜酸性粒细胞和中性粒细胞浸润为主的炎症反应。

3. 胃肠道过敏反应　多因食入变应原引起。食物性变应原绝大多数是一些可抵抗消化酶作用的多肽、蛋白质或食品防腐剂类药品等。如进食鱼、虾、蟹、蛋、奶等食物后可发生过敏性胃肠炎，出现恶心、呕吐、腹痛和腹泻等症状，严重者也可发生过敏性休克。其原因可能与胃肠道黏膜表面SIgA含量明显减少和蛋白水解酶缺乏有关。许多食物过敏患者可伴有针对相应变应原的皮肤过敏反应。

4. 皮肤过敏反应　皮肤过敏反应主要包括特应性皮炎（湿疹）、荨麻疹和血管神经性水肿。湿疹是以渗出为主的早期皮损，好发于颈、腕等部位，出现红斑、丘疹、水疱，伴有奇痒，并常出现风团反应（wheal-and-flare）；荨麻疹以皮肤发红或发白、瘙痒、水肿为特征；血管神经性水肿除上述症状外，还有更为广泛的皮下和黏膜下水肿。这些皮肤过敏反应可由药物、食物、肠道寄生虫等引起，也可由冷、热、光照等物理刺激引起。

四、Ⅰ型超敏反应的防治原则

（一）寻找变应原，避免接触

预防Ⅰ型超敏反应最有效的方法，是通过询问过敏史和皮肤试验（简称皮试）查明变应原，避免与之接触。临床上在应用易发生过敏性休克的药物前必须注意以下几点：①询问过敏史：有该药过敏者禁用，过敏体质者慎用；②皮试：无过敏史者，有抢救条件情况下做皮试，皮试阳性者禁用，阴性者可用，但可能存在假阴性现象，应引起高度重视；③初次应用：

随时观察过敏反应的征象，一旦发现立即停用，并积极抢救；④间隔应用：应用过程如有间隔停用，须重新做皮试。

皮试是将容易引起过敏反应的可疑变应原按合适比例（青霉素 10～50U/mL、抗毒素血清 1∶100～1∶1000、尘螨 1∶100000、花粉 1∶10000）稀释后，取 0.1mL 于前臂内侧皮内注射，15～20 分钟后观察结果。若皮肤出现直径 >1cm 的红晕，即为阳性结果。

（二）脱敏治疗

1. 小剂量、短间隔、多次注射脱敏疗法　其机制可能是短间隔、小剂量多次注射变应原，可使体内致敏细胞分期、分批释放少量的生物活性介质，不足以引起明显临床反应，并逐渐耗竭活性介质，达到暂时解除致敏状态，再注射大量变应原多不会发生明显过敏反应。但此种脱敏是暂时性的，经一定时间后机体又可重新致敏。如抗破伤风毒素皮试阳性，但又必须使用时，可采用小剂量、短间隔（20～30 分钟）多次注射的方法进行脱敏治疗。

2. 小剂量、长间隔、多次注射脱敏疗法　其原理可能是改变变应原进入机体的途径，促进产生特异性 IgG，与 IgE 竞争与变应原的结合，阻断或减少发敏。如对花粉、尘螨等过敏患者，虽已查明变应原而又难以避免接触，可采用变应原小剂量、长间隔（1 周）、反复多次皮下注射进行脱敏治疗。

（三）药物防治

某些药物能选择性地阻断或干扰过敏反应发生过程中的某个环节，从而阻止或减轻超敏反应的发生。

1. 抑制活性介质合成与释放的药物　①阿司匹林：可抑制环氧合酶，阻断前列腺素等介质生成；②色甘酸二钠：可稳定细胞膜，阻止致敏细胞脱颗粒；③肾上腺素、异丙肾上腺素和前列腺素 E，可通过激活腺苷酸环化酶促进 cAMP 合成，甲基黄嘌呤和氨茶碱可通过抑制磷酸二酯酶阻止 cAMP 分解，细胞内 cAMP 升高可抑制致敏细胞脱颗粒。

2. 生物活性介质拮抗药　组胺药物拮抗剂（如苯海拉明、扑尔敏、异丙嗪等）可与组胺竞争效应器官细胞膜上的组胺受体（H1），阻止组胺发挥作用；阿司匹林拮抗缓激肽作用；赛庚啶为组胺 H1 受体和 5-羟色胺 H2 受体拮抗药；多根皮苷酊磷酸盐则对白三烯有拮抗作用。

3. 改善效应器官反应性的药物　肾上腺素可使外周毛细血管收缩，使血压升高，因此在抢救过敏性休克时具有重要作用。葡萄糖酸钙、氯化钙、维生素 C 等可降低毛细血管通透性，减轻皮肤与黏膜的炎症反应。

4. 中医药治疗　有些中药和方剂，如消风散、麻杏石甘汤等对 I 型超敏反应具有一定的防治作用。

（四）免疫新疗法

人们试图通过调控 IgE 的产生，治疗 I 型超敏反应性疾病。如将 IL-12 与变应原共同使用，促使 Th0 向 Th1 型转换，下调 IgE 的产生；还可用变应原重组 DNA 疫苗进行接种，诱导 Th1 型应答；重组可溶性 IL-4 受体（sIL-4R）与 IL-4 结合，降低 Th2 细胞的活性，减少 IgE 产生；制备针对 IgE 分子上与 FcεR I 结合部位的人源化单抗，与循环中的 IgE 结合，阻止 IgE 与肥大细胞或嗜碱性粒细胞表面的 FcεR I 结合，但此单抗对已与肥大细胞或嗜碱性粒细胞结合的 IgE 不起作用。

第二节   Ⅱ型超敏反应

Ⅱ型超敏反应（type Ⅱ hypersensitivity）是指细胞膜表面抗原（包括细胞膜表面固有抗原、细胞膜表面结合抗原或异嗜性抗原）与相应抗体（IgG 或 IgM）结合后，在补体、吞噬细胞和 NK 细胞参与下，对靶细胞产生的细胞毒作用或细胞溶解作用，故又称细胞毒型或细胞溶解型超敏反应。

一、参与Ⅱ型超敏反应的抗原特点

引起Ⅱ型超敏反应的抗原是细胞表面抗原，包括：①细胞表面固有抗原：如 ABO 血型抗原、Rh 血型抗原和 HLA 抗原，感染和理化因素等引起自身抗原改变等；②细胞表面结合抗原：正常组织细胞表面吸附的药物抗原或抗原抗体复合物等；③异嗜性抗原：如链球菌胞壁的 M 蛋白为肾小球基底膜、心脏瓣膜、关节组织的交叉抗原等。

二、Ⅱ型超敏反应的发生机制

机体内细胞表面抗原与相应抗体（IgG 和 IgM）结合后，通过以下方式杀伤靶细胞。

1. 激活补体   抗体与靶细胞抗原特异性结合后，通过经典途径活化补体，直接溶解靶细胞；通过补体裂解产物 C3b、C4b、iC3b 等介导免疫调理和黏附作用，促进吞噬细胞杀伤靶细胞。

2. 调理吞噬   IgG 与靶细胞抗原特异性结合后，其 Fc 段与效应细胞（巨噬细胞、中性粒细胞）的 FcγR 结合，介导调理吞噬作用，破坏靶细胞；IgG 或 IgM 与靶细胞抗原特异性结合，激活补体形成抗原－抗体－补体复合物，通过吞噬细胞表达的补体受体，介导调理吞噬作用，破坏靶细胞。

3. ADCC   IgG 与靶细胞抗原特异性结合后，其 Fc 段与效应细胞（NK 细胞、巨噬细胞、中性粒细胞）的 FcγR 结合，发生 ADCC 效应。

三、Ⅱ型超敏反应的常见疾病

1. 输血反应   主要发生于异型输血。

（1）ABO 血型系统的异型输血   输血反应可发生于任何一次的异型输血。人类多种肠道正常菌群中含有与 A、B 抗原相同的异嗜性抗原。因此，在异嗜性抗原作用下，使不含该抗原的机体产生抗 A 或抗 B 抗体，即 A 血型的人产生抗 B 抗体、B 血型产生抗 A 抗体、O 血型产生抗 A 和抗 B 抗体、AB 血型的血清中不含抗 A 和抗 B 抗体。因此，ABO 异型输血的血液中，同时存在着受者血清的抗血型抗体引起的溶供者红细胞作用和供者血清抗体溶受者红细胞作用的输血反应。

（2）Rh 血型系统的异型输血   常发生于 Rh 阴性血型，接受 Rh 阳性血液的再次输血。由于 Rh 阴性者血清中不存在抗 Rh 血型抗体，只有接受 Rh 抗原刺激后才产生抗 Rh 抗体。

2. 胎儿/新生儿溶血症   主要发生于母子血型不合的胎儿或新生儿，多发生于 Rh 阴性母亲的再次妊娠，也可发生于少数 O 血型母亲的任何胎次妊娠。

（1）母子 Rh 血型不合的胎儿/新生儿溶血症　多发生于 Rh 阴性母亲的再次妊娠。由于分娩、流产或输血等原因受到 Rh 阳性红细胞表面 Rh 抗原初次、再次刺激后，产生抗 Rh 的 IgG 类抗体。当母亲再次妊娠，且胎儿血型为 Rh 阳性，母体的抗 Rh IgG 可经胎盘进入胎儿体内，与胎儿红细胞结合并使之溶解破坏，引起流产、死胎或新生儿溶血症。

为了预防再次妊娠时发生胎儿/新生儿溶血症，可在产妇初次分娩后 72 小时内注射抗 Rh，既能封闭进入母体内的 Rh 阳性红细胞的 Rh 抗原，又能清除 Rh 阳性红细胞，避免抗 Rh 的 IgG 类抗体的产生。

（2）母子 ABO 血型不合　多发生于 O 血型母亲孕有 A/B 血型胎儿的任何一次妊娠。少数 O 血型母亲可存在抗 A、抗 B 的 IgG 类抗体。当 O 血型母亲孕 A/B 血型胎儿时，母体抗 A、抗 B 的 IgG 类抗体通过胎盘进入胎儿体内，引起胎儿溶血症。由于除红细胞外的其他组织中也存在 A、B 型抗原物质，抗体与红细胞外的血型抗原结合，减少了对胎儿红细胞的影响，故一般胎儿溶血症状较轻。不过，该型胎儿溶血症的预防，目前尚无有效办法。

3. 免疫性血细胞减少症

（1）药物过敏性血细胞减少症　药物性半抗原（如青霉素、磺胺、奎尼丁等）进入血液，与血细胞膜成分结合成为完全抗原，刺激机体产生抗药物抗体。抗体与血细胞膜表面的药物结合，或与药物结合形成抗原 – 抗体复合物后，再通过抗体的 Fc 段与含有 FcγR 的血细胞结合，使血细胞溶解，可产生药物性溶血性贫血、粒细胞减少症和血小板减少性紫癜等。

（2）自身免疫性溶血性贫血　某些病毒（流感病毒、EB 病毒等）感染，或服用药物（甲基多巴类）等，可作用于红细胞，使红细胞表面成分发生改变，刺激机体产生抗红细胞自身抗体，抗体与红细胞结合引起自身免疫性溶血性贫血。

4. 抗基底膜型肾小球肾炎和风湿性心肌炎　乙型 A 族 12 型溶血性链球菌的 M 蛋白与人类肾小球基底膜为共同抗原，其感染后产生的抗 M 蛋白抗体，可与肾小球基底膜结合，导致肾小球病变。某些 A 族溶血性链球菌的蛋白抗原与心肌细胞有共同抗原性，其感染后产生的抗体可与心肌细胞发生交叉反应，导致风湿性心肌炎。

5. 肺出血 – 肾炎综合征（Goodpasture's syndrome）　肺泡基底膜与肾小球基底膜之间存在共同抗原。此病的可能机制是病毒感染或吸入某些有机溶剂造成肺组织损伤，导致肺泡基底膜抗原性改变，产生针对肺基底膜抗原的自身 IgG 类抗体，该抗体同时与肺泡基底膜和肾小球基底膜结合，引起肺出血 – 肾炎综合征。

6. 抗受体抗体类疾病　由于某种原因，机体产生抗自身受体抗体，抗体与受体结合而引起抗受体类疾病。根据抗体与受体结合的部位不同，可分为类配体刺激作用或配体拮抗作用。这类疾病属于特殊的 II 型超敏反应。

（1）类配体样刺激作用　抗受体内影像抗体与受体结合，由于结合部位与配体结合部位相同或相似，出现类配体样刺激作用。如弥漫性毒性甲状腺肿（又称 Graves 病），该病患者产生了抗甲状腺刺激素（thyroid stimulating hormone，TSH）受体的自身抗体（IgG），与甲状腺细胞表面 TSH 受体结合后，刺激甲状腺细胞合成和分泌甲状腺素，引起甲状腺功能亢进。

（2）配体拮抗作用　抗受体非内影像抗体，由于抗体与受体结合的部位不是配体结合部位，但抗体与受体结合后能阻断配体与受体的结合，产生配体拮抗作用。如：①重症肌无力：

患者产生抗乙酰胆碱受体的自身抗体，该抗体与乙酰胆碱受体结合后，阻断了乙酰胆碱与受体的结合，导致神经－肌肉传导障碍；②胰岛素抗性糖尿病：该患者产生了抗胰岛素受体抗体，抗体与受体结合后，阻断了胰岛素与受体的结合。

第三节　Ⅲ型超敏反应

Ⅲ型超敏反应（type Ⅲ hypersensitivity）是由中等分子量的可溶性免疫复合物（immune complex，IC）沉积于毛细血管基底膜或局部组织，通过激活补体，并在中性粒细胞、血小板、肥大细胞和嗜碱性粒细胞等参与下，引起的以局部充血水肿、组织坏死和中性粒细胞浸润为主要特征的炎症反应和组织损伤，故又称免疫复合物型超敏反应或血管炎型超敏反应。

一、参与Ⅲ型超敏反应的抗原特点

参与Ⅲ型超敏反应的抗原为可溶性抗原，尤其是血液循环中的可溶性抗原。如异种动物血清、某些病原体分泌的可溶性抗原、病毒、药物等外源性抗原和自身可溶性成分（如蛋白、DNA）变性、核抗原暴露等内源性抗原。

二、Ⅲ型超敏反应的发生机制

（一）免疫复合物的形成与沉积

可溶性抗原刺激机体产生 IgG、IgM、IgA 类抗体，抗原与抗体结合形成免疫复合物。通常情况下，免疫复合物被吞噬细胞吞噬清除，通过肾脏滤过排出。但在某些情况下，可溶性 IC 不易被有效清除，沉积于血管基底膜或局部组织中，激活补体系统，引起炎症反应和组织损伤。引起 IC 沉积的条件主要与以下几种因素有关。

1. 免疫复合物本身因素　①IC 的分子量：与抗原与抗体相对比例有关，二者比例合适形成大分子 IC，易被吞噬清除；抗原（或抗体）过剩形成小分子 IC，可穿过血管壁；若在一定比例下形成约 1000kD 的中等分子 IC 时，它可穿过血管壁内皮层，但不能透过血管基底膜层，则沉积于毛细血管基底膜。②IC 含量过大或持续存在：不能及时被清除。③抗原或抗体的理化特点：荷正电抗原（如 DNA 抗原）形成的 IC，易与荷负电的肾小球基底膜结合而沉积。

2. 机体清除免疫复合物的能力降低　吞噬细胞功能异常或缺陷、补体或补体受体缺陷、FcγR 缺陷等，IC 清除能力降低，致血循环中 IC 大量持续存在而沉积。

3. 促使免疫复合物沉积的血管因素　①血管通透性增加：免疫复合物可激活补体，产生过敏毒素（C3a、C5a）和 C3b，使肥大细胞、嗜碱性粒细胞和血小板释放血管活性介质，引起血管扩张、内皮细胞间隙增大，IC 穿过血管壁内皮层，但被阻滞于血管基底膜层；②血管内高压或形成涡流：血管内高压；动脉交叉口、脉络膜丛和眼睫状体等处易产生涡流；肾小球和关节滑膜等处的毛细血管迂回曲折、血流缓慢等，有助于 IC 沉积。

（二）免疫复合物沉积引起的组织损伤

1. 补体介导的免疫损伤　IC 通过经典途径激活补体，产生 C3a 和 C5a，通过趋化中性粒细胞和引起肥大细胞、嗜碱性粒细胞脱颗粒引起局部组织损伤。

（1）中性粒细胞作用 C3a 和 C5a 趋化中性粒细胞聚集于 IC 沉积部位，在吞噬免疫复合物的同时，释放溶酶体酶（蛋白水解酶、胶原酶和弹性纤维酶等），损伤局部组织。

（2）肥大细胞、嗜碱性粒细胞作用 C3a 和 C5a 与肥大细胞、嗜碱性粒细胞和血小板的相应受体结合，释放组胺等活性介质，引起局部毛细血管扩张、通透性增强，导致局部充血和水肿。

2. 血小板的作用 IC 与血小板表面 FcγR 结合，使血小板活化，激活凝血系统，在局部形成微小血栓，使局部组织缺血坏死；同时释放血管活性物质，引起血管扩张，通透性增强，导致局部充血和水肿。

如果免疫复合物沉积于局部组织，也可引起局部组织损伤的Ⅲ型超敏反应。

总之，Ⅲ型超敏反应的主要病变特征是：免疫复合物沉积于血管壁（或局部组织），主要通过激活补体和（或）血小板活化，引起局部水肿、组织缺血、出血、坏死，并以中性粒细胞浸润为主的炎性反应灶（图 11 - 2）。

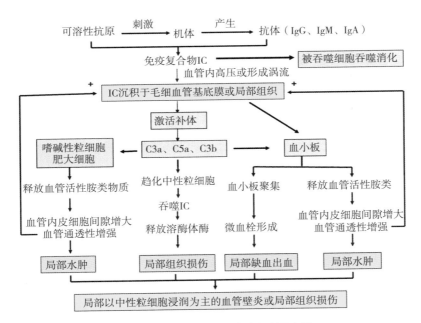

图 11 - 2 Ⅲ型超敏反应发生机制示意图

三、Ⅲ型超敏反应的常见疾病

（一）局部免疫复合物病

1. Arthus 反应 1903 年由 Arthus 发现，是一种实验性局部Ⅲ型超敏反应。给家兔多次皮下注射马血清，几周后，当再次注射马血清时，在注射局部出现剧烈炎症反应（红肿、出血和坏死等）。

2. 类 Arthus 反应 是人体局部免疫复合物病。如胰岛素依赖型糖尿病患者，局部反复注射胰岛素后，可诱导产生抗胰岛素抗体，若再次注射胰岛素时，可在注射局部出现红肿、出血和坏死等局部炎症反应。

长期或大量吸入植物性或动物性蛋白质及真菌孢子，可引起变态反应性肺炎或间质性肺炎，也属于类 Arthus 反应。

（二）全身性免疫复合物病

1. 血清病 在初次大量注射抗毒素（马血清）后 1~2 周发生，主要症状是发热、皮疹、淋巴结肿大、关节肿痛和一过性蛋白尿等。这是由于大量注射抗毒素，在体内产生了相应抗体后抗毒素尚未完全降解，而与抗体结合形成大量中等分子可溶性免疫复合物，沉积于血管基底膜所致。血清病多呈自限性，停止注射抗毒素后，症状可自行消退。此外，大剂量青霉素、磺胺等药物也可引起血清病样反应。

2. 免疫复合物型肾小球肾炎 一般发生于 A 族溶血性链球菌感染后 2~3 周。其原因是：链球菌在体内繁殖，并分泌大量蛋白性物质，刺激机体产生相应抗体，抗体与抗原结合形成循环免疫复合物，沉积在肾小球基底膜所致。此病也可发生于葡萄球菌、肺炎链球菌、乙型肝炎病毒或疟原虫等病原体感染后。

3. 类风湿性关节炎（rheumatoid arthritis，RA） 可能与病毒或支原体的持续感染有关，但病因尚未完全查明。目前认为，在病毒或支原体持续感染情况下，引起自身 IgG 变性，刺激自身产生抗 IgG 抗体（主要为 IgM 类抗体，也可以是 IgG 或 IgA 类抗体），即类风湿因子（rheumatoid factor，RF）。类风湿因子与自身 IgG 结合形成免疫复合物，沉积于小关节滑膜处，引起类风湿性关节炎。

第四节　Ⅳ型超敏反应

Ⅳ型超敏反应（type Ⅳ hypersensitivity）属于 T 细胞介导的细胞免疫应答对机体造成的病理性损伤。Ⅳ型超敏反应的特点：①发生迟缓，消失慢，一般在接触抗原 24~48 小时出现，48~72 小时达高峰，故又称迟发型超敏反应（delayed type hypersensitivity，DTH）；②由 T 细胞介导；③必然导致自身细胞损伤；④无明显的个体差异。临床表现为以单个核细胞（巨噬细胞、淋巴细胞）浸润和组织细胞变性、坏死为主要特征的炎症反应。

一、参与Ⅳ型超敏反应的抗原特点

引起Ⅳ型超敏反应的抗原主要是能激活 T 细胞、发生细胞免疫应答的抗原成分，主要包括：①胞内寄生病原体（如结核杆菌、麻风杆菌、病毒、某些寄生虫和真菌等）感染，其在宿主细胞内繁殖而使宿主细胞表达病原体编码抗原；②自身细胞表面抗原改变，如肿瘤抗原等；③与自身细胞表面蛋白结合的小分子抗原，如油漆、染料、塑料、农药、化妆品或磺胺药等。另外，超抗原也可激发 T 细胞多克隆活化，引起Ⅳ型超敏反应。

二、Ⅳ型超敏反应的发生机制

T 细胞介导的细胞免疫应答，一般都引起自身细胞的损伤，亦即发生Ⅳ型超敏反应，主要包括：①由 CD4$^+$Th1 细胞介导的以单个核细胞（巨噬细胞和淋巴细胞）浸润为主的炎症反应和组织损伤；②CD8$^+$CTL 细胞介导的细胞毒作用。因此，Ⅳ型超敏反应产生机制即 T 细胞介导的细胞免疫应答的发生机制（详见第九章第一节）。

三、Ⅳ型超敏反应的常见疾病

1. 感染性迟发型超敏反应 胞内寄生病原体（胞内寄生菌、病毒、某些寄生虫、真菌等）感染，引起被感染细胞膜表面抗原性改变或表达病原体抗原，激发Ⅳ型超敏反应。

2. 接触性迟发型超敏反应 主要为接触性皮炎，通常由于接触油漆、染料、农药、化妆品和某些药物（磺胺和青霉素）等小分子半抗原物质引起。小分子的半抗原与皮肤角质蛋白、胶原蛋白或细胞其他成分结合成为完全抗原，刺激产生致敏性T细胞，当机体再次接触相应抗原时，即诱发Ⅳ型超敏反应，引起局部皮肤红肿、皮疹、水疱，严重者可出现剥脱性皮炎。

四种类型超敏反应的发生，有其抗原特征、发生机制、造成机体损伤的不同。它们的主要区别见表11-1。

表11-1 四种类型超敏反应主要区别

名称	Ⅰ型超敏反应	Ⅱ型超敏反应	Ⅲ型超敏反应	Ⅳ型超敏反应
别名	速发型超敏反应	细胞毒型或细胞溶解型超敏反应	免疫复合物型或血管炎型超敏反应	迟发型超敏反应
抗原特征	分子量较小抗原等	细胞表面抗原	可溶性抗原	胞内寄生病原体等
免疫物质	IgE	IgG、IgM	IgG、IgM、IgA	T细胞
补体参与	-	+	+	-
应答类型	B细胞介导的体液免疫应答	B细胞介导的体液免疫应答	B细胞介导的体液免疫应答	T细胞介导的细胞免疫应答
病变特点	毛细血管扩张、通透性增加，平滑肌收缩，腺体分泌增加	靶细胞凋亡或靶细胞溶解，靶细胞功能改变	IC沉积于血管基底膜或局部组织引起的毛细血管炎和局部组织炎症	巨噬细胞、淋巴细胞浸润和组织细胞变性、坏死为主要特征的炎症反应
浸润细胞	嗜酸性粒细胞浸润为主		中性粒细胞浸润为主	巨噬细胞和淋巴细胞浸润为主
常见疾病	过敏性休克、支气管哮喘、过敏性鼻炎、过敏性肠炎、荨麻疹等	输血反应、胎儿/新生儿溶血症、药物过敏性血细胞减少症、抗受体病等。	免疫复合物型肾小球肾炎、血清病、类风湿性关节炎等	结核、伤寒、病毒性疾病、接触性皮炎等

知识纲要

超敏反应是免疫应答过程中引起的机体生理功能紊乱或组织细胞病理性损伤的现象。根据反应发生的机制和临床特征为四型，即Ⅰ型超敏反应（速发型超敏反应）、Ⅱ型超敏反应（细胞毒型或细胞溶解型超敏反应）、Ⅲ型超敏反应（免疫复合物型或血管炎型超敏反应）、Ⅳ型超敏反应（迟发型超敏反应）。

1. Ⅰ型超敏反应 又称速发型超敏反应。其发生特点：①发生迅速，消退快；②由IgE介导，肥大细胞和嗜碱性粒细胞释放生物活性介质引起局部或全身反应；③常引起生理功能紊乱，一般不造成严重的组织细胞损伤；④具有明显个体差异和遗传倾向。

（1）参与成分：①变应原：吸入性、食物性、接触性抗原等；②由IgE介导；③由肥大细胞与嗜碱性粒细胞、嗜酸性粒细胞参与。

（2）发生机制：分为致敏阶段和发敏阶段。①致敏阶段：变应原刺激机体产生 IgE，通过 Fc 段与肥大细胞或嗜碱性粒细胞表面 FcεR I 结合，使机体处于致敏状态；②发敏阶段：相同变应原再次进入机体，与肥大细胞或嗜碱性粒细胞表面的 IgE 结合，发生 FcεR I "桥联"，刺激肥大细胞或嗜碱性粒细胞活化脱颗粒释放储存的生物活性介质和新合成生物活性介质，从而引发生物效应。其基本病理改变为毛细血管扩张、通透性增加，平滑肌收缩、腺体分泌增加。

（3）常见疾病：过敏性休克、呼吸道过敏（过敏性鼻炎、哮喘等）、消化道过敏（过敏性胃肠炎等）、皮肤过敏反应（荨麻疹、湿疹等）。

（4）防治原则：①寻找变应原，避免接触，是最根本的治疗方法；②脱敏疗法；③药物对症处理；④免疫新疗法。

2. Ⅱ型超敏反应   又称细胞毒型或细胞溶解型超敏反应。

（1）发生机制：靶细胞表面抗原（包括细胞表面固有抗原、细胞表面结合抗原、异嗜性抗原）与相应抗体（IgG 和 IgM）结合，主要通过激活补体、ADCC、调理吞噬三条途径，导致靶细胞溶解或凋亡。

（2）常见疾病：输血反应、胎儿/新生儿溶血症、免疫性血细胞减少症、抗基底膜型肾小球肾炎和风湿性心肌炎、肺出血－肾炎综合征、抗受体病等。

3. Ⅲ型超敏反应   又称免疫复合物型超敏反应或血管炎型超敏反应。

（1）发生机制：可溶性抗原刺激机体产生 IgG、IgM、IgA 类抗体，抗原与抗体结合形成免疫复合物（IC）。在某些情况下，若形成约 1000kD 中等分子 IC，不被有效清除，易沉积于血管基底膜或局部组织中。①激活补体系统产生的 C3a 和 C5a：趋化中性粒细胞，导致局部组织损伤。②过敏毒素（C3a 和 C5a）和 C3b 与肥大细胞、嗜碱性粒细胞和血小板相应受体结合释放活性介质，引起局部水肿。③IC 与血小板表面 FcγR 结合，使血小板活化，引起血小板聚集形成微血栓，导致缺血、坏死、出血等炎症反应和组织损伤。

（2）常见疾病：胰岛素依赖型糖尿病患者局部反复注射胰岛素引起的类 Arthus 反应，免疫复合物型肾小球肾炎、血清病、类风湿性关节炎等。

4. Ⅳ型超敏反应   又称迟发型超敏反应。

胞内寄生病原体感染、自身细胞表面抗原改变和与自身细胞表面蛋白结合的小分子抗原，都易激发Ⅳ型超敏反应。Ⅳ型超敏反应发生机制，即 T 细胞介导的细胞免疫应答产生机制。常见疾病主要包括胞内病原体感染性疾病和接触性迟发型超敏反应性疾病。

5. 四种类型超敏反应的比较   见表 11－1。

复习思考题

1. 只有免疫应答反应异常时，才会发生超敏反应的理解对吗？为什么？
2. 试比较 Ⅰ 型和Ⅳ型超敏反应的特点。
3. 试比较引发各型超敏反应的抗原特点、发生的基本机制和基本病理改变。
4. 试述 Ⅰ 型超敏反应的防治原则。

第十二章　免疫相关性疾病

　　临床绝大多数疾病均有免疫应答参与，影响疾病的病理变化、病程发展甚至预后等。本章主要介绍与免疫直接相关的疾病，如自身免疫性疾病、免疫缺陷病、移植免疫、肿瘤免疫等。

第一节　自身免疫性疾病

　　自身免疫性疾病（autoimmune disease，AID）是因免疫自身稳定被打破，机体免疫系统对自身成分发生免疫应答，导致自身正常组织结构损伤而引起的疾病状态。

　　自身免疫性疾病分为：①器官特异性自身免疫性疾病（organ specific autoimmune disease）：病变常局限于某一特定器官，是由器官特异性抗原引起的免疫应答，如胰岛素依赖型糖尿病等；②系统性自身免疫性疾病（systemic autoimmune disease）：是针对多器官和组织自身抗原的自身性免疫应答，又称全身性自身免疫性疾病，如系统性红斑狼疮（SLE）、类风湿性关节炎和多发性硬化症等。

一、自身免疫性疾病的致病因素

　　适度的自身免疫反应可以帮助维持免疫自身稳定，短时的自身免疫反应通常不引起病理性的损伤，但自身免疫应答过强或时间过长，以致破坏自身正常组织结构并引起相应临床症状时，则导致自身免疫病。多数自身免疫病的确切病因和机制目前尚未完全阐明，"自我耐受"的终止或破坏是自身免疫病发生的根本原因。参与破坏"自我耐受"的因素多种多样，主要与自身抗原出现、免疫应答异常、免疫相关遗传因素、性别因素、环境影响等有关。另外，尚有其他因素的参与，如病原体感染等。

（一）抗原因素

　　1. 隐蔽性抗原的释放　在正常情况下，存在于免疫隔离部位（如脑、眼球、睾丸、心肌、子宫等）内的自身成分，与免疫系统相对隔离，不与免疫系统接触，将其称为隐蔽性抗原（sequestered antigen）。这些被隔离的抗原成分不能进入中枢免疫器官，诱导相应的T、B细胞克隆流产或抑制，即不能诱导相应免疫耐受。在外伤、感染等情况下，若隔离屏障被打破，这些隐蔽性抗原暴露，激活相应T、B细胞克隆，则导致自身免疫病的发生。例如眼球外伤，导致伤侧眼球内晶状体蛋白（隐蔽性抗原）释放入血，激发机体产生抗晶状体蛋白抗体，出现晶状体排斥反应，抗体也会攻击健侧眼球，引发自身免疫性交感性眼炎等。

　　2. 自身抗原的改变　物理因素（如冷、热、电离辐射）、化学因素（如药物等）或生物学因素（如细菌、病毒、寄生虫感染等）均可引起自身组织成分变性，引发自身免疫病。自身抗原形成的主要原因包括：①自身成分发生构象改变，暴露新的抗原表位；②自身成分被修饰或发生降解，生成具有免疫原性的片段；③外源性抗原（如某些药物、微生物毒素等）与自身组织成分结合，导致自身成分免疫原性改变。

3. 交叉抗原诱发　外源性抗原（尤其是病原微生物）与自身组织成分存在的相似或相同抗原表位即为交叉抗原，又称分子模拟（molecular mimicry）。由外源性抗原刺激机体产生的免疫应答，也能攻击含有相似或相同表位的自身组织成分，这是诱发自身免疫异常的重要因素。许多微生物抗原具有与宿主正常细胞或细胞外基质相似或相同抗原表位，可引发多种自身免疫性疾病。例如，A 型溶血性链球菌胞壁成分与人体心肌间质、心瓣膜、肾基底膜及其他结缔组织具有相似抗原表位，此型链球菌感染人体后所产生的抗体，能与心脏和肾及其他部位的结缔组织发生交叉反应，导致风湿性心脏病和急性肾小球肾炎等；大肠杆菌 O14 与结肠黏膜有相似的抗原表位，O14 株感染可致溃疡性结肠炎；多种微生物的热休克蛋白（HSP）与人 HSP 或其他组织抗原存在相似表位，可引起肾小球肾炎、慢性活动性肝炎、类风湿性关节炎、系统性红斑狼疮和心肌炎等 AID。人与其他生物间存在的交叉抗原见表 12 – 1 和表 12 – 2。

表 12 – 1　人类自身组织与其他生物交叉抗原（举例）

微生物抗原	自身抗原	微生物抗原	自身抗原
链球菌 M 蛋白	心肌球蛋白	EB 病毒 BBLF1 蛋白	HLA – DQw8
Yersinia 菌氧化酶	HLA – B27	乙肝病毒多聚酶	髓鞘碱性蛋白（MBP）
反转录病毒 p30 GAG	U1 RNA	结核菌热休克蛋白	人 HSP
EB 病毒 GP110	HLA – Dw4	细胞磷脂	DNA
EB 病毒 EBNA – 1	类风湿性关节炎滑液细胞		

表 12 – 2　病原体 HSP60 与人类自身抗原间的相似表位

HSP60 区域	已知自身抗原	自身抗原区域	相似程度（%）	相关疾病
1 ~ 17	髓过氧化物酶	594 ~ 610	60	肾小球肾炎
7 ~ 21	细胞色素 P450	359 ~ 372	64	慢性活动性肝炎
65 ~ 75	甲状腺球蛋白	393 ~ 403	58	慢性甲状腺炎
86 ~ 100	肌凝蛋白重链	516 ~ 530	62	柯萨基心肌炎
101 ~ 123	细胞角蛋白	83 ~ 105	58	类风湿性关节炎
108 ~ 117	DNA – 结合蛋白	73 ~ 82	58	系统性红斑狼疮
468 ~ 480	乙酰胆碱受体	133 ~ 145	63	重症肌无力

4. 表位扩展　表位扩展（详见第三章第二节）是引起自身免疫性疾病发生和发展的又一因素。自身成分可诱导中枢免疫器官中处于发育阶段的 T、B 细胞克隆流产，而形成免疫耐受。但存在于自身成分内部的隐蔽性表位则不能诱发相应的克隆流产，即体内存在着针对自身隐蔽表位的自身反应性 T、B 细胞。表位扩展存在以下三种现象：①自身成分变性引起表位扩展：由于某种原因引起的自身成分结构或构象改变而表现免疫原性，启动自身免疫应答产生抗体，引发自身免疫性疾病。抗体与自身抗原结合后，引起自身成分构象改变，致使隐蔽性表位暴露，后续激发免疫应答，使病情逐渐加重。如系统性红斑狼疮的发生和发展过程，就存在着表位扩展现象。②异嗜性抗原引起的表位扩展：与自身成分存在相似或相同表位的外源性抗原诱

导机体产生抗体，抗体与自身成分交叉结合，致使自身成分构象改变而隐蔽性表位暴露，后续激发免疫应答，导致自身免疫性疾病发生，如 A 组链球菌感染引发风湿热等。③外源性成分与自身成分结合引起表位扩展：如外源性小分子半抗原与自身成分结合，形成完全抗原，诱发抗体，抗体与半抗原 - 自身成分复合物结合，致使自身成分构像改变而隐蔽性表位暴露，后续激发免疫应答，导致自身免疫性疾病发生。

（二）免疫系统因素

实验证实，机体内存在着少数针对自身成分的 T 细胞和 B 细胞，但通常不对自身成分发生免疫应答，这主要通过机体非常精密和严格控制的免疫调控系统来维持。若免疫调控系统功能发生紊乱，可以引发自身免疫应答，导致自身免疫性疾病。

1. 淋巴细胞旁路活化 正常情况下，自身抗原通过 APC 提呈作用，在胸腺诱导 Treg 活化和诱发 Th 等其他 T 细胞克隆流产；自身抗原直接在骨髓诱发 B 细胞受体修正或克隆流产。由于中枢免疫器官表达自身抗原的局限性或隐蔽表位的不暴露，致使针对某些自身抗原的 B 细胞克隆未被彻底清除；这些未被彻底清除的 B 细胞克隆，由于缺乏 Th 辅助不能活化，不能诱发针对自身抗原的免疫应答。然而，若机体感染与自身成分存在异嗜性抗原的微生物，则可由异嗜性抗原激活的 Th 辅助针对自身抗原的 B 细胞活化，诱发免疫应答，导致自身免疫性疾病发生。

2. MHC II 类抗原表达异常 正常情况下，大多数组织器官细胞仅表达 MHC I 类分子，而不表达 MHC II 类分子。在某些因素（如 IFN - γ）作用下，组织细胞表面可异常表达 MHC II 类分子，可将抗原肽 - MHC I 类分子复合物和抗原肽 - MHC II 类分子复合物（可能与经 APC 提呈的抗原肽不同）分别提呈给 CD4$^+$Th 和 CD8$^+$CTL（还可能由 APC 提供共刺激分子参与），激发细胞免疫应答，导致自身免疫性疾病。如胰岛素依赖型糖尿病的胰岛 β 细胞高表达 MHC II 类分子。

3. Treg 细胞功能异常 Treg 细胞是诱导和维持自身耐受的重要细胞。APC 细胞表达的自身抗原肽 - MHC II 类分子，在胸腺诱导 Treg 分化，进入外周能抑制 APC 对自身抗原的提呈、抑制自身反应性 T、B 细胞活化。如果 Treg 细胞功能发生异常，则可能导致对自身抗原耐受机制失控，引发自身免疫性疾病。实验发现：Treg 功能缺陷小鼠，易发自身免疫性疾病，若给其输注同系正常小鼠的 Treg 细胞，可抑制自身免疫性疾病的发生。

4. 淋巴细胞的多克隆激活 多克隆刺激剂（如超抗原、巨细胞病毒、EB 病毒、HIV 等）刺激机体，可诱导 T、B 细胞多克隆活化。若活化了自身反应 T、B 细胞，也可诱发自身免疫性疾病。

（三）遗传和生理性因素

1. 遗传因素 多种自身免疫性疾病的发生与个体 MHC 基因型有关。如携带 DR3 的个体与胰岛素依赖型糖尿病、重症肌无力和系统性红斑狼疮等发病有关；DR4 与类风湿性关节炎、胰岛素依赖型糖尿病有关；B27 与强直性脊柱炎有关；DR5 与桥本甲状腺炎有关。MHC 连锁基因的缺陷也与自身免疫性疾病的发生有关，如补体成分 C1、C4 或 C2 基因缺陷的纯合子个体和 Fas/FasL 基因缺陷的个体均易患系统性红斑狼疮等。

2. 生理性因素 主要有年龄与性别因素。

（1）年龄 自身免疫性疾病发病率随年龄增长而升高，60～70 岁以上老年人中，检出自身抗体的比例达 50% 以上，这可能是由于老年人胸腺功能低下引起免疫系统功能紊乱所致；已发现，NZB 小鼠高发 SLE 样综合征，且其病变率随鼠龄增长而升高。

（2）性别   实验研究与临床资料均显示，自身免疫性疾病可能与性激素有关。例如，女性高发某些自身免疫性疾病，如系统性红斑狼疮和多发性硬化症，女性患病是男性患病的 20 ~ 30 倍，并且发现自身免疫性疾病发病率及病情与体内雌激素水平相关；但性激素与自身免疫性疾病易感性关联的机制尚不清楚。某些自身免疫性疾病好发于男性，如强直性脊柱炎男性患病是女性患病的 3 倍。

（四）环境因素

环境刺激，往往是自身免疫性疾病发生的外界诱发因素。与自身免疫性疾病关联度较高的刺激包括感染、紫外线暴露、药物、吸烟、环境污染等。

通过诸如交叉抗原等机制，感染可以使机体丧失自我耐受。如 EB 病毒等编码的蛋白与髓磷脂碱性蛋白有较高的同源性，感染 EB 病毒可能易引发多发性硬化症；紫外线会增加 DNA 的免疫原性，暴露于紫外线下会加重系统性红斑狼疮患者的病情；氯丙嗪、异烟肼、普鲁卡因等药物可以引起狼疮样疾病表现或加重系统性红斑狼疮患者的症状。目前也发现，吸烟是类风湿性关节炎的风险因素之一，具体机制尚不明确。

二、自身免疫性疾病的损伤机制及典型疾病

自身免疫性疾病的组织损伤，多由 Ⅱ、Ⅲ、Ⅳ 型超敏反应所致，参与的免疫因素包括抗体、补体、抗原 – 抗体复合物、T 细胞、巨噬细胞、NK 细胞等。

（一）Ⅱ 型超敏反应引起的自身免疫性疾病

1. Ⅱ 型（细胞毒型）超敏反应   细胞表面或细胞外基质抗原（包括其表面的固有抗原、吸附于其表面的外源性抗原或异嗜性抗原等），刺激机体产生抗体，抗体与细胞表面的抗原结合，通过激活补体、免疫调理、ADCC 效应，溶解或杀伤靶细胞，导致组织损伤。常见的 Ⅱ 型（细胞毒型）超敏反应的自身免疫性疾病：自身免疫性溶血性贫血、药物引起的溶血性贫血、自身免疫性血小板减少性紫癜、中性粒细胞减少症和抗基膜 Ⅳ 型胶原抗体引起的肺出血 – 肾炎综合征等。

2. 抗细胞表面受体抗体介导的受体激活或阻断作用   抗细胞表面受体的抗体，依据与受体的结合部位不同，可分为受体内影像抗体和受体非内影像抗体两大类。与相应受体结合，分别产生模拟配体作用或拮抗配体作用。另外，这两类抗体与受体结合，也可介导受体内化降解；还可通过激活补体等途径，最终损伤靶细胞。

（1）受体内影像抗体的模拟配体作用   该抗体与受体结合，发生类似配体作用，如毒性弥漫性甲状腺肿（Grave's disease）患者血清中存在着抗促甲状腺激素受体（thyoid stimulating hormone receptor，TSHR）的自身 IgG，此抗体与 TSHR 结合，可模拟促甲状腺激素的作用，刺激甲状腺细胞分泌过量甲状腺激素，导致甲状腺功能亢进。

（2）受体非内影像抗体的配体拮抗作用   该抗体与受体结合，阻断受体与配体结合，产生拮抗配体作用。如胰岛素抗性糖尿病，体内的胰岛素受体抗体与胰岛素受体结合，可阻断胰岛素的结合，这种患者用胰岛素治疗无效；重症肌无力，体内乙酰胆碱受体抗体与其受体结合，可拮抗乙酰胆碱与受体结合，阻断神经递质的传递，并促使乙酰胆碱受体内化、降解，从

而降低骨骼肌细胞对运动神经元所释放乙酰胆碱的反应性，出现以骨骼肌无力为特征的临床表现。

（二）Ⅲ型超敏反应引起的自身免疫性疾病

可溶性自身抗原与自身抗体结合可形成循环免疫复合物，其随血流而沉积于某些组织部位，通过激活补体等途径，造成组织损伤。系统性红斑狼疮是此类疾病的代表，其机制是：患者体内持续产生针对自身细胞核抗原（如核体、剪接体和胞质小核糖蛋白复合体）的 IgG 类自身抗体，形成大量循环免疫复合物，沉积在肾小球、关节、皮肤及其他器官的毛细血管壁，进而引起肾小球肾炎、关节炎、皮肤红斑及多部位脉管炎等多器官、多系统病变，最终导致广泛而严重的小血管（尤其肾、脑部小血管）炎性损伤。

（三）Ⅳ型超敏反应引起的自身免疫性疾病

自身反应性 T 细胞，在多种自身免疫性疾病（尤其是器官特异性 AID）的免疫损伤中起重要作用。CD8$^+$CTL 和 CD4$^+$Th1 细胞均可介导自身组织细胞损伤。例如：①胰岛素依赖型糖尿病：CD8$^+$ 和 CD4$^+$T 细胞浸润胰岛组织，CTL 特异性杀伤胰岛 β 细胞，Th1 细胞产生细胞因子引起炎症反应并损伤胰岛细胞；②实验性自身免疫性脑脊髓炎（EAE）：髓鞘碱性蛋白（MBP）特异性 Th1 细胞，可浸润脑组织，介导中枢神经系统损害；过继转移 MBP 特异性 Th1 细胞给正常动物，可成功诱发 EAE。

自身免疫性疾病的发生及其引起的免疫病理损伤并非单一机制，可能存在着多种机制的共同参与。如重症肌无力的组织损伤涉及两个机制：①乙酰胆碱受体抗体介导的Ⅱ型超敏反应；②自身反应性 T 细胞介导的Ⅳ型超敏反应。

发生在人类常见的自身免疫性疾病，见表 12-3。

表 12-3　人类自身免疫性疾病（举例）

疾病	自身抗原	主要反应机制	主要症状	发病范围
自身免疫性溶血性贫血	血型抗原或药物吸附于红细胞	抗体介导细胞毒作用	贫血	器官特异性
恶性贫血	胃壁细胞内因子	抗体与内因子结合，影响维生素 B12 吸收	贫血	器官特异性
自身免疫性血小板减少性紫癜	血小板整合素	抗体介导细胞毒作用	异常出血	器官特异性
肺出血-肾炎综合征	基底膜Ⅳ型胶原	抗体介导细胞毒作用	肾小球肾炎、肺出血	器官特异性
寻常性天疱疮	表皮成分	抗体介导细胞毒作用	皮疱	器官特异性
风湿热	链球菌细胞壁交叉抗原	抗体介导细胞毒作用	风湿性关节炎、心肌炎、心瓣膜炎	器官特异性
不育症	精子	抗体介导细胞毒作用	男子不育	器官特异性
桥本氏甲状腺炎	①甲状腺球蛋白、过氧化酶 ②甲状腺抗原	①抗体介导细胞毒作用 ②T 细胞介导细胞毒作用	甲状腺功能低下	器官特异性
弥漫性甲状腺肿	甲状腺刺激素受体	抗体模拟配体作用	甲状腺功能亢进	器官特异性
低血糖	胰岛素受体	抗体模拟配体作用	低血糖	器官特异性
胰岛素抗性糖尿病	胰岛素受体	抗体拮抗配体作用	高血糖	器官特异性
重症肌无力	乙酰胆碱受体	抗体拮抗配体作用	进行性肌无力	器官特异性
强直性脊柱炎	免疫复合物	免疫复合物沉积	脊柱骨关节炎	系统性

续表

疾病	自身抗原	主要反应机制	主要症状	发病范围
类风湿性关节炎	①自身 IgG ②关节滑膜抗原	①免疫复合物沉积 ②T 细胞介导细胞毒作用	小关节炎	系统性
冷球蛋白血症	自身 IgG	免疫复合物沉积	系统性血管炎	系统性
系统性红斑狼疮	抗核抗体等	免疫复合物沉积	肾小球肾炎、血管炎、皮肤红斑	系统性
多发性硬化症	髓磷脂碱性蛋白	T 细胞介导细胞毒作用	神经系统症状	系统性
胰岛素依赖型糖尿病	胰岛 β 细胞	T 细胞介导细胞毒作用	高血糖	器官特异性
溃疡性结肠炎	大肠杆菌 O14 交叉抗原	①T 细胞介导细胞毒作用 ②抗体介导细胞毒作用	结肠炎	器官特异性

三、自身免疫性疾病的防治原则

理论上治疗自身免疫性疾病的理想方法是重建自身抗原的免疫耐受，但迄今尚未实现这一目标。目前临床干预措施仅限于缓解或减轻自身免疫性疾病患者的临床症状。

1. 预防和控制病原体的感染 多种病原体的感染可通过抗原分子模拟的方式诱发自身免疫性疾病，可采用疫苗和抗生素进行预防和治疗。

2. 应用免疫抑制剂 环孢菌素 A 和 FK506 对多种自身免疫性疾病有明显的临床疗效，可通过抑制激活 IL－2 基因的信号转导通路而使 IL－2 的表达受阻，进而抑制 T 细胞的分化和增殖。

3. 抗炎疗法 应用皮质激素可有效地抑制某些重症自身免疫性疾病所致的炎性反应。此外，水杨酸制剂、前列腺素抑制剂及补体拮抗剂等均可抑制炎症反应，改善自身免疫性疾病的症状。

4. 恢复免疫耐受 经黏膜给入抗原诱导"耐受分离"。如口服抗原可刺激局部产生分泌型 IgA，引起局部黏膜免疫，但可诱导全身免疫耐受。口服抗原在某些情况下，可以逆转免疫应答的应答趋向，诱导免疫耐受。这可能将对自身免疫性疾病的治疗具有重要指导性意义。

5. 特异性抗体拮抗治疗 某些特异性抗体（如抗 TNF－α 抗体、抗 MHC Ⅱ类抗原抗体）可对某些自身免疫性疾病（如类风湿性关节炎、系统性红斑狼疮）起到一定的治疗作用。

6. 免疫净化 通过血浆置换、免疫吸附血浆净化、双重滤过血浆净化等技术，去除血液中异常的抗体和免疫复合物等可引起自身免疫病的成分，以达到治疗自身免疫病的目的，适用于治疗、缓解血液中有高滴度自身抗体或免疫复合物的多种难治性自身免疫病的病情，如毒性弥漫性甲状腺肿、重症肌无力、类风湿性关节炎和系统性红斑狼疮等。

7. 造血干细胞移植 由于自身免疫病的发生与患者免疫细胞异常有关，利用同种异体造血干细胞移植，以重建患者的免疫系统，有可能治愈某些自身免疫病。

第二节 免疫缺陷病

免疫缺陷病（immunodeficiency disease，IDD）是因免疫系统先天发育不全或后天因素所致免疫细胞的发育、增殖、分化和代谢异常，并导致免疫功能障碍，临床上以反复感染为主的一组综合征。IDD 的主要临床表现特点如下。

1. 反复、严重、难愈性感染 为 IDD 最常见的临床表现。患者对病原体的易感性明显增加；不同类型的免疫缺陷，易感病原体有所不同。B 细胞、吞噬细胞及补体系统缺陷导致的病原体感染，以化脓性细菌和条件致病菌感染为主；T 细胞缺陷主要引起病毒、真菌或细胞内寄生菌感染；T、B 细胞联合免疫缺陷则以机会感染为主，患者易感各种病原体的同时，也易发生无致病力或低致病力的微生物或寄生虫感染，如大肠杆菌、卡氏肺孢子菌、弓形虫等的感染。

2. 易继发恶性肿瘤 IDD 患者尤其是 T 细胞缺陷和 T、B 细胞联合缺陷者易发生恶性肿瘤，以血液系统和淋巴系统肿瘤居多，如获得性免疫缺陷综合征患者易发生 Kaposi 肉瘤和淋巴瘤。

3. 常伴发自身免疫病 正常人群自身免疫病的发病率仅为 0.001% ~ 0.01%，而 IDD 患者却高达 14%，以系统性红斑狼疮、类风湿性关节炎、恶性贫血较为常见。

4. 遗传倾向性 多数 PIDD 有遗传倾向性，约 1/3 为常染色体遗传、1/5 为性染色体遗传。15 岁以下的 PIDD 患者多为男性。

5. 系统受累和症状多样性 IDD 涉及免疫器官（如胸腺）、免疫细胞（如巨噬细胞、树突状细胞、T 细胞、B 细胞、NK 细胞、中性粒细胞）以及相关细胞信号转导通路上诸多分子的功能紊乱和改变。同时，IDD 在免疫学特征、临床表现、遗传背景等诸多方面呈现复杂性和多样性。

依据免疫缺陷病的发生原因，可分为两类：①原发性免疫缺陷病：由免疫系统的遗传缺陷或先天性发育不全所致的免疫缺陷病；②获得性免疫缺陷病：由后天因素，如感染、营养不良、放射线、药物、肿瘤等引起免疫功能障碍所致的免疫缺陷病。

一、原发性免疫缺陷病

原发性免疫缺陷病（primary immunodeficiency disease，PIDD）又称先天性免疫缺陷病（congenital immunodeficiency disease，CIDD），是由于免疫系统遗传基因异常或先天性免疫系统发育障碍所致免疫功能不全而引起的疾病，多为 X 连锁隐性遗传或常染色体隐性遗传。PIDD 在人群中总发生率为 0.01%，其类型达 90 余种。依受累的免疫系统组分不同，所导致的免疫功能低下程度各有所异。世界卫生组织（WHO）和国际免疫学联合会（IUIS）在 2009 年将 PIDD 分成八大类：以抗体缺陷为主的免疫缺陷病；联合免疫缺陷病；已明确的免疫缺陷综合征；免疫失调性疾病；吞噬细胞数量、功能缺陷病；天然免疫缺陷病；自身炎性反应性疾病及补体缺陷病等（表 12 - 4）。

表 12 - 4 主要原发性免疫缺陷病特点

PIDD 分类	病名	发病机制	遗传方式 （缺陷基因位点）	主要缺陷
以抗体缺陷为主的免疫缺陷病	X 性联无丙种球蛋白血症	BtK 基因突变	XL（Xq21.3 - 22）	无成熟 B 细胞，各类 Ig 缺乏
	选择性 IgA 缺陷病	产生 IgA 的 B 细胞分化障碍	不详，AR 或 AD	IgA 缺乏
	选择性 IgG 亚类缺陷病	IgG 亚型分化缺陷	不详	无某种 IgG 亚类

NOTE

续表

PIDD 分类	病名	发病机制	遗传方式 （缺陷基因位点）	主要缺陷
已明确的免疫 缺陷综合征	DiGeorge 综合征	胸腺发育不全	AD（22q11）	T 细胞重度减少，Ig 水平低
	毛细血管扩张性共济 失调综合征	同源 PI3K 缺陷	AR（11q22）	T 细胞减少
	Wiskott – Aldrich 综 合征	WASP 基因缺陷	XL（Xp11.22 – 11.3）	对多糖的抗体应答缺陷
联合免疫缺 陷病	性联严重联合免疫缺 陷病	c 链缺陷	XL（Xq13.11 – 13.3）	无 T 细胞，Ig 下降明显
	腺苷脱氨酶缺乏症	ADA 缺陷	AR（20q13 – ter）	T 细胞及 B 细胞进行性降低
	嘌呤核苷磷酸化酶缺 乏症	PNP 缺陷	AR（14q13.1）	T 细胞进行性降低，Ig 下降
	性联高 IgM 综合征	CD40L 基因突变	XL（Xq26.3 – 27）	IgM 高，其他 Ig 低，Ig 类别转换障碍
免疫失调性 疾病	Chediak – Higashi 综 合征	膜流动性异常	AR（1q42 – 43）	吞噬细胞杀菌功能降低
吞噬细胞数量、 功能缺陷病	慢性肉芽肿病 （CGD）	NADPH 氧化酶系统 基因缺陷	XL（Xp21）	吞噬细胞不能杀灭摄入病原体
	X 连锁隐性遗传 CGD	细胞色素 b 91kD 链基 因缺陷	XL（Xp21.1）	吞噬细胞杀菌功能下降
	白细胞黏附缺陷症	β2 整合素基因缺陷	AR（21q22）	白细胞黏附、吞噬功能降低
补体缺陷病	补体固有成分缺陷病	各补体固有成分缺陷	AR	免疫复合物病和反复感染
	阵发性夜间血红蛋 白尿	DAF 和 CD59 缺陷	获得性 XL 突变	红细胞易被补体溶解
	遗传性血管神经性 水肿	C1 抑制物基因缺陷	AD	C2a 过多
天然免疫缺陷 病	疣状表皮发育不良	EVER1、EVER2 基因 突变	AR	角质细胞、白细胞受累
自身炎性反应 性疾病	早发性炎性肠病	IL – 10、IL – 10 受体 基因突变	AD	IFN – γ 及其他前炎性因子增多

注：XL 为 X 连锁遗传；AR 为常染色体隐性遗传；AD 为常染色体显性遗传

（一）以抗体缺陷为主的免疫缺陷病

本病指因 B 细胞发育缺陷或 B 细胞对 T 细胞传递的信号反应缺陷而引起，以体内 Ig 水平低下为主要特征的一类疾病。Ig 缺陷可表现为五类 Ig 均缺陷、一类或者亚类缺陷或特异性抗体反应低下。成人血清 Ig < 6000mg/L 为低丙种球蛋白血症；Ig < 2000mg/L 为无丙种球蛋白血症；患者同时有外周血 B 细胞减少或缺失，T 细胞数目正常，反复出现化脓性感染。

1. X 性联无丙种球蛋白血症（X – linked agammaglobulinemia，X – LA） Bruton 于 1952 年首例报道，故亦称 Bruton 病，为最常见的原发性 B 细胞免疫缺陷病。该病属 X 连锁隐性遗传，由位于 X 染色体上（Xq21.3 – 22）的 Btk 基因突变，致使其表达产物 Bruton 酪氨酸激酶（Bruton's tyrosine kinase，Btk）合成障碍。Btk 为 B 细胞特有，在 B 细胞分化发育过程中，参与胞内活化信号传递。因此，Btk 基因突变可致前 B 细胞不能分化为 mIgM 阳性的 B 细胞。该病皆发生于男性，患儿在出生后 6～8 个月时，来自母体的 Ig 消耗完后开始发病。其血液中各种 Ig 和 B 细胞缺乏，外周淋巴组织中无生发中心和浆细胞，骨髓中前 B 细胞数正常；接种疫苗后不产生抗体，临床表现为反复难愈的化脓性感染，常伴有自身免疫病。T 细胞介导的细胞免疫功能正常，对病毒、真菌和胞内寄生菌等有抵抗力。

2. 选择性 IgA 缺陷病（selective IgA deficiency）　为最常见的选择性 Ig 缺陷，常染色体显性或隐性遗传，也可因胚胎期风疹病毒感染或接触药物造成。由于患者 B 细胞不能分化为分泌 IgA 的浆细胞，血清 IgA 水平 <50mg/L，分泌型 IgA 缺乏，其他各类 Ig 水平正常。患者多无临床症状，少数患者出现反复感染，常伴自身免疫病和易发超敏反应。

（二）已明确的免疫缺陷综合征

本病是一类不属于其他分类，但临床表型、致病基因已经明确的免疫缺陷综合征。

1. DiGeorge 综合征　是典型的原发性 T 细胞缺陷病，亦称先天性胸腺发育不全，系因妊娠 6～8 周时胚胎的第 Ⅲ、Ⅳ 咽囊发育障碍，导致胸腺、甲状旁腺及大血管等多种器官发育不良。患者 T 细胞功能降低，数目减少；B 细胞数目正常。临床表现为反复发生病毒、真菌和胞内寄生菌感染；若接种卡介苗、牛痘、麻疹等减毒活疫苗，可造成全身感染甚至死亡；常伴有低钙血症和面部畸形。

2. 毛细血管扩张性共济失调综合征（ataxia telangiectasia syndrome，ATS）　属常染色体隐性遗传。患者表现为进行性小脑共济失调，呼吸道的反复感染（以肺炎、鼻窦炎多见），面部和眼结膜毛细血管扩张，部分病例可并发恶性肿瘤。其可能的发病机制为 ATM 基因突变，磷脂酰肌醇 3 - 激酶（PI3K）基因缺陷，DNA 修复缺陷，TCR 和 Ig 重链基因断裂等。

3. 伴湿疹血小板减少的免疫缺陷病（Wiskott - Aldrich syndrome，WAS）　属性连锁隐性遗传病。发病机制是位于 X 染色体上 WASP（编码 WAS 蛋白）基因缺陷，细胞骨架功能障碍，导致免疫细胞间相互作用受阻。该病的特点是发病早（新生儿、婴儿期即可发病），男性多见。临床以血小板减少、反复感染、皮肤湿疹为主要特征，亦可伴发恶性肿瘤、自身免疫病等。

（三）联合免疫缺陷病

联合免疫缺陷病（combined immunodeficiency disease，CID）是指由于 T 细胞和 B 细胞均出现发育缺陷或缺乏细胞间相互作用而引起的疾病，常伴有其他先天性疾病发生。患者多因感染而在 1～2 岁内死亡。该病的临床特点是：患者全身淋巴组织发育不良，Ig 缺乏；易反复发生各种病原体感染，尤其是机会性感染；接种某些减毒活疫苗可发生严重的全身感染，甚至导致死亡；骨髓移植或输血有一定疗效。

1. 性联严重联合免疫缺陷病（X - linked SCID，XLSCID）　为典型的 CID，X 连锁隐性遗传，发病机制是 IL - 2 受体 γ 链（IL - 2Rγ）基因突变。IL - 2Rγ 链参与了 IL - 2R、IL - 4R 和 IL - 7R 等细胞因子受体的构成；参与多种细胞因子（IL - 2、IL - 4、IL - 7、IL - 9、IL - 15、IL - 12）的信号转导并调控 T 细胞和 B 细胞分化发育、成熟和活化。故 IL - 2Rγ 基因突变可致 T 细胞发育停滞于 por - T 阶段，B 细胞和 NK 细胞发育受阻。患者表现为 T 细胞和 NK 细胞缺乏或显著减少，B 细胞数量正常但功能障碍。

2. 腺苷脱氨酶缺乏症　该病为常染色体隐性遗传，是由第 20 对染色体（20q13 - ter）上的腺苷脱氨酶（adenosine deaminase，ADA）基因突变或缺失，引起 ADA 缺乏，腺苷和脱氧腺苷分解障碍，导致 dATP、dAMP 等在细胞内大量积聚，从而抑制核糖核苷酸还原酶和 S 腺苷同型半胱氨酸水解酶，影响细胞 DNA、RNA、蛋白质和磷脂合成。ADA 在淋巴细胞内活性最高，故该病主要表现为淋巴细胞，尤其是未成熟淋巴细胞受损，B 细胞受损程度较轻。

3. 性联高 IgM 综合征（X – linked hyperimmunoglobulin M syndrome，XL – HIM） 为罕见免疫缺陷病，多为 X 连锁隐性遗传。发病机制是位于 X 染色体上（Xq26.3 – 27）CD40L 基因突变，致使 T 细胞 CD40L 表达缺陷，T 细胞与 B 细胞的相互作用受阻，B 细胞不能发生增殖和 Ig 类别转换，故只能产生 IgM。男性患儿多见，表现为血清 IgM 升高，可达 11g/L（正常为 1.5g/L），其他 Ig 缺乏。B 细胞数正常，血清中有大量抗中性粒细胞、血小板和红细胞的自身抗体。患者反复出现化脓性感染。由于高 IgM 血症同时影响 CD4$^+$T 细胞和树突状细胞及巨噬细胞的相互作用，该病也会表现出细胞免疫缺陷。因此，该病目前归于联合免疫缺陷病。

（四）吞噬细胞数量、功能缺陷病

吞噬细胞缺陷包括吞噬细胞数量减少或功能异常，此类患者易患各种化脓菌感染，特别是机会菌感染。

1. 慢性肉芽肿病（chronic granulomatous disease，CGD） 约 2/3 为性联隐性遗传，1/3 为常染色体隐性遗传，为编码还原型辅酶Ⅱ（NADPH）氧化酶系统的基因缺陷。NADPH 作为供氢体在氧化酶的作用下参与吞噬细胞的呼吸爆发，产生活性氧杀伤微生物。NADPH 氧化酶基因的缺陷导致吞噬细胞不能产生足够的过氧化氢、超氧离子及单态氧离子，因此杀菌功能减弱。被吞噬的细菌在吞噬细胞内继续存活和繁殖，并随吞噬细胞游走播散至其他组织器官，聚集于局部，刺激 CD4$^+$T 细胞，形成肉芽肿。患者对过氧化氢酶阳性细菌（如葡萄球菌、大肠杆菌等）易感，可在淋巴结、脾、肺、肝、骨髓等多个器官中形成化脓性肉芽肿。硝基蓝四氮唑（nitroblue terazolium，NBT）试验阴性有助诊断。

2. 白细胞黏附缺陷症（leukocyte adhesion deficiency，LAD） 为常染色体隐性遗传。由于 CD18 基因和一种岩藻糖转移酶基因突变或缺失，导致吞噬细胞、T 细胞和 NK 细胞等黏附分子（β2 整合素家族成员或 CD11 ~ CD18 家族成员）表达缺陷，引起吞噬细胞趋化、黏附和吞噬作用障碍，NK 细胞和 T 细胞功能受损，患者出现反复细菌或真菌感染。

（五）补体系统缺陷病

补体系统中几乎所有的补体固有成分、补体调控蛋白及补体受体都可发生缺陷，任一组分的遗传性缺陷均可致补体系统功能障碍。此类缺陷多为常染色体隐性遗传，少数为常染色体显性遗传，属最少见的原发性免疫缺陷病。患者表现为单纯抗感染能力低下，反复发生化脓性感染。

1. 阵发性夜间血红蛋白尿（paroxysmal nocturnal hemoglobinuria，PNH） 是由于编码 N – 乙酰葡糖胺转移酶的 PIG – A 基因突变，导致糖基磷脂酰肌醇（GPI）合成障碍。GPI 能将膜结合性补体调控蛋白衰变加速因子（DAF）、MAC 抑制因子（MIRL）锚定于细胞膜上，保护细胞免遭 MAC 攻击。故 PIG – A 基因的突变，可使红细胞因失去 DAF 和 MIRL 的保护而被补体溶解。患者主要表现为慢性溶血性贫血，晨尿中出现血红蛋白。

2. 遗传性血管神经性水肿 为常染色体显性遗传，由补体调节因子 C1 抑制物（C1 – inhibitor，C1 – INH）基因缺陷引起。C1 – INH 的缺乏可致 C2 裂解产物 C2a 增多，血管通透性增强，患者出现反复发作的皮下组织和黏膜水肿，如出现喉头水肿可致患者窒息死亡。

二、获得性免疫缺陷病

获得性免疫缺陷病（acquired immunodeficiency disease，AIDD）是由后天因素（如感染、营养不良、放射线、药物、肿瘤等）引起免疫功能障碍而导致的疾病。获得性免疫缺陷病较原发性免疫缺陷病更为普遍，常为暂时性的免疫缺陷，大部分在消除病因后逐渐恢复。

（一）获得性免疫缺陷病的常见病因

1. 感染　多种病原体感染可引起获得性免疫缺陷病，其中危害最大的是人类免疫缺陷病毒（human immunodeficiency virus，HIV）引起的获得性免疫缺陷综合征（acquired immunodeficiency syndrome，AIDS）。其他较为常见的病因有麻疹病毒、风疹病毒、巨细胞病毒、EB 病毒、结核杆菌、麻风杆菌和杜氏利什曼原虫等。

2. 恶性肿瘤　恶性肿瘤晚期出现恶病质，患者伴有免疫力显著下降；骨髓瘤和淋巴瘤等可造成免疫系统进行性损伤。

3. 营养不良　是引起获得性免疫缺陷病的最常见病因。营养成分的不足可导致免疫细胞发育和成熟障碍；抗体、补体和细胞因子等免疫分子的合成和分泌受到抑制。

4. 放射损伤　大剂量放射线照射可杀伤免疫细胞和造血干细胞，引起免疫缺陷。

5. 药物　某些抗生素（如氯霉素）能抑制抗体生成和有丝分裂原诱导 T 细胞、B 细胞的增殖反应；抗肿瘤药物（叶酸拮抗剂和烷化剂）可同时抑制 T 细胞和 B 细胞的分化成熟，从而抑制免疫功能。大剂量肾上腺皮质激素可导致免疫功能全面抑制。

（二）获得性免疫缺陷综合征

获得性免疫缺陷综合征（acquired immunodeficiency syndrome，AIDS）即艾滋病，是由 HIV 感染引起的一组以 CD4⁺T 细胞减少为主要特征的临床综合征，主要表现为机会性感染、恶性肿瘤和神经系统退行性病变。

HIV 表达 gp120 和 gp41 两种病毒特异性糖蛋白，gp120 的受体是 CD4。CD4 主要表达于 T 细胞、单核－巨噬细胞、树突状细胞、神经胶质细胞等。HIV 通过 gp120 与靶细胞表面的 CD4 分子结合，同时还能与辅助受体 CXCR4 或 CCR5 结合。HIV 与相应受体结合后，引起 gp120 构象改变，使被其掩盖的 gp41 得以暴露。gp41 的 N 端疏水性强，可直接插入靶细胞胞膜中，引起 HIV 包膜与靶细胞膜融合，病毒进入靶细胞。通过 HIV 的直接损伤和间接免疫损伤机制，导致 CD4⁺T 细胞进行性减少，CD4⁺/CD8⁺T 细胞比例降低或倒置（正常为 2：1）；单核－巨噬细胞功能下降；脑组织炎症和神经细胞损伤等。其主要表现为三大症状：①机会感染：常见的病原体是卡氏肺孢子菌；②恶性肿瘤：常见的是 Kaposi 肉瘤和恶性淋巴瘤等；③神经系统异常：可出现 AIDS 痴呆症。一般在发病后的 2 年内死亡。

三、免疫缺陷病的治疗原则

目前尚无根治免疫缺陷病的方法。其治疗原则是控制感染和补充或替代缺损的免疫组分，主要措施有以下几种。

1. 控制感染　针对不同种类病原体，选用敏感抗生素进行治疗，以控制感染，缓解病情。一般情况下，IDD 患儿不宜使用肾上腺皮质激素及其他免疫抑制剂。要严格控制扁桃体和腺样体切除术。IDD 患者应避免接种活疫苗，如脊髓灰质炎疫苗、麻疹疫苗等，接种活疫苗有诱发感染的危险。

2. 补充和替代性治疗

（1）丙种球蛋白　人血丙种球蛋白注射剂中95%以上是 IgG，作为替代疗法，对于那些缺乏 IgG 或 IgG 亚类的体液免疫缺陷者，坚持注射丙种球蛋白能有效控制感染，但对联合免疫缺陷者收效有限。

（2）转移因子（transfer factor，TF）　是致敏淋巴细胞的提取物，是 T 淋巴细胞分泌的一种介质，可转移迟发型超敏反应，将细胞免疫能力转移给未致敏的淋巴细胞。转移因子是低分子物质（分子量低于10000），本身并不具有免疫原性，极少量转移因子即可迅速发挥作用，可应用于原发或继发性细胞免疫缺陷患者。

（3）胸腺肽　是一种由牛、猪等动物胸腺分离制备的低分子量多肽。胸腺肽可影响 T 细胞的产生、cAMP 和 cGMP 的细胞内调节，并增强机体的细胞免疫功能。其主要用于治疗细胞免疫功能低下，也有人成功地用于治疗联合免疫缺陷病。

（4）其他　应用重组 IFN - γ 治疗 CGD，应用重组 IL - 2 增强 AIDS 患者的免疫功能，应用重组 ADA 治疗 ADA 缺乏导致的 SCID 等。

3. 免疫重建　移植胸腺、骨髓、造血干细胞或胎肝以补充免疫细胞，重建免疫功能。目前已用于治疗重症联合免疫缺陷病、伴湿疹血小板减少的免疫缺陷病、慢性肉芽肿病、Di-George 综合征等。

4. 基因治疗　对于单基因缺陷引起的原发性免疫缺陷病，通过基因治疗可获良好疗效。原理是将目的基因导入造血干细胞或周围血细胞并获得表达，然后将转基因细胞定期输入体内，所产生的正常基因产物可替代不正常或缺失的基因产物。例如，分离患者 CD34$^+$细胞，转染正常的 ADA 基因后回输体内，治疗 ADA 缺陷引起的 SCID；同样，IL - 2Rγ 链、ZAP - 70 等基因缺陷所致疾病也有可能通过该方法治疗。

第三节　移植免疫

移植（transplantation）是将某一个体（或部位）的细胞、组织或器官植入到另一个体（或部位），以维持和重建机体生理功能的过程。在移植过程中，被移植的细胞、组织或器官称为移植物（graft），提供移植物的个体称为供者（donor），接受移植物的个体称为受者（recipient）或宿主（host）。所植入的移植物能否被宿主接受，与供、受者的遗传背景有密切关系，若二者遗传背景相同，植入的移植物将被接受，发挥相应生理功能；若二者遗传背景存在差异，移植物通常会发生炎症反应和坏死，称为排斥反应（rejection response）。

器官和组织移植是 20 世纪重要的医学成就之一，随着组织配型技术、器官保存技术和外科手术方法的日趋成熟，高效免疫抑制剂的广泛应用，使得器官移植的应用范围日趋扩大，移植术已成为治疗多种终末期疾病的有效手段。

根据移植物来源及供、受者间遗传背景的差异，可将移植分为四种基本类型：①自体移植（autologous transplantation）：移植物来源于宿主本身；②同系移植（syngeneic transplantation）：移植物来源于遗传基因与宿主完全相同的供者（如同系动物或单卵双生个体）；③同种异基因或同种异型移植（allogeneic transplantation）：移植物来自同种，但遗传基因型有差异的另一个体；④异种移植（xenogeneic transplantation）：移植物来源于异种动物，如大猩猩器官到人的移植。

根据移植物的形态结构不同，可将移植分为器官移植、组织移植、细胞移植和基因移植（基因治疗）等。根据移植物在受者体内所种植部位不同，又可分为两类：①原位（orthotopic）移植，即将移植物种植到受者机体的正常解剖部位；②异位（heterotopic）移植，指将移植物种植到受者机体正常解剖部位以外的位置。

无论何种移植，只要移植物表达与受者不同的蛋白质或其他分子，移植物就可能被排斥（rejection）。目前，组织、器官移植主要是同种异体之间的移植（同种异型移植），因此本章重点介绍同种异型移植排斥反应。

一、同种异型移植排斥反应的机制

同种异型移植是临床上最常见的移植类型。移植排斥反应本质上是受者免疫系统针对供者移植物产生的适应性免疫应答；在进行免疫组织移植时，还可能发生移植物抗宿主反应。

（一）引发同种异型移植排斥反应的抗原

同一种属不同个体之间，等位基因差异而形成的多态性产物，即为同种异型抗原，如主要组织相容性抗原（MHC 抗原）、次要组织相容性抗原（mHC 抗原）、ABO 血型抗原和组织特异性抗原等。供、受者间同种异型抗原的差异决定了移植物的免疫原性并介导排斥反应的发生。

1. 主要组织相容性抗原 通常把引起强烈排斥反应的抗原称为主要组织相容性抗原（MHC 抗原），它在排斥反应发生中起主要作用。群体中 MHC 所具有的极为复杂的多态性，决定了其成为同种异体移植中介导强烈排斥反应的最重要同种异型抗原。

2. 次要组织相容性抗原 引起较弱排斥反应的抗原称为次要组织相容抗原（mHC 抗原），包括与性别相关的 mHC 抗原（Y 染色体基因编码的产物）和由常染色体编码的 mHC 抗原。单个 mHC 抗原诱导的排斥反应一般较弱而缓慢，但若多个 mHC 抗原不相符也会导致快速而强烈的排斥反应。因此，在 HLA 配型时如能兼顾 mHC 抗原，可望提高移植术的成功率。

3. 其他同种异型抗原 主要包括血型抗原、组织特异性抗原等。

（1）血型抗原 人 ABO 血型抗原广泛分布于红细胞、血管内皮细胞、肝、肾等组织细胞表面，其中血管内皮细胞所表达的 ABO 血型抗原在排斥反应中具有重要作用。宿主体内存在的针对特定血型抗原的抗体可与移植物血管内皮细胞表面的异型 ABO 血型抗原结合，通过激活补体而损伤血管内皮细胞，迅速摧毁移植物，导致超急性排斥反应。

（2）组织特异性抗原 指特异性表达于某一器官、组织或细胞表面的抗原，如 CD 分子。目前对内皮细胞抗原和皮肤 SK 抗原（一种皮肤蛋白抗原）研究较深入。

（二）同种异型排斥反应的识别机制

与普通抗原相比，对同种异型抗原的提呈和识别具有其特殊性，受者 T 细胞如何跨越 MHC 限制性而识别移植抗原，始终是困扰人们的难题。近年的研究进展对此做出了初步的解释，即受者 T 细胞的 TCR 可通过直接识别和间接识别两种方式，识别移植物组织细胞表面的同种异型 MHC 分子。

1. 直接识别（direct recognition） 指受者 T 细胞直接识别供者移植物中残留的过客 APC 表达的抗原肽 - 同种异型 MHC 分子复合物，产生免疫应答。直接识别在同种异型移植急性排斥反应早期发挥重要作用。然而，按照经典的 MHC 限制性理论，T 细胞的 TCR 只能识别抗原肽 – 同基因型 MHC 分子复合物，才能相互作用。直接识别现象与经典理论相悖。

很多学者依据晶体衍射技术研究结果，对直接识别现象提出了某些解释，认为 TCR 有交叉识别不同 MHC 分子的潜能：①TCR 识别具有简并性：TCR 识别的抗原肽 – MHC 分子复合物中，若抗原肽相同、MHC 分子结构相似或相同，形成模拟抗原肽 – 受者 MHC 分子复合物的空间构象；②TCR 的 CDR 区具有包容性：可通过构象改变而识别 MHC 分子。直接识别的机制至今尚未完全阐明。

知识拓展 9

直接识别机制的新诠释

用前述 TCR 识别的包容性和兼并性理论来解释直接识别机制，显然与经典 MHC 限制性理论相悖。我们根据经典 MHC 限制性理论，对直接识别机制做出如下新诠释。

在同种异型受者与供者间，仅 MHC 多态区（MHC Ⅰ类分子 α1 和 α2 区，MHC Ⅱ类分子 α1 和 β1 区）存在差异，而 MHC 非多态区（MHC Ⅰ类分子 α3 和 β2 – m 区，MHC Ⅱ类分子 α2 和 β2 区）不存在差异。据此，我们对直接识别机制做出如下解释：①受者 TCR 虽然不能完整识别供者 APC 表达的抗原肽 – 异基因型 MHC 分子，但可识别与其呈互补对称的抗原肽，即 TCR 可通过 CDR3 区局限性识别抗原肽结构；②受者 CD4 或 CD8 分子可识别同种异型 MHC 分子的非多态区。CD4 或 CD8 与抗原肽 – MHC 分子复合物中 MHC 分子非多态区结合，从而增强了 TCR 识别抗原肽的牢固性。在一定程度上可激活 T 细胞，激发对移植物的细胞免疫应答（图 12 – 1）。

如果是异种间移植，即便受者 TCR 可识别与其呈互补对称的抗原肽，但 CD4 或 CD8 不能识别异种基因型的 MHC 分子非多态区，不能参与 TCR 结合抗原肽 – 异种性 MHC 分子复合物的加固作用，故不能激活 T 细胞，不能激发细胞免疫应答。因此，在移植排斥反应中，T 细胞介导的细胞免疫应答仅发生于同种异体间的移植，而不会发生于异种间的移植。

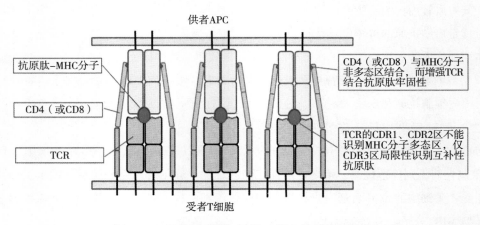

图 12 – 1   同种异型移植直接识别的可能机制示意图

2. 间接识别（indirect recognition） 是指供者移植物细胞被受者 APC 摄取、加工处理成抗原肽 – 受者 MHC 分子复合物，提呈给受者 T 细胞识别。即正常的免疫应答抗原提呈方式，可启动体液免疫应答和细胞免疫应答。抗体介导移植物细胞损伤，CTL 通过直接识别方式介导移植物细胞的杀伤。间接识别在急性移植排斥反应的中晚期和慢性移植排斥反应中起重要作用。

（三）同种异型排斥反应的效应机制

1. T 细胞介导的细胞免疫应答 同种异型移植排斥反应主要由受者 T 细胞介导，并且以 CD4$^+$T 细胞作用更为重要。其实验依据为：①把某一品系小鼠皮肤移植至 T 细胞缺陷的裸鼠，不引发排斥反应，若给裸鼠注射 CD4$^+$T 细胞，可致急性皮肤移植排斥反应，单独注射未致敏的 CD8$^+$T 细胞则无此作用。若同时输注未致敏的 CD8$^+$T 细胞和少量 CD4$^+$T 细胞，则可发生急性皮肤移植排斥反应，单独输注已致敏的 CD8$^+$T 细胞（取自于发生排斥反应的个体），也可发生急性皮肤移植排斥反应。②用抗 CD8 单抗去除 CD8$^+$T 细胞，则对移植物存活无明显影响；用抗 CD4 单抗去除 CD4$^+$T 细胞，可使移植物存活显著延长至 30 天，而联合应用抗 CD4 和抗 CD8 单抗，可使移植物存活显著延长至 60 天。

CD4$^+$Th 细胞是启动适应性免疫应答的关键细胞，在移植排斥反应中受者的 CD4$^+$Th 细胞活化后，可启动细胞免疫应答和体液免疫应答。在移植排斥反应中，主要以 Th1 细胞介导迟发型超敏反应为主；CD8$^+$T 细胞介导的特异性细胞毒反应也有参与。

2. B 细胞介导的体液免疫应答效应 B 细胞活化产生抗体，通过激活补体和 ADCC 效应参与移植排斥反应。但是，某些非细胞毒性抗体（如 IgA）与移植物表面抗原结合，反而起到了封闭抗原、保护移植物作用。

3. 固有免疫应答效应 移植物组织细胞表达 PAMP，被吞噬细胞和补体系统的 PRR 识别，诱发固有免疫应答。如吞噬细胞对移植物的吞噬作用，补体激活后对组织细胞损伤作用等。

4. 非免疫因素 在组织器官移植手术过程中，诸多因素可以引起移植物损伤，导致针对移植物的炎症发生，直至移植物坏死。例如：①手术所致的机械损伤；②移植物摘取和植入过程中经历缺血和缺氧的组织损伤；③移植物植入并恢复血循环，经历缺血 – 再灌注产生大量氧自由基，损伤组织细胞；④移植后免疫抑制剂应用的副作用等。

二、同种异型移植排斥反应的类型

同种异型排斥反应的类型包括：①宿主抗移植物反应（host versus graft reaction，HVGR），见于实质器官移植；②移植物抗宿主反应（graft versus host reaction，GVHR），主要见于骨髓、造血干细胞移植等。

（一）宿主抗移植物反应

HVGR 根据临床器官移植术后排斥反应发生的时间、强度、病理学特点及其机制，可分为超急性、急性及慢性排斥反应。

1. 超急性排斥反应（hyperacute rejection，HAR） 是指移植物与受者血管接通后数分钟至 24 小时内发生的不可逆性排斥反应。超急性排斥反应常见于移植术前反复多次输血、多次妊娠、长期血液透析或再次移植的个体。

超急性排斥反应发生机制：受者体内预先存在针对供者同种异型抗原（如 HLA 抗原、

ABO 血型抗原、血小板抗原等）的抗体。移植物与受者血管接通后，受者体内预存的抗体随血流而迅速进入移植物，与其细胞（尤其是血管内皮细胞）表面相应抗原结合，通过激活补体系统而发挥如下效应：①形成膜攻击复合物，损伤移植物细胞；②直接触发凝血系统；③促使内皮细胞活化，通过分泌某些活性物质而启动凝血级联反应，最终导致血管通透性增强、中性粒细胞和血小板聚集、纤维蛋白沉积，引起出血、水肿、血管内凝血和血栓形成，造成移植器官急性坏死。

超急性排斥反应一旦启动即难以控制，免疫抑制药物的治疗效果不佳。

此外，供体器官缺血时间过长或灌流不畅等非免疫学因素也可以导致超急性排斥反应。

2. 急性排斥反应（acute rejection）　是同种异型器官移植中最常见的排斥反应，一般在移植术后数天至两周左右出现，80%～90% 发生于术后 1 个月内，3 个月后反应逐渐减弱，但一年内常反复发生。病理特征为实质性细胞坏死，并伴有淋巴细胞和吞噬细胞浸润。在早期临床症状不明显时，通过合理应用免疫抑制药物，可有效控制急性排斥反应的发展；当移植物功能明显减退、症状明显时，药物治疗通常难以逆转病情。细胞免疫应答在急性排斥反应中发挥主要作用，通过及早给予恰当的免疫抑制剂治疗，大多可获缓解。

3. 慢性排斥反应（chronic rejection）　亦称慢性移植物功能失能（chronic allograft dysfunction，CAD），多发生于移植术后数周、数月甚至数年。病程进展较缓慢，常呈隐匿性，病理特点是组织结构损伤、纤维增生和血管平滑肌细胞增生，导致移植器官功能进行性丧失。由于环孢霉素 A（CsA）等免疫抑制剂被广泛应用，使急性排斥反应得到有效控制，故慢性排斥反应已成为影响移植物长期存活的主要障碍。

慢性排斥反应发生机制尚未被阐明，一般认为涉及免疫学和非免疫学因素。

（1）**免疫学机制**　反复发作的急性排斥反应可能是导致慢性排斥反应及组织损伤的重要原因。其机制可能为：①特异性抗体或效应细胞导致微血管内皮细胞损伤；②慢性 DTH 诱使吞噬细胞分泌平滑肌细胞生长因子，导致动脉血管平滑肌细胞增生、动脉硬化及血管壁炎性细胞浸润等。

（2）**非免疫学机制**　多种非免疫学因素参与慢性排斥反应发生。例如：移植后早期出现缺血－再灌注损伤，移植器官的去神经支配、血管损伤、术后给予免疫抑制药物的毒性作用，受者并发高脂血症、高血压和慢性巨细胞病毒感染等。

慢性排斥反应对免疫抑制剂不敏感。为延长移植物存活，可针对各种可能的影响因素进行干预，例如：术前缩短移植物的冷、热、缺血时间，减轻再灌注损伤；采取合理的免疫抑制措施，减少或减缓急性排斥反应发生；选用毒副作用较轻的新型免疫抑制药物等。

（二）移植物抗宿主反应

移植物抗宿主反应（graft versus host reaction，GVHR）是由移植物中抗原特异性淋巴细胞（主要是 T 细胞）识别宿主同种异型组织抗原所致的一种排斥反应。其临床和病理特点为：患者出现皮肤、肝脏、肠道上皮细胞坏死，严重者可致命。GVHR 一旦发生，一般均难以逆转。引发 GVHR 的条件为：①供、受者间 HLA 型别不符；②移植物中含足够数量的成熟淋巴细胞，尤其是成熟 T 细胞；③受者免疫功能低下（被抑制或免疫缺陷），不能清除移植物中淋巴细胞。

GVHR 主要见于骨髓移植（bone marrow transplantation，BMT）及某些富含淋巴细胞的器官

（如胸腺、小肠和肝）移植，免疫缺陷个体接受大量输血时也可能发生。

GVHR发生的主要机制：骨髓移植物中成熟T细胞识别宿主的同种异型组织抗原，增殖、分化为效应T细胞，这些激活的效应细胞随血液循环游走至受者全身，对宿主多组织、多器官发动免疫攻击。

急性GVHR主要引起皮肤、肝脏和胃肠道等多器官上皮细胞坏死，临床表现为皮疹、黄疸和腹泻等，严重者皮肤和肠道黏膜剥落，由于受者抵抗力低下，易继发感染而致死亡。慢性GVHR可引起皮肤病、血小板减少、一个或多个器官纤维化和萎缩，导致器官功能进行性丧失。

在骨髓移植物中，供者来源的T细胞可对受者体内残存的白血病细胞发动攻击，此为移植物抗白血病反应（graft versus leukemia reaction，GVLR），对防止骨髓移植后白血病复发具有重要意义。GVLR可被视为特殊类型的GVHR，主要组织相容性以外的其他抗原（如次要组织相容性抗原、相对特异性的血细胞抗原、白血病特异性抗原及某些在白血病时表达增高的正常蛋白等）参与其发生。

各类排斥反应的效应机制详见表12-5。

表12-5 同种异型移植排斥的类型及其发生机制

排斥类型		发生机制	主要病理变化
宿主抗移植物反应	超急性排斥	体内存在抗同种异型组织抗原（如ABO抗原或HLA抗原）的抗体，与血管内皮细胞表面相应抗原结合，激活补体系统和凝血系统	内皮细胞坏死、血管内凝血、移植细胞急性坏死
	急性细胞免疫排斥	CD8$^+$CTL细胞毒作用是主要的效应机制；另外，炎症性CD4$^+$T细胞、巨噬细胞也可导致间质细胞损害	急性间质炎
	急性体液免疫排斥	机体产生抗MHC分子抗体和抗内皮细胞表面分子的抗体，二者与相应抗原结合，通过激活补体而导致血管损害	急性血管炎
	慢性排斥	急性排斥所致细胞坏死的延续和结果；炎症性CD4$^+$T细胞、巨噬细胞介导慢性炎症；抗体或效应细胞介导反复多次的内皮细胞损害，致血管壁增厚和间质纤维化	慢性移植物失能
移植物抗宿主反应		移植物中被激活的T细胞随血液循环游走至受者全身，对宿主组织或器官发动免疫攻击	皮肤、肝脏、肠道上皮细胞坏死

知识链接3

造血干细胞移植

造血干细胞移植（hematopoietic stem cell transplantation，HSCT）的造血干细胞，主要来源于骨髓、外周血和脐带血，其具有自我更新能力，可分化为不同谱系血细胞。1955年，Thomas首先开展骨髓移植，目前HSCT已被广泛用于治疗血液系统恶性疾病（如白血病、淋巴瘤）、遗传性血液病、某些经放疗或化疗的恶性实体肿瘤、先天性免疫缺陷和代谢失调等，以重建正常造血和免疫功能。

理论上，HSCT可同时导致HVGR和GVHR，但由于受者多伴严重免疫缺陷，故主要表现为GVHR。GVHD一旦发生，一般难以逆转，不仅导致移植失败，还可威胁受者性命。因此，移植术前须进行严格HLA配型，或预先清除移植物中成熟T

细胞。

  HLA 的遗传特点决定了筛选造血干细胞供者的策略：①HLA 具有高度多态性，故在无关个体中筛选出合适供者十分困难；②HLA 基因为单元型遗传，故在同胞兄弟姐妹中筛选出 HLA 全相合供者的几率最高。为此，国际上多个国家和地区已建立造血干细胞捐赠者资料库，在采集并分析大样本人群 HLA 型别的基础上，为筛选合适供者提供线索。截止至 2016 年 10 月 31 日，中华骨髓库入库志愿者数据已达 231.23 万人份，成为继美国、德国、巴西之后世界第四大骨髓库。

三、同种异型移植排斥反应的防治原则

  防治同种异型移植排斥反应的基本原则：①严格选择供者，供者与受者的 HLA 尽可能相符；②抑制患者的免疫应答；③诱导受者对移植物的免疫耐受；④加强移植后的免疫监测等。

（一）供者选择与组织配型

  1. 红细胞抗原配型　供者和受者的红细胞抗原（如 ABO 血型、Rh 血型等）必须完全匹配。

  2. HLA 配型　HLA 分子是诱发同种异型排斥反应的主要抗原，故应尽可能选择与受者 HLA 型别相同或相近的供者。供、受者间 HLA 等位基因相合的数目越多，移植排斥反应越弱，移植物存活率越高。各 HLA 基因座在诱导排斥反应中的重要性依次为 HLA－DR（DQ）、HLA－B 和 HLA－A。

  3. 检测预存抗体　取受者血清与供者淋巴细胞做交叉细胞毒试验，检测受者体内是否预存抗供者同种异型抗原的抗体，以避免超急性排斥反应发生。

  4. 淋巴细胞交叉反应　目前的 HLA 分型技术尚难以检出某些同种抗原的差异，故骨髓移植时有必要做交叉配型，即将供者和受者淋巴细胞互为反应细胞，即经照射的淋巴细胞与对方活淋巴细胞进行单向混合淋巴细胞培养，任何一组反应过强，均提示供者选择不当。

（二）移植物与受者的预处理

  1. 移植物的预处理　移植物中的过客白细胞（APC 和淋巴细胞）也是激发排斥反应的重要因素。因此，应尽量去除移植物中过客白细胞，以减轻排斥反应。

  2. 受者的预处理　对受者机体的预处理主要应着眼于两个方面：第一，抑制受者机体的免疫应答，尽量降低移植排斥反应；第二，诱导受者对移植物的免疫耐受，使移植物长期不被排斥。后者才是真正克服移植排斥反应的有效措施。如移植前应用抗 CD4/CD8 抗体杀伤受者 T 细胞而抑制受者免疫应答，在用免疫抑制剂的同时给受者输注供者血液等来诱导免疫耐受。

（三）免疫抑制剂的应用

  免疫抑制疗法已成为临床器官移植的常规疗法，其在很大程度上决定临床移植的成败。由于同种异型移植排斥反应的启动主要由 Th 细胞介导，因此临床使用的药物主要是抑制 T 细胞功能，其中包括抗代谢药物（如硫唑嘌呤、环磷酰胺等）、具有相对选择性的免疫抑制剂（如环孢霉素 A、FK506 等）和针对 T 细胞表面分子的抗体等。

1. 激素和抑制代谢药物 糖皮质激素的应用极为广泛，其抗炎作用可降低移植物炎症反应，减轻排斥反应所致组织损伤；抗代谢药物可杀伤快速分化和增殖的细胞，可抑制受抗原刺激而增殖、分化的 T 细胞，但也对造血干细胞等产生毒性。硫唑嘌呤和环磷酰胺是常用的抑制代谢药物。

2. 抑制 T 细胞活化的药物 临床常用大环内酯类免疫抑制剂，如环孢霉素 A（CsA）、FK506、FTY－720、环磷酰胺和 rapamycin（西罗莫司）等，尤以 CsA 最为常用，疗效也较确切。该药来源于一种真菌代谢产物。CsA 的主要作用机制：抑制 T 细胞内与 TCR 信号转导相关的钙调神经磷酸酶（calcineurin）活性，通过抑制胞浆转录因子 NF－AT 向胞核内移动，干扰 IL－2 基因转录，从而抑制 T 细胞增殖。另外，FTY－720 是一种新型免疫抑制剂，其毒副作用较小，且与 CsA 等具有协同作用。其作用机制为促进淋巴细胞凋亡、诱导淋巴细胞归巢、介导 Th1/Th2 细胞偏移。

3. 生物制剂 针对 T 细胞表面抗原的单克隆抗体可用于抑制 T 细胞活化及功能，如抗淋巴细胞球蛋白（ALG）、抗胸腺细胞球蛋白（ATG），以及抗 CD3、CD4、CD8 单抗等，防治同种异型急性移植排斥反应。此外，抗 IL－2 受体（CD25）单抗、抗黏附分子（LFA－1、ICAM－1、VACM－1）单抗等均在动物模型和临床应用中取得了较好效果。

免疫抑制剂的使用极大改善了临床器官移植术的预后，但多数患者均需终生给药，由此引发的问题：①免疫抑制剂在抑制排斥反应的同时，可能继发致死性感染和肿瘤；②大剂量免疫抑制剂的应用所显现出来的严重毒副作用，使移植器官功能受损，并可能加重慢性排斥反应；③多数药物价格十分昂贵。此外，迄今的治疗方案均对慢性排斥无效。

（四）诱导对移植物的免疫耐受

各种免疫抑制药物有多种毒副作用，因此，从生物治疗角度出发，诱导受者产生针对移植物的免疫耐受是移植免疫学领域极具挑战和潜力的课题之一。理论上，诱导对移植物的免疫耐受是防治排斥反应的最佳方案。诱导受者产生移植耐受的机制十分复杂，涉及免疫清除、免疫失能、免疫抑制和免疫调节等。

依据免疫耐受形成原理，原则性地探讨诱导移植耐受有关的方法如下。

1. 供者抗原刺激诱导免疫耐受 中枢免疫器官处于发育阶段的 T、B 细胞，接受抗原刺激，可以诱导克隆流产或 B 细胞 BCR 重编，诱导胸腺 Treg 细胞分化；外周 T、B 细胞功能被抑制时，接受抗原刺激，诱导克隆无能。可以探讨在预先或同时给予免疫抑制剂时，胸腺内注射供者的抗原物质，同时诱导对移植物的中枢耐受和外周耐受。

2. 预先经静脉输注大量抗原 移植前经静脉给受者输注供者 HLA 分子或模拟 HLA 多肽或血细胞（带有 HLA 分子），并预先或同时给予免疫抑制剂，诱导对移植物的免疫耐受。

3. 经黏膜给予抗原诱导耐受分离 有临床报道发现，在两种不同遗传背景的夫妻间进行组织器官移植，却获得了如同单卵双生兄弟姐妹间组织器官移植相似的不排斥现象。这可能是由于夫妻间长期密切接触，尤其是在性交过程中，通过生殖器黏膜，彼此抗原刺激，诱导了免疫耐受所致。这为临床组织器官异体移植领域提供了新的思路和途径。

4. 阻断共刺激信号通路 T、B 细胞须经双信号刺激及其信号转导途径转导活化信号才能活化。如果仅有第一活化信号而缺乏第二活化信号（共刺激分子信号），则诱导克隆无能，产生外周耐受。如动物实验用 CTLA－4－Ig 融合蛋白和抗 CD40L 单抗给予受者，可有效延长移植物的存活时间。其机制是 CTLA – 4 – Ig 与 APC 表面的 B7 结合，抗 CD40L 单抗与 T 细胞的 CD40L 结合，分别阻断了 T 细胞获得第二活化信号，诱导了克隆无能，产生外周耐受。

5. 阻断 DC 细胞成熟　DC 是启动初次适应性免疫应答的关键细胞。未成熟 DC 具有很强的抗原摄取、加工处理和提呈能力，但低表达共刺激分子，可以将抗原肽 – MHC 分子复合物提呈给 T 细胞，使其获得第一活化信号，但不能为 T 细胞提供共刺激分子，使其得不到第二活化信号，则诱导克隆无能。当在给予抗原刺激的同时（或预先）应用阻断 DC 成熟的生物制剂，抑制 DC 成熟，则可能诱导相应的免疫耐受。

（五）急性排斥的免疫学监测

移植后的免疫监测，对于临床及时采取防治排斥反应的合适措施具有很好的指导意义。目前已建立多种免疫监测实验方法，但须结合多项指标及临床表现综合分析。如淋巴细胞亚群百分比和功能测定、免疫分子水平测定等。但是，上述指标存在特异性不强、灵敏度不高等缺点，建立一套能指导临床器官移植的免疫学检测方法对移植后的防治具有重要意义。

第四节　肿瘤免疫

肿瘤免疫学（tumor immunology）是研究肿瘤的免疫原性，机体对肿瘤的免疫应答，机体免疫状态与肿瘤发生、发展相互关系，以及肿瘤的免疫学诊断与防治等的学科。

一、肿瘤抗原

肿瘤抗原（tumor antigen）一般是指在肿瘤发生、发展过程中新出现或过度表达的抗原物质。肿瘤抗原能诱导机体产生抗肿瘤免疫应答，是肿瘤免疫诊断和免疫防治的分子基础。根据肿瘤抗原的免疫学、发生学类型，对肿瘤抗原进行如下分类。

（一）根据肿瘤抗原特异性分类

根据肿瘤抗原的特异性，可将肿瘤抗原分为肿瘤特异性抗原和肿瘤相关性抗原。

1. 肿瘤特异性抗原（tumor specific antigen，TSA）　TSA 指仅表达于某种肿瘤细胞而不存在于正常组织细胞的抗原。

TSA 首先在动物肿瘤中被发现。20 世纪 50 年代纯系小鼠的培育成功后，Prehn 和 Main（1957 年）及 Klein（1960 年）用化学致癌剂甲基胆蒽（MCA）诱发纯系小鼠肉瘤，通过同系小鼠肿瘤组织移植排斥有力地证实了 TSA 的存在。然而，人类肿瘤不可能采用肿瘤移植排斥反应的方法证实，又因临床肿瘤患者往往对自身肿瘤不产生排斥反应，采用单克隆抗体技术也很难制备出抗人类肿瘤抗体。因此，在很长一段时期内，对人类肿瘤是否也同动物肿瘤一样具有肿瘤特异性抗原存在疑问。刘文泰（1984 年）提出了先用肿瘤原发器官正常组织诱导动物免疫耐受，再进行肿瘤移植实验证实人类肿瘤特异性抗原存在及其提高制备抗肿瘤单克隆抗体阳性率的理论设想（见知识拓展 10）。比利时科学家 Boon 等（1991 年），通过从患者黑色素瘤组织中提取肿瘤浸润淋巴细胞（tumor infiltrating lymphocyte，TIL），在体外与自身肿瘤细胞混合培养，诱导 TIL 活化、克隆扩增；建立肿瘤细胞 cDNA 文库，选择肿瘤相关的 cDNA，在体外转染患者自身正常细胞，并与 TIL 反应，筛选出了 CTL 识别人黑色素瘤的肿瘤特异性抗原（如

MAGE、BAGE、MART、gp100）及其相关基因。TSA 的发现对研究抗肿瘤免疫应答具有重要意义。

知识拓展 10

运用免疫耐受原理证实人类肿瘤抗原及提高抗肿瘤抗体阳性率的理论

刘文泰于 1984 年依据免疫耐受原理提出了将人类肿瘤原发器官正常细胞接种于胚胎期或新生期鼠类动物诱导对正常组织细胞抗原的免疫耐受，待耐受动物免疫功能成熟后，再行肿瘤原发器官正常组织细胞和肿瘤组织细胞移植，通过观察二者的移植排斥反应，便可证实人类肿瘤抗原存在与否。还可先用肿瘤原发器官正常细胞诱导免疫耐受，再用肿瘤细胞免疫，制备抗肿瘤单克隆抗体。这样，由于先诱导了动物对正常组织细胞抗原的免疫耐受，消除了正常细胞抗原对肿瘤抗原的掩盖，不仅可增强肿瘤抗原的免疫原性、提高抗肿瘤单克隆抗体制备阳性率，而且还可大大减少其工作量。

---

2. 肿瘤相关性抗原（tumor associated antigen，TAA）　TAA 指并非肿瘤细胞特有、正常组织或细胞也可微量表达，但在细胞癌变时表达明显增高的抗原物质。

（1）胚胎抗原（fetal antigen）　是胚胎组织产生的正常成分，在胚胎发育期常处于高水平，但在胚胎后期减少，尤其在出生后由于基因阻遏而逐渐消失或极微量表达。细胞癌变时，由于基因脱阻遏而重新大量表达。胚胎抗原可分为两类：①分泌性胚胎抗原：乃由肿瘤细胞产生和释放，如肝癌细胞可产生甲胎蛋白（alpha - fetoprotein，AFP）；②膜结合型胚胎抗原：其疏松地结合于细胞膜表面，易脱落，如结肠癌细胞所产生的癌胚抗原（carcinoembryonic antigen，CEA）。胚胎抗原可作为肿瘤标记物而用于肿瘤诊断，也可作为免疫学治疗的靶分子。

（2）糖基化抗原　多种肿瘤常过量表达或表达异常结构的糖脂，如神经节苷脂、糖蛋白（如黏蛋白），可用于肿瘤诊断标志物和肿瘤免疫治疗的靶分子。

（二）根据肿瘤发生学分类

1. 理化因素诱导的肿瘤抗原　引起基因突变的因素很多，例如化学致癌因素（甲基胆蒽、氨基偶氮染料、二乙基亚硝胺等）、物理致癌因素（如紫外线、X 线等）和自发突变等导致的基因突变或癌基因激活或抑癌基因突变。如癌基因产物 Ras 等、抑癌基因突变产物 P53 等。此类抗原的特点是个体特异性强、免疫原性弱。

2. 致癌病毒诱生的肿瘤抗原　某些肿瘤的发生与病毒感染有关（表 12 - 6）。致癌病毒感染宿主细胞，病毒基因与宿主细胞基因整合诱导细胞恶性转化或激活细胞癌基因，病毒产物（乙型肝炎病毒的 HBxAg）激活癌基因导致细胞癌变。此类肿瘤抗原虽与病毒感染相关，但与病毒基因编码抗原不一定相同，故也称为病毒相关肿瘤抗原。它与理化因素致癌表达的肿瘤抗原显著不同的是，同一种病毒诱生的不同类型肿瘤，表达相同病毒相关肿瘤抗原，一般免疫原性较强。

病毒在肿瘤细胞内复制可使肿瘤细胞表达病毒基因编码抗原，由病毒抗原激发的免疫应答，会表现出较强的杀伤肿瘤细胞作用。

表 12 -6　部分与人类肿瘤相关的病毒

肿瘤	病毒
人原发性肝癌	乙型肝炎病毒（HBV）、丙型肝炎病毒（HCV）
人宫颈癌	人乳头状瘤病毒（HPV）、单纯疱疹病毒（HSV）
人鼻咽癌	EB 病毒（EBV）
人 Burkitt 淋巴瘤	EB 病毒（EBV）
人 T 细胞白血病	人嗜 T 细胞白血病病毒、Ⅰ和Ⅱ型人 T 细胞白血病病毒

3. 自发性肿瘤抗原　是指发病机制尚未阐明的肿瘤所表达的肿瘤抗原，多数人类肿瘤属于此类。自发性肿瘤抗原特点：①突变的基因产物：自发性肿瘤表面所表达肿瘤特异性抗原，大部分可能为突变基因产物；②异常表达的正常成分，包括分化抗原异常表达、过度表达的某些蛋白分子和独特型抗原。某些自发性肿瘤类似于理化致癌物诱发的肿瘤，具有高度特异性，很少或几乎完全无交叉反应；某些自发性肿瘤则类似于病毒诱发的肿瘤，具有共同抗原。

不同机制产生的常见人类肿瘤抗原见表 12 -7。

表 12 -7　不同机制产生的常见人类肿瘤抗原

产生机制	表达的肿瘤抗原	常见肿瘤
基因突变	突变的 P53 蛋白	约 50% 人类肿瘤
	突变的 Ras 蛋白	约 10% 人类肿瘤
癌基因	过量表达的 Her -2/neu	乳腺癌等
静止基因异常活化	黑色素瘤抗原（MAGE -1、MAGE -3 等）	黑色素瘤等
致癌病毒诱导	人乳头瘤病毒 E6 和 E7 蛋白	宫颈癌
	EB 病毒核抗原 1（EBNA -1）	EBV 相关淋巴瘤、鼻咽癌
过量表达的细胞蛋白	gp100、MART	黑色素瘤
糖基化蛋白异常	神经节苷脂 GM1、GD2	黑色素瘤
	表面黏蛋白 MUC -1	黑色素瘤等
胚胎抗原	癌胚抗原（CEA）	结肠癌等
	甲胎蛋白（AFP）	肝细胞癌
组织特异性分化抗原	CD10、CD20	B 淋巴瘤

知识链接 4

肿瘤干细胞

肿瘤干细胞（tumor stem cell）是指肿瘤组织中极少一部分具有无限增殖潜能、可自我更新的肿瘤细胞，它们在肿瘤形成、生长、侵袭及转移中起决定性作用。肿瘤干细胞具有自我更新和无限增殖的能力；肿瘤干细胞的运动和迁徙能力使肿瘤细胞的转移成为可能；肿瘤干细胞可长时间处于休眠状态并对杀伤肿瘤细胞的外界理化因素不敏感。因此，易导致常规肿瘤治疗方法消灭大部分普通肿瘤细胞后的复发。

肿瘤干细胞的来源尚未完全清楚，可能由正常干细胞转化而来，或由已分化的子代细胞去分化而形成。目前，白血病、乳腺癌及神经胶质瘤等多种肿瘤中已证实存在肿瘤干细胞。

二、抗肿瘤免疫效应机制

由于肿瘤细胞的组织来源和产生方式不同，其免疫原性强弱各异，故机体抗肿瘤免疫应答亦呈现不同特点：若肿瘤的免疫原性强，适应性免疫发挥主要作用；若肿瘤的免疫原性弱，则固有免疫可能具有更重要意义。另外，机体抗肿瘤应答的产生及其强弱还与宿主免疫功能状况及其他因素相关。

（一）抗肿瘤的固有免疫效应

1. NK 细胞的杀瘤效应 NK 细胞是机体抗肿瘤的第一道防线，是早期抗肿瘤的重要细胞。NK 细胞对肿瘤细胞的识别和激活机制：①肿瘤细胞表面 MHC Ⅰ类分子表达低下或缺失，使 NK 细胞表面抑制性受体的识别受阻；②肿瘤细胞表面表达某些特定分子（如 MIC A/B 等），可与 NK 细胞表面激活性受体结合，使之激活并发挥杀瘤效应。NK 细胞表面表达 Fc 受体，还可通过 ADCC 效应杀伤肿瘤细胞。

2. 巨噬细胞的杀瘤效应 巨噬细胞在机体抗肿瘤免疫中具有重要意义。已证实肿瘤组织周围若有明显巨噬细胞浸润者，肿瘤转移发生率低，预后较好；反之则较差。

巨噬细胞抗瘤作用的机制：①处理和提呈肿瘤抗原并激活 T 细胞，激发抗肿瘤的细胞免疫应答；②活化的巨噬细胞可产生、释放多种抗瘤效应分子，如溶酶体酶、氧化代谢产物（如 NO）、具有细胞毒效应的细胞因子（如 TNF－α 等），从而直接杀伤肿瘤细胞；③巨噬细胞通过 PRR 识别和吞噬，销毁肿瘤细胞，还可通过其表达的 FcγR 受体产生 ADCC 效应杀伤肿瘤细胞；④活化的巨噬细胞可释放 IL－2、IFN－γ、CSF 等细胞因子，促进机体抗肿瘤免疫应答。

3. γδT 细胞的杀瘤效应 γδT 细胞与 CTL 相似，可直接杀伤肿瘤细胞，但不受 MHC 限制，且能杀伤对 NK 细胞不敏感的肿瘤细胞。其杀伤机制类似 CTL 及 NK 细胞。另外，γδT 细胞还可分泌 IL－2、IL－4、IL－5、GM－CSF 和 TNF－α 等细胞因子，发挥抗肿瘤作用。

4. 补体的溶细胞作用 肿瘤细胞能分泌 C－反应蛋白（C－reaction protein，CRP）等炎症介质，可以激活补体而溶解肿瘤细胞。

（二）抗肿瘤的适应性免疫效应

肿瘤抗原被 APC 识别并加工处理成抗原肽－MHC 分子复合物，提呈给 Th0 细胞，使其分化为 Th1 或 Th2，分别启动细胞免疫应答和体液免疫应答。在抗瘤免疫应答中主要以细胞免疫应答为主。

1. 细胞免疫应答 ①Th 细胞：不仅能辅助 CTL 细胞活化，而且本身通过分泌多种细胞因子直接或间接发挥抗肿瘤免疫效应，TNF 能直接杀伤肿瘤细胞，IFN－γ 可激活巨噬细胞，增强巨噬细胞的抗瘤作用；②CTL 细胞：活化的 CTL 细胞是机体抗肿瘤免疫的主要效应细胞，识别肿瘤抗原肽－MHC Ⅰ类分子复合物发挥抗瘤效应。但是，多数肿瘤细胞低表达 MHC 分子或表达缺如，不能被 TCR 识别，多不能发挥细胞免疫效应。

2. 体液免疫应答 抗肿瘤抗体与肿瘤抗原结合后：①通过激活补体、免疫调理、ADCC 等效应，产生抗肿瘤效应；②抗体封闭作用：抗体可通过封闭肿瘤细胞表面某些受体而影响肿瘤细胞的生物学行为；③干扰肿瘤细胞的黏附特性：抗体与肿瘤细胞表面抗原结合，可使肿瘤细胞黏附特性发生改变甚至丧失，从而抑制肿瘤细胞生长和转移。

某些情况下，抗肿瘤的特异性抗体与肿瘤细胞表面抗原结合，非但不能杀伤肿瘤细胞，反而通过覆盖肿瘤细胞表面抗原，使肿瘤细胞逃避免疫应答，促进肿瘤生长。此类抗体称为增强抗体（enhancing antibody）。

三、肿瘤的免疫逃逸机制

机体免疫系统具有免疫监视功能，当体内出现肿瘤细胞时，机体通过免疫监视产生抗肿瘤免疫应答。但是，有时肿瘤细胞仍能逃避免疫攻击机制在体内进行生长、转移，表明肿瘤细胞具有逃避免疫监视的能力。近年来对肿瘤细胞逃避免疫攻击的机制进行了深入研究，为探讨肿瘤免疫治疗提供了新思路。许多逆转机体肿瘤免疫逃逸的免疫治疗方案正在临床试验之中，而且相当一部分已应用于临床。

（一）缺乏激发机体免疫应答所必需的成分

1. 肿瘤抗原的免疫原性弱及抗原调变　肿瘤细胞中突变基因所产生的肿瘤特异性抗原与正常细胞表达蛋白的差异很小，故免疫原性弱，难以诱导机体产生有效的抗肿瘤免疫应答。某些肿瘤细胞虽能表达大量 TAA，但多为胚胎期正常成分，机体对其存在着免疫耐受，同样不能有效激发机体免疫应答。抗原调变（antigen modulation）是指在机体抗肿瘤免疫的压力下，肿瘤抗原表位减少或丢失，从而逃逸免疫系统识别和杀伤。

2. MHC 分子表达异常　某些肿瘤细胞表面 MHC Ⅰ类分子表达低下或缺失，导致抗原提呈功能低下，使 CTL 失去识别靶点，不能发挥杀伤作用。还有些肿瘤细胞可异常表达非经典MHC Ⅰ类分子，经 NK 细胞表面抑制性受体识别而启动抑制性信号，抑制 NK 细胞的杀伤活性。

3. 肿瘤细胞表面"抗原覆盖"　是指肿瘤细胞表面抗原可能被某些非特异性物质覆盖。许多上皮性肿瘤（如乳腺癌、膀胱癌、直肠癌和卵巢癌）细胞表面通过表达黏蛋白分子（如MCU–1）并覆盖于肿瘤细胞表面，从而干扰宿主淋巴细胞识别、杀伤效应。

4. 肿瘤抗原被"封闭"　血清中存在的封闭性抗体（非细胞毒性抗体）和可溶性肿瘤抗原可作为封闭因子（blocking factor）。封闭性抗体与瘤细胞表面抗原结合，封闭瘤细胞表面抗原；可溶性肿瘤抗原与 T、B 细胞的抗原识别受体结合，使癌细胞逃脱机体免疫系统识别，逃避淋巴细胞攻击。

5. 肿瘤抗原加工、处理和提呈障碍　有些肿瘤细胞不能将抗原肽 – MHC Ⅰ类分子复合物转运至其细胞膜表面；有些肿瘤细胞的抗原加工提呈相关分子（LMP – 1、LMP – 2、TAP – 1、TAP – 2 等）表达降低或缺失，最终导致肿瘤抗原加工、提呈功能发生障碍，致使肿瘤逃逸CTL 的杀瘤作用。

（二）肿瘤抗原诱导免疫耐受

肿瘤细胞可以通过主动诱导 Treg 和 Cr – 1⁺CD11b⁺髓系源性抑制细胞（myeloid – derived suppressor cells，MDSC）活化，导致机体对自身肿瘤的免疫耐受。

（三）肿瘤细胞抗凋亡或诱导免疫细胞凋亡

某些肿瘤细胞往往高表达抗凋亡分子（如 Bcl – 2——多种癌基因产物），不表达或低表达Fas 等凋亡分子，从而抵抗凋亡的诱导，逃避杀伤细胞（如 CTL、NK 细胞等）的杀瘤效应。另外，某些肿瘤细胞可表达 FasL，与广泛表达 Fas 的免疫细胞结合，而诱导免疫细胞凋亡。

（四）T 细胞活化有关的免疫相关分子或胞内信号转导分子异常

研究发现，部分肿瘤浸润淋巴细胞（TIL）CD3 分子的 ζ 链缺失，导致 TIL 不能被活化，这与肿瘤的淋巴结转移及转移浸润程度密切相关。另外，某些信号转导分子（如 Src、Syk 家族的 PTK）表达降低，导致 TIL 的功能改变，如合成细胞因子能力下降等。

（五）肿瘤细胞导致的免疫抑制

某些肿瘤细胞可分泌 TGF – β、IL – 10 等抑制性细胞因子，从而抑制机体以细胞免疫为主的抗肿瘤免疫应答及其效应。

上述这些免疫逃逸的机制并不是孤立存在的，同一肿瘤可有多种免疫逃逸方式，不同肿瘤及肿瘤的不同分化阶段，其免疫逃逸的方式亦不相同。

四、肿瘤的免疫诊断和免疫治疗

（一）肿瘤的免疫诊断

肿瘤的免疫诊断是指通过测定肿瘤标记物和其他免疫学指标，对肿瘤进行辅助诊断，或判断肿瘤患者的免疫功能状态及预后。肿瘤标记物通常包括 TSTA、TAA、TSA、激素、酶（同工酶）等。如通过检测 AFP 诊断原发性肝癌、检测 CEA 诊断某些消化道肿瘤、检测 CA199 诊断胰腺癌、检测 PSA 有助于前列腺癌诊断等已应用于临床实践。

肿瘤标记物检测的临床意义：①早期诊断和发现肿瘤；②提示肿瘤发生部位和组织来源；③鉴别肿瘤恶性程度；④监测临床治疗效果；⑤监测肿瘤复发。

多种实验技术可用于肿瘤免疫诊断。酶联免疫、化学发光免疫、免疫组化、流式细胞技术等用于检测肿瘤细胞表面标记物，具有成本低，灵敏、快速、易于操作的优点；原位杂交法、PCR 等技术已用于测定癌基因、抑癌基因、端粒酶及细胞因子基因，从基因水平诊断肿瘤。此外，应用抗肿瘤单克隆抗体与同位素结合物的体内示踪技术，有助于对肿瘤的早期和定位诊断。

（二）肿瘤的免疫治疗

肿瘤的免疫治疗主要分为主动免疫治疗、被动免疫治疗两大类。肿瘤免疫治疗的基本原理：①借助免疫学理论和技术，提高肿瘤抗原的免疫原性，激发和增强机体抗肿瘤免疫应答；②提高肿瘤对机体免疫效应的敏感性；③在体内、外诱导肿瘤特异性效应细胞和分子，以最终清除肿瘤。迄今，免疫疗法仅能清除少量、播散的肿瘤细胞，一般被作为手术、化学药物、放射治疗的辅助疗法。

1. 肿瘤的主动免疫治疗　肿瘤的主动免疫治疗是输入具有抗原性的疫苗，刺激机体免疫系统产生抗肿瘤免疫的治疗方法。肿瘤主动免疫治疗已经从细胞疫苗治疗发展到基因疫苗治疗。具体方法是给荷瘤宿主注射具有免疫原性的瘤苗（包括灭火瘤苗、异构瘤苗、抗独特型抗体瘤苗等），激发抗肿瘤免疫。目前比较关注的是，通过化学合成或基因重组方法制备肿瘤抗原多肽或肿瘤抗原多肽与佐剂等效应分子融合蛋白作瘤苗。

依据树突状细胞（DC）是启动初始免疫应答的强大 APC，从患者体内提取分离 DC，预先在体外用肿瘤抗原肽致敏，然后再回输给患者，诱导有效的抗肿瘤免疫应答。目前此类方法已获准在临床应用。此法对于清除术后残留的小转移灶、隐匿瘤和预防肿瘤复发与转移有较好的临床效果。

病毒特异性感染带有病毒受体的细胞，病毒在宿主细胞内复制过程中，可以使宿主细胞表达病毒基因编码的抗原分子。因此，选择或通过基因重组制备针对肿瘤细胞表面的肿瘤特异性分子的病毒，接种于肿瘤患者，引发肿瘤细胞的特异性病毒感染，激发抗病毒免疫，清除病毒感染的肿瘤细胞。这种间接免疫法，可能是激发有效抗瘤免疫的重要措施。

主动免疫治疗依赖于患者的免疫功能状态。如果患者严重身体虚弱，免疫功能低下，则难于激发有效抗瘤免疫。

2. 肿瘤的被动免疫治疗　被动免疫治疗是指通过给机体输注外源性免疫物质（如单克隆抗体、细胞因子、效应免疫细胞等），由这些外源性免疫物质发挥抗瘤免疫作用。被动免疫疗法一般不依赖于患者本身的免疫功能，即使患者免疫功能低下，也能比较快速地发挥抗瘤效应。

（1）基因工程抗体治疗肿瘤　是近年来令人瞩目的进展之一，目前疗效确切的多种基因工程抗肿瘤抗体，已广泛应用于临床。例如：用抗人类表皮生长因子受体－2（Her）的基因工程抗体（商品名 Herceptin）治疗乳腺癌，抗 CD20 的基因工程抗体（商品名 Rituxan）治疗 B 细胞淋巴瘤等。应用抗肿瘤抗体治疗的方法与机制：①抗体介导的免疫效应：抗体与肿瘤细胞表面抗原结合，通过激活补体、ADCC、免疫调理作用杀伤肿瘤细胞；②抗体导向作用：将抗体与杀伤肿瘤细胞物质（如细胞毒素、放射性核素等）连接，由抗体特异性与肿瘤抗原结合，将杀伤肿瘤细胞物质带到肿瘤细胞表面，发挥特异性杀伤肿瘤作用。

（2）过继免疫治疗　是一种将供体的淋巴细胞移植到受体体内，以增强受体免疫功能的治疗方法。将经体外诱导激活和扩增的抗瘤效应细胞输注给患者，提高其抗肿瘤免疫力，以达到治疗和预防复发的目的。所用效应细胞可来自自身或他人，主要为外周血单个核细胞及从切除的瘤组织或癌性胸腹水中所分离并经激活的淋巴细胞。常用于移植的淋巴细胞主要有 CAR－T 细胞、NK 细胞、LAK 细胞、TIL 细胞、CTL 细胞、DC 细胞等。激活剂包括细胞因子（常用 IL－2）、抗 CD3 单抗、肿瘤抗原多肽等。CAR－T 细胞疗法是研究热点，2014 年 CAR－T 免疫疗法 CTL019 获得了美国 FDA 的突破性疗法认定，同年，CAR－T 免疫疗法 JCAR015 也获得了美国 FDA 的突破性疗法认定。此外，嵌合抗原受体 T 细胞疗法也成为一个新方向。

（3）细胞因子治疗　细胞因子可以增强免疫细胞抗肿瘤的功能或直接杀伤肿瘤细胞。应用的方法包括：①直接给患者注射细胞因子；②将抗肿瘤药物、生物毒素或放射性核素与细胞因子偶联，细胞因子作为导向分子，将效应分子引导至表达相应细胞因子受体的肿瘤局部；③将细胞因子基因直接导入肿瘤细胞。随着细胞因子在肿瘤治疗中进一步研究和应用，细胞因子疗法将成为免疫治疗中的一大热点。

此外，免疫检查点抑制剂成为抗肿瘤领域内的最大热门，如 2015 年成功开发出 PD－L1 抗体，已用于多种肿瘤的治疗。

（三）肿瘤的基因治疗

应用适当载体将相关基因导入肿瘤细胞或效应细胞内，借助外源基因及其产物的效应，抑制肿瘤细胞生长或直接杀伤肿瘤。目的基因有很多种，比如细胞因子基因、肿瘤抗原基因、抑癌基因等，其中抑癌基因中的 P53 基因研究的最多。

1. 基因转染技术　①将肿瘤抗原的基因导入机体，提高肿瘤抗原免疫原性；②将细胞因子、共刺激分子基因导入 APC 中，然后回输给患者，增强 APC 对肿瘤抗原的提呈作用；③将肿瘤化疗药物前体酶基因定向导入肿瘤细胞，使其表达产物能在肿瘤局部将无毒的化疗药物前体转化为有毒性的抗癌药物，这样化疗药物仅对肿瘤细胞产生毒性；④将化疗药耐药基因导入造血干细胞，提高后者对化疗药物的耐药性，避免因化疗而损伤机体免疫功能和造血功能。

2. 反义技术　导入与肿瘤发生、发展密切相关的基因序列的反义序列，使之与靶基因（肿瘤基因）序列互补结合，从而阻止其转录或翻译，达到治疗肿瘤的目的。

3. 核酶技术　核酶是一类具有酶特性的 RNA，通过核酶选择性裂解并破坏肿瘤基因的 mRNA，从而阻断该基因表达。

知识纲要

1. 自身免疫性疾病　是因免疫自身稳定被打破，机体免疫系统对自身成分发生免疫应答，导致自身正常组织结构损伤而引起的疾病状态。包括：①器官特异性自身免疫性疾病：病变常局限于某一特定的器官，是对器官特异性抗原的免疫应答；②系统性自身免疫性疾病：是针对多器官和组织自身抗原的免疫应答，又称全身性自身免疫性疾病。

（1）自身免疫性疾病的致病因素：①抗原因素：包括隐蔽性抗原释放、自身抗原改变、交叉抗原诱发、表位扩展引起的隐蔽性表位暴露等；②免疫系统因素：包括淋巴细胞旁路活化（由异嗜性抗原激活的 Th 辅助针对自身抗原的 B 细胞活化）、自身抗原肽–MHC Ⅱ类分子表达异常（在 APC 参与下活化 Th、Treg 细胞功能异常、淋巴细胞多克隆激活等）；③遗传和生理性因素：多种自身免疫性疾病的发生与个体 MHC 基因型有关，老年人胸腺功能低下易引起免疫系统功能紊乱，某些自身免疫性疾病的好发性与性别相关；④环境因素：感染、紫外线暴露、药物、吸烟、环境污染等，往往是自身免疫性疾病发生的外界诱发因素

（2）损伤机制：自身免疫性疾病的组织损伤，多由Ⅱ、Ⅲ、Ⅳ型超敏反应所致。

（3）防治原则：①预防和控制病原体的感染；②应用免疫抑制剂；③抗炎疗法；④恢复免疫耐受；⑤特异性抗体拮抗治疗；⑥免疫净化。

2. 免疫缺陷性疾病 是免疫系统先天发育不全或后天因素所致的免疫细胞发育、增殖、分化或代谢异常，并导致免疫功能障碍，临床上以反复感染为主的一组综合征。

（1）免疫缺陷性疾病的分类：依其发生原因分类：①原发性免疫缺陷病（PIDD）：由免疫系统遗传缺陷或先天性发育不全所致；②获得性免疫缺陷病（AIDD）：由后天因素如感染、营养不良、放射线、药物、肿瘤等引起免疫功能障碍所致。

主要临床表现特点：①反复、严重、难愈性感染；②易继发恶性肿瘤；③常伴发自身免疫病；④有遗传倾向性；⑤系统受累和症状多样性。

（2）防治原则：①控制感染；②补充和替代性治疗（丙种球蛋白、转移因子、胸腺肽等）；③免疫重建；④基因治疗。

3. 移植免疫 异基因型间的组织器官移植，通常发生移植排斥反应。

（1）引发同种异型移植排斥反应的抗原：主要包括 MHC 抗原、mHC 抗原、血型抗原。

（2）同种异型排斥反应的识别机制：①直接识别：指受者 T 细胞直接识别供者移植物中残留的过客 APC 表达的抗原肽–同种异型 MHC 分子复合物，产生免疫应答，在急性排斥反应早期发挥重要作用；②间接识别：是指供者移植物的细胞被受者 APC 摄取、加工处理成抗原肽–受者 MHC 分子复合物，提呈给受者 T 细胞识别，即正常的免疫应答抗原提呈方式，可启动体液免疫应答和细胞免疫应答。

（3）同种异型移植排斥反应的类型：

1）宿主抗移植物反应：①超急性排斥反应：移植物与受者血管接通后数分钟至 24 小时内发生的不可逆性排斥反应，常见于移植术前反复多次输血、多次妊娠、长期血液透析或再次移植的个体；②急性排斥反应：同种异型器官移植中最常见的排斥反应，一般在移植术后数天至两周左右出现，80%～90% 发生于术后 1 个月内，3 个月后反应逐渐减弱，但一年内常反复发生；③慢性排斥反应：多发生于移

植术后数周、数月甚至数年，一般认为涉及免疫学和非免疫学因素。

2）移植物抗宿主反应：是由移植物中抗原特异性淋巴细胞（主要是 T 细胞）识别宿主同种异型抗原所致的一种排斥反应，一旦发生，一般均难以逆转。

（4）同种异型移植排斥反应的防治原则：

1）供者选择与组织配型：①红细胞抗原配型：须完全匹配；②HLA 配型：尽量相近，其重要性依次为 HLA - DR（DQ）、HLA - B 和 HLA - A；③检测受者体内预存抗体；④淋巴细胞交叉反应：须供者与受者淋巴细胞反应均呈阴性。

2）移植物预处理：移植物的预处理应尽量去除移植物中过客白细胞。

3）免疫抑制剂的应用：①激素和抑制代谢药物：糖皮质激素的应用极为广泛；②抑制 T 细胞活化的药物：常用大环内酯类免疫抑制剂，环孢霉素 A（CsA）、FK506、FTY - 720、环磷酰胺和西罗莫司等；③生物制剂：抗淋巴细胞球蛋白（ALG）、抗胸腺细胞球蛋白（ATG），以及抗 CD3、CD4、CD8 单抗，抗 IL - 2 受体（CD25）单抗、抗黏附分子（LFA - 1、ICAM - 1、VACM - 1）单抗等。

4）诱导对移植物的免疫耐受：诱导对移植物的免疫耐受是防治排斥反应的最佳方案。①预先供者抗原胸腺内注射 + 免疫抑制剂；②预先经静脉输注大量供者抗原；③经黏膜给予抗原诱导耐受分离，如夫妻间移植；④阻断共刺激信号通路，诱导克隆无能；④阻断 DC 细胞成熟，不能为 T 细胞提供共刺激分子。

5）急性排斥的免疫学监测：移植后的免疫监测，对于临床及时采取防治排斥反应的合适措施具有很好的指导意义。

4. 肿瘤免疫学 是研究肿瘤的免疫原性，机体对肿瘤的免疫应答，机体免疫状态与肿瘤发生、发展的相互关系，以及肿瘤的免疫学诊断、免疫学防治等的学科。

（1）肿瘤抗原：①肿瘤特异性抗原：指仅表达于某种肿瘤细胞而不存在于正常组织细胞的抗原；②肿瘤相关性抗原：指并非肿瘤细胞特有、正常组织或细胞也可微量表达，但在细胞癌变时表达明显增高的抗原物质。如胚胎抗原和糖基化抗原等，多用于肿瘤诊断标志物和肿瘤免疫治疗的靶分子。

（2）抗肿瘤免疫效应机制：①抗肿瘤的固有免疫效应：如 NK 细胞的杀瘤效应、巨噬细胞的杀瘤效应、补体激活的杀细胞效应等；②抗肿瘤的适应性免疫效应：CTL 细胞是机体抗肿瘤免疫的主要效应细胞，但多数肿瘤细胞低表达 MHC 分子或表达缺如，不能被 TCR 识别，多不能发挥细胞免疫效应。抗肿瘤抗体与肿瘤抗原结合后，通过激活补体、免疫调理、ADCC 等效应，产生抗肿瘤效应。但是，在某些情况下，抗肿瘤抗体与肿瘤细胞表面抗原结合，非但不能杀伤肿瘤细胞，反而通过覆盖肿瘤抗原，使肿瘤细胞逃避免疫应答，促进肿瘤生长。

（3）肿瘤的免疫逃逸机制：

1）缺乏激发机体免疫应答所必需的成分：①肿瘤抗原的免疫原性弱及抗原调变；②MHC 分子表达异常：如 MHC Ⅰ类分子表达低下或缺失，CTL 识别靶点丢失，异常表达非经典 MHC Ⅰ类分子，启动 NK 细胞抑制性信号，抑制 NK 细胞的杀伤活性；③肿瘤细胞表面抗原被黏蛋白分子覆盖或被抗体封闭；④肿瘤抗原加工、处理和提呈障碍。

2）肿瘤抗原诱导免疫耐受：肿瘤细胞可以通过主动诱导 Treg 和 Cr-1$^+$ CD11b$^+$ 髓系源性抑制细胞（MDSC）活化，导致机体对自身肿瘤的免疫耐受。

3）肿瘤细胞抗凋亡或诱导免疫细胞凋亡：某些肿瘤细胞高表达抗凋亡分子，抵抗凋亡的诱导；某些肿瘤细胞可表达 FasL，与免疫细胞 Fas 结合，而诱导免疫细胞凋亡。

4）T 细胞活化有关的免疫相关分子或胞内信号转导分子异常。

5）肿瘤细胞导致的免疫抑制：某些肿瘤细胞可分泌 TGF-β、IL-10 等抑制性细胞因子，从而抑制机体以细胞免疫为主的抗肿瘤免疫应答及其效应。

（4）肿瘤的免疫诊断：通过测定肿瘤标记物和其他免疫学指标，对肿瘤进行辅助诊断，或判断肿瘤患者的免疫功能状态及预后。

（5）肿瘤的免疫治疗：包括主动免疫治疗和被动免疫治疗。

1）肿瘤的主动免疫治疗：①给荷瘤宿主注射具有免疫原性的瘤苗（包括灭火瘤苗、异构瘤苗、抗独特型抗体瘤苗等），激发抗肿瘤免疫；②体外致敏 DC，回输给患者，诱导有效的抗肿瘤免疫应答；③选择或通过基因重组制备针对肿瘤细胞表面的肿瘤特异性分子的病毒，接种于肿瘤患者，引发肿瘤细胞的特异性病毒感染，激发抗病毒免疫，清除病毒感染的肿瘤细胞。

2）肿瘤的被动免疫治疗：被动免疫治疗是指通过对机体输注外源性免疫物质发挥抗瘤免疫作用。①基因工程抗体治疗肿瘤：抗体与肿瘤细胞表面抗原结合，通过激活补体、ADCC、免疫调理作用杀伤肿瘤细胞。将抗体与杀伤肿瘤细胞物质连接，由抗体将杀伤肿瘤细胞物质带到肿瘤细胞表面发挥特异性杀伤肿瘤作用；②过继免疫治疗：将供体的淋巴细胞移植到受体体内，以增强受体免疫功能的治疗方法；③细胞因子治疗：细胞因子可以增强免疫细胞抗肿瘤的功能或直接杀伤肿瘤细胞。

（6）肿瘤的基因治疗：

1）基因转染技术：①肿瘤抗原基因转染，增强免疫原性；②将细胞因子、共刺激分子基因转染 APC 增强抗原提呈作用；③肿瘤化疗药物前体酶基因转染，将无毒的化疗药物前体转化为有毒性的抗瘤药物，使其在肿瘤局部产生毒性作用；④将化疗药耐药基因导入造血干细胞，避免因化疗而损伤机体免疫功能和造血功能。

2）反义技术：导入与肿瘤发生、发展密切相关的基因序列的反义序列，使之与靶基因（肿瘤基因）序列互补结合，从而阻止其转录或翻译，达到治疗肿瘤的目的。

3）核酶技术：核酶选择性裂解并破坏肿瘤基因的 mRNA，从而阻断该基因表达。

复习思考题

1. 试述引起自身免疫性疾病的自身抗原形成特点和免疫系统因素特点。自身免疫性疾病的损伤机制包括哪些？

2. 试述免疫缺陷病的共同临床特点及其分类与特点。

3. 试述同种异型移植排斥反应的识别机制，同种异型移植排斥反应的防治原则有哪些？

4. 试述肿瘤抗原的分类。肿瘤免疫逃逸的方式与机制有哪些？

第十三章　免疫学实验技术

随着免疫学理论和相关技术的飞速发展，免疫学实验技术也不断地发展和更新，新方法层出不穷。免疫学实验技术的应用范围日益扩大，不仅在医学领域得到了广泛的应用，而且也推动了生命科学的发展。

第一节　抗原抗体检测技术

一、抗原抗体反应的原理与特点

（一）抗原抗体反应的原理

抗原抗体反应（antigen – antibody reaction）是根据抗原与相应抗体相遇发生特异性结合，并且在一定条件下出现可见反应的原理而设计的。依据抗原的性质、结合反应的现象和参与成分的不同，抗原抗体反应可分为凝集反应、沉淀反应、补体参与的抗原抗体反应、免疫标记技术等。依据抗原存在的状态不同，又可分为液相抗原抗体反应和固相抗原抗体反应。

（二）体外抗原抗体反应的特点

1. 抗原与抗体的结合具有高度特异性　抗原与抗体的结合是抗原表位与抗体超变区的互补性结合，具有严格的特异性。抗原抗体反应能够精确地区分物质间极其细微的差异，利用这一特点，在体外可以对许多未知的生物学物质进行特异性鉴定。

2. 抗原与抗体的结合牢固而又可逆　抗原与抗体结合为非共价键结合，起主要作用的为多种非共价键结合力，包括疏水键、氢键、范德华力和静电引力等。只有当抗原与抗体分子能充分接近时，这些作用力才能发挥作用。其牢固程度即亲和力（affinity）的大小，主要与二者相互结合部位空间构象的互补程度有关，互补程度越高，亲和力就越强。另外，也受环境条件的影响，例如适宜的温度、酸碱度、离子强度等能促进抗原抗体分子的紧密接触，增加分子间引力，增强分子间的相互结合。同样，不适宜的反应环境也能使抗原抗体的结合分离，例如较强的酸性环境可使其解离。

3. 抗原抗体反应的可见性与二者比例有关　一个抗体分子同时与两个甚至多个抗原分子的相同抗原表位结合形成较大的免疫复合物，才能出现可见反应。另外，一种抗原分子可以带有多个抗原表位（即表现为多个结合价），在免疫血清（多克隆抗体）参与的抗原抗体反应中一个抗原分子可与多种相应抗体结合，形成较大免疫复合物，从而出现可见反应。在抗原抗体反应中，抗原或抗体任何一方过剩，不能满足过剩方的结合价，则形成较小的免疫复合物，不易出现可见反应。因此，在实验过程中要调节抗原抗体的浓度比例，使其出现较大复合物，避免假阴性结果。

4. 抗原抗体反应的两个阶段　①抗原与抗体发生特异性结合的阶段：此阶段反应快，仅需几秒至几分钟，但不出现可见反应；②可见反应阶段：抗原抗体结合形成较大免疫复合物，可表现为凝集、沉淀等可见的反应，此阶段反应需要电解质参与，反应较慢，往往需要数分钟甚至数小时。实际上这两个阶段难以严格区分，而且两阶段的反应所需时间亦受多种因素和反应条件的影响。如果反应开始时抗原抗体浓度较大且两者的比例合适，则很快出现可见反应。

5. 抗体类别与反应类型　单体 IgG 的抗原结合价为 2 价，且结合位相距较近；五聚体 IgM 和二聚体 SIgA 理论抗原结合价分别为 10 价和 4 价，每对结合位之间相距较远。①沉淀反应实验：IgG 与可溶性抗原结合，形成紧密型免疫复合物而出现明显沉淀。IgM 和 SIgA 与可溶性抗原结合，形成絮状型免疫复合物，沉淀结果不显著。因此，由 IgG 参与的抗原抗体反应，宜选择沉淀反应实验。②凝集反应实验：IgM 和 SIgA 因每对结合位相距较远，可与较大范围存在的多个颗粒性抗原结合，形成较大凝集颗粒。而 IgG 因两个结合位相距较近，仅与小范围内能够接触到的颗粒性抗原结合，形成有限的小凝集颗粒。因此，由 IgM 和 SIgA 参与的抗原抗体反应，宜选择凝集反应实验。③IgG 和 IgM 与抗原结合激活补体，可做补体参与的抗原抗体反应，IgA 与抗原结合不能激活补体，不宜做补体参与的抗原抗体反应（表 13 - 1）。

表 13 - 1　抗体类别与抗原抗体反应类型的选择

反应类型	IgG	IgM	SIgA
沉淀反应	+++	+	+
凝集反应	±	+++	++
补体参与的反应	++	+++	−

二、抗原抗体反应的影响因素

1. 电解质　抗原、抗体分子一般为蛋白质分子，在中性或弱碱性的条件下带负电荷，适当浓度电解质的存在会使它们失去电荷而相互接触发生反应，出现肉眼可见反应。所以抗原抗体反应中常以 pH 7.4 PBS 缓冲液作为稀释液，以提供适当浓度的电解质。

2. 温度　适当温度可增加抗原与抗体分子碰撞的机会，加速抗原抗体复合物的形成。在一定范围内，形成可见反应的速度与温度成正比。但温度过高可使抗体变性失活，影响实验结果。通常抗原抗体反应的最适温度为 37℃。

3. 酸碱度　抗原抗体反应的最适 pH 是 6 ~ 8，超出此范围可影响抗原、抗体的理化性状，易导致假阳性或假阴性结果。例如，当反应液 pH 接近抗原或抗体等电点时，易引起自身吸引而聚集，出现假阳性结果。

三、抗原抗体反应的检测方法

（一）凝集反应

凝集反应（agglutination reactions）是指颗粒性抗原（如细菌、细胞等）与相应抗体结合，形成肉眼可见的颗粒凝集现象。

1. 直接凝集反应（direct agglutination reactions）　颗粒表面固有抗原直接与相应抗体结

合而出现的颗粒凝集现象，包括：①玻片凝集试验：用于定性检测，如 ABO 血型鉴定、细菌鉴定等；②试管凝集试验：采用连续稀释抗体法与定量抗原反应，检测抗体滴度或效价，属于半定量实验，如肥达反应、外斐反应等。

2. 间接凝集反应（indirect agglutination reactions） 将可溶性抗原吸附于颗粒载体（如红细胞、聚苯乙烯乳胶颗粒、活性炭颗粒等）表面，与相应抗体反应而出现的颗粒凝集现象。如类风湿因子（即抗人 IgG 抗体的 IgM）检测，因 IgM 检测适宜采用凝集反应，故将可溶性抗原人 IgG 吸附于乳胶颗粒，通过间接凝集反应进行检测。

3. 间接凝集抑制反应 将待测标本与特异性抗体先行混合作用一段时间，再加入相应的致敏载体悬液，若不出现凝集为阳性（即标本中存在相应抗原），若出现凝集则为阴性（图 13 – 1）。该方法灵敏度高于一般的间接凝集反应，如早孕试验。

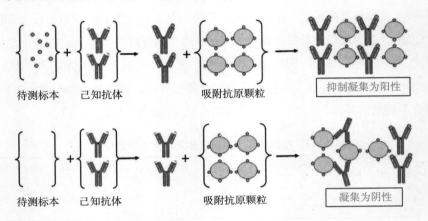

待测标本　　已知抗体　　　　　　吸附抗原颗粒　　　　抑制凝集为阳性

待测标本　　已知抗体　　　　　　吸附抗原颗粒　　　　凝集为阴性

图 13 – 1　间接凝集抑制反应示意图

4. 反向间接凝集反应（又称协同凝集反应） 将抗体吸附于颗粒载体（如红细胞、金黄色葡萄球菌、乳胶颗粒等）表面，与相应抗原结合而出现的颗粒凝集现象。

（二）沉淀反应

沉淀反应（precipitation reactions）是指可溶性抗原与相应抗体结合后在一定条件下出现肉眼可见的沉淀现象。沉淀反应包括液相中的沉淀反应、凝胶内的沉淀反应等。

1. 液相中的沉淀反应 是指抗原、抗体在液相介质中自由接触、特异性结合而出现的可见沉淀反应。

（1）**环状沉淀** 将可溶性抗原和相应抗体先后加入环状沉淀管内，并使二者保持明显界限，在交界处抗原与抗体相遇而结合，逐渐形成免疫复合物聚集，即可出现沿试管壁形成的沉淀环，如血迹鉴定实验。

（2）**絮状沉淀** 抗原与抗体溶液混合后，在电解质存在的情况下，可形成絮状沉淀物，如测定梅毒抗体的康氏试验。

（3）**免疫比浊法（immunonephelometry）** 由于环状沉淀反应、絮状沉淀反应需要用肉眼观察液体中的抗原抗体复合物的产生，其灵敏度和准确性都不高，现已经被免疫比浊法所取代。免疫比浊法是指在一定量的抗体中分别加入对应抗原，经一定时间作用后，形成免疫复合物，用浊度计测定反应液体的浊度，可定量测定抗原含量。该方法快速简便，已建立起多种不同类型的测定方法，如透射免疫比浊法、散射免疫比浊法、免疫乳胶比浊法及速率抑制免疫比浊法等。

2. 凝胶内的沉淀反应　又称琼脂扩散试验，是指在含电解质的琼脂中，可溶性抗原与相应抗体向四周扩散彼此相遇处可形成肉眼可见的沉淀线。

（1）双向琼脂扩散法（double agar diffusion）　将琼脂加到 PBS 缓冲液中，加热至 100℃溶解后浇板，制成琼脂板，在琼脂板上对应打两个孔，分别加入抗原或抗体溶液，二者在琼脂中扩散相遇，即可形成肉眼可见的免疫复合物沉淀线，可用于抗原或抗体的定性鉴定。

（2）单向琼脂扩散法（single agar diffusion）　将琼脂液加热溶解，待冷却至 50℃左右时，加入已知抗体（或抗原）混匀，然后浇板、打孔。在孔中加入待测抗原（或待测抗体）溶液，抗原（或抗体）在琼脂中向四周扩散，即可形成肉眼可见的免疫复合物沉淀环。该法可用于抗原或抗体的定量检测。

（3）对流电泳　是双向琼脂扩散与电泳技术相结合的方法。琼脂用 pH8.6 巴比妥缓冲液溶解后制板，在琼脂板上对应打两个孔，分别加入抗原和抗体溶液。将相对浓度较高的抗原（或抗体）孔放在正极侧进行电泳，在较短的时间内可形成肉眼可见的免疫复合物沉淀线。

原理：抗原或抗体在碱性环境带负电荷，在电场中主要产生向正极泳动的力；琼脂呈酸性，带负电荷，也产生向正极运动的力。由于琼脂处于凝固状态，则推动周围溶液向负极运动，产生电渗。在电渗作用下，部分抗原（或抗体）溶液也向负极运动。这样抗原与抗体相遇形成免疫复合物沉淀线。

（4）火箭电泳　是单向琼脂扩散与电泳技术相结合的方法。将抗体（或抗原）加入琼脂溶液中混匀浇板，在琼脂板一端打孔，加入抗原（或抗体），将打孔端置于负极侧。抗原（或抗体）在电场作用下向正极泳动，与均匀分布于琼脂板内的抗体（或抗原）相遇，则形成火箭状沉淀峰（图 13-2）。依据沉淀峰的长短，定量测定抗原（或抗体）含量。

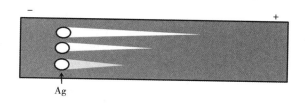

图 13-2　火箭电泳示意图

（三）免疫标记技术

免疫标记技术（immunolabe ling techniques）是指用荧光素、酶、放射性核素或电子致密物质等标记抗体或抗原进行的抗原抗体反应。此技术具有特异、敏感、快速、定性或定量甚至定位、结果易于观察等优点。它不仅可以检测液相抗原，而且还可以检测固相抗原，是目前应用最广泛的免疫学检测技术。

1. 免疫荧光技术（immunofluorescence techniques，IF）　是用荧光素标记的抗体与待测抗原反应，通过荧光显微镜观察，进行抗原定性或定位的一种实验检测方法。常用的荧光素有异硫氰酸荧光素（fluorescein isothiocyanate，FITC）和藻红蛋白（phycoerythrin，PE），前者发黄绿色荧光，后者发红色荧光，通常用于检测组织细胞抗原的免疫组化技术（immunohisto-chemistry technique）。

（1）直接荧光法　用荧光素直接标记特异性抗体。将荧光标记抗体加到待检抗原标本

（如组织切片、细胞涂片等）中，作用一定时间后，洗去未结合的抗体，在荧光显微镜下观察荧光情况，定性或定位检测标本中的抗原。

（2）间接荧光法　用荧光素标记抗抗体（二抗）。将特异性抗体加到待检抗原标本中，作用一定时间后，洗去未结合的抗体，再加荧光素标记的二抗，冲洗后，在荧光显微镜下观察荧光情况，定性或定位检测标本中的抗原。

2. 免疫酶测定法（enzyme immunoassay，EIA）　是将抗原抗体反应与酶促反应的特异性、高效性相结合，通过酶促底物反应后出现有色产物而设计的一类检测方法。本试验可进行定性、定量检测，是一种特异、敏感、简便、无需特殊设备的微量测定技术，其敏感度可达 ng/mL 甚至 pg/mL 水平。EIA 既可用于检测液相抗原的酶联免疫吸附试验，也可用于检测固相抗原的免疫组化试验。

酶联免疫吸附试验（enzyme linked immunosorbent assay，ELISA）是免疫酶测定法中应用最广的试验。。

（1）双抗体夹心法（sandwich ELISA）　酶标记特异性抗体，用于检测含有多个相同或不同抗原表位的大分子抗原。将已知抗体包被在固相载体表面，加入待测抗原，洗涤后加入酶标抗体，再洗涤后加底物显色（图13-3）。一般而言，如果抗原含有多个相同表位（如病毒表面抗原），包被抗体与酶标抗体可一致；如果抗原含有多个不同表位，包被抗体与酶标抗体则应是分别识别抗原分子上不同表位的两种不同抗体。双抗体夹心法可用于检测血清、脑脊液、胸水、腹水等液相中的可溶性抗原。

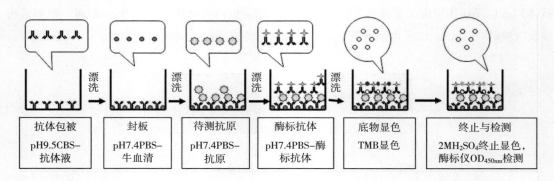

| 抗体包被 pH9.5CBS-抗体液 | 封板 pH7.4PBS-牛血清 | 待测抗原 pH7.4PBS-抗原 | 酶标抗体 pH7.4PBS-酶标抗体 | 底物显色 TMB显色 | 终止与检测 2MH₂SO₄终止显色，酶标仪OD₄₅₀ₙₘ检测 |

图13-3　ELISA 夹心法

（2）间接法　酶标记二抗，用于检测抗体。用已知抗原包被固相载体，加入待测标本，洗涤后加酶标二抗，再洗涤后加底物显色（图13-4）。

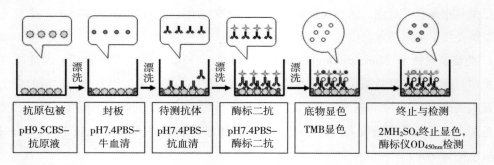

| 抗原包被 pH9.5CBS-抗原液 | 封板 pH7.4PBS-牛血清 | 待测抗体 pH7.4PBS-抗血清 | 酶标二抗 pH7.4PBS-酶标二抗 | 底物显色 TMB显色 | 终止与检测 2MH₂SO₄终止显色，酶标仪OD₄₅₀ₙₘ检测 |

图13-4　ELISA 间接法

（3）BAS-ELISA　生物素-亲和素系统（biotin avidin system，BAS）是一种广泛应用的生物反应放大系统。生物素（biotin，B）又称辅酶R或维生素H，是存在于动植物体内的一种生长因子。亲和素（avidin，A）是一种碱性糖蛋白（又称卵白素），有4个相同的亚单位，与生物素有极高的亲和力。一个亲和素分子可结合四个生物素分子，利用亲和素为桥梁，联结生物素化抗体和生物素化过氧化氢酶，可获得极高的敏感性。以此提高ELISA检测敏感性。

（4）酶免疫组化　其原理是利用酶标记的抗体检测组织或细胞的抗原，通过显色反应与形态学检查相结合的方法，在组织、细胞或亚细胞水平对相应抗原进行定位、定性、定量的检测。

知识拓展 11

酶联免疫斑点试验

　　酶联免疫斑点试验（enzyme linked immunospot assay，ELISPOT）的原理，是先用已知抗细胞因子抗体包被固相载体，加入待测效应细胞，培养一定时间后洗去细胞，再加入酶标记抗细胞因子第二表位的抗体，加底物显色。如果待测效应细胞可以分泌产生相应的细胞因子，则与包被的抗体结合，在分泌相应细胞因子的细胞所处位置呈现有色的斑点，一个斑点即表示一个分泌相应细胞因子的细胞。该方法可用于在单细胞水平检测细胞分泌单一细胞因子的情况。

---

3. 放射免疫测定（radioimmunoassay，RIA）　是用放射性核素（常用^{131}I和^{125}I）标记抗原或抗体进行免疫学检测的技术，将抗原抗体的特异性反应与放射性核素检测高度敏感性相结合，使免疫学检测敏感度达到pg/mL水平。常用于微量物质（如体内的激素、药物、IgE含量等）检测。

4. 发光免疫分析（luminescence immunoassay，LIA）　是将免疫反应与发光分析相结合而建立的一种免疫分析技术。该法不仅具有高度特异性、敏感性，而且还具有分离简便、能实现自动化分析的特点。

（1）化学发光免疫测定（chemiluminescence immunoassay，CLIA）　是用化学发光物质（如鲁米诺或吖啶盐化合物等）标记抗体或抗原，待抗原抗体反应结束后，对化学发光物质定量检测。化学发光物质在反应剂（如过氧化阴离子）激发下，生成激发态中间体，当激发态中间体回到稳定基态时发射出光子，用自动发光分析仪接受光信号，通过测定光子的产量，检测待测抗原或抗体的含量。

（2）生物发光免疫测定（bioluminescence immunoassay，BLIA）　是用生物发光物质（如萤火虫或发光水母等）或参与生物发光反应的辅助因子（如ATP或NAD等），对活细胞进行多种生物学功能检测。

（3）化学发光酶免疫测定（chemiluminescence enzyme immunoassay，CLEIA）　用酶标记抗体或抗原，待抗原抗体反应结束后，加入发光剂进行检测。

（4）电化学发光免疫测定（electrochemiluminescence immunoassay，ECLIA）　本法是在化学发光反应上，加入了电化学反应。用电化学发光剂（如三联吡啶钌等）标记抗体或抗原，待抗原抗体反应结束后，用三丙胺作电子供体，在电场中电化学引发特异性化学发光反应。

NOTE

5. 免疫胶体金技术（immunological colloidal gold signature，ICS）   胶体金属于多相不均匀体系，随着其聚集颗粒的大小，颜色由呈橙黄色、橘红色到紫红色不同。用胶体金标记抗体（或抗原），抗原与抗体结合，引起胶体金聚集而显色，因而可用于定性或半定量的快速免疫检测。如早孕试纸检测。

（四）免疫印迹技术

免疫印迹技术（immunoblotting technology）又称 Western–blotting，是将凝胶电泳的高分辨率同固相免疫测定相结合的抗原抗体检测法。基本方法是：先将复杂的待检混合抗原在分离胶中分离成不同分子量的抗原区带，然后通过电泳将其印迹到 PVDF 膜（PVDF 膜能与蛋白非特异性结合，转膜后须用无关蛋白如脱脂牛奶封膜）上，再用特异性抗体来鉴定混合物中的单个抗原成分。

（五）蛋白质芯片技术

蛋白质芯片技术又称蛋白质微阵列（protein microarray）可实现快速、准确、高通量检测。其基本原理是将待测抗原（或抗体）有序地固定于固相载体制成待检芯片，用荧光标记已知抗体（或抗原）与待检芯片反应，经洗涤后，用激光扫描仪或激光共聚扫描技术测定芯片上各点的荧光强度，定性或定量检测抗原（或抗体）。这在蛋白组学研究、微生物感染检测、肿瘤抗原筛检等具有广泛应用价值。

第二节　免疫细胞检测技术

免疫细胞检测技术主要包括免疫细胞数量和功能测定。采集的标本，患者多为外周血，实验动物还可取胸腺、脾脏和淋巴结等。

一、免疫细胞的分离

（一）外周血单个核细胞的分离

体外测定淋巴细胞的功能，首先要提取外周血单个核细胞（peripheral blood mononuclear cell，PBMC）。PMBC 主要包括淋巴细胞、单核细胞等。依据血液中不同类细胞比重差异，常采用葡聚糖–泛影葡胺（密度为 1.075）密度梯度离心法，分离 PBMC（密度约为 1.075）。即将抗凝全血置于分离液上进行离心，红细胞密度最大沉于管底，多形核粒细胞（密度为 1.092）铺于红细胞之上，PBMC 位于血浆与分离液的界面，其中淋巴细胞占 90% 以上。

（二）淋巴细胞及其亚群的分离

1. 贴壁黏附法   单核细胞具有黏附玻璃、塑料等的特性，因此将分离的 PMBC 铺于培养皿上可吸附单核细胞，收集未黏附的细胞即为富含淋巴细胞悬液。

2. 尼龙毛柱分离法   由于 B 淋巴细胞易于黏附尼龙毛，而 T 淋巴细胞无此特性。将淋巴细胞悬液通过尼龙毛柱，可将 T、B 细胞分离。

3. 免疫磁珠法（immune magnetic bead，IMB）   将抗细胞表面标志性抗原的特异性抗体（如抗 CD3、抗 CD4 或抗 CD8 等）吸附于免疫磁珠上，加入到细胞悬液中，带有相应抗原的细胞与磁珠上抗体结合。将此反应管置于磁场中，携带相应细胞的磁珠被吸附到靠近磁铁的管壁上，洗去未结合磁珠的细胞，即可获得高纯度相应细胞。本法分离速度快、效率高、操作简单、不需要昂贵的仪器设备，且不影响被分离细胞的生物学性状和功能，因此近年来得到了广泛应用。

4. 免疫吸附分离法　用抗细胞表面标志性抗原的特异性抗体包被聚苯乙烯孔板，加入细胞悬液，作用一定时间后洗板，即分离纯化相应细胞。

5. 流式细胞术（flow cytometry，FCM）　是一种将集光学、流体力学、电力学和计算机等多种技术于一体，可对细胞进行多参数定量检测和综合分析的技术，并能高纯度分离特定细胞。基本原理：将待测细胞悬液与荧光素标记抗体结合，在一定压力下通过进样管进入流动室。流动室内充满鞘液，在鞘液的包裹和推动下，细胞被排成单列，以一定速度从流动室喷口喷出形成液滴射流，每个液滴中包裹一个细胞。当液滴射流与激光束相交，液滴中的细胞受到激发光照射，产生散射光并发出各种荧光信号，后者被接收器检测。分选部件将这些液滴充以正、负不同的电荷，带电液滴在高压电场作用下偏转，落入各自的收集容器中，从而实现细胞的分离（图13-5）。FCM可用于T细胞、B细胞、NK细胞、巨噬细胞及树突状细胞的鉴定和分选。除此之外，还能进行细胞周期分析、细胞因子和黏附分子检测、细胞凋亡检测等研究。

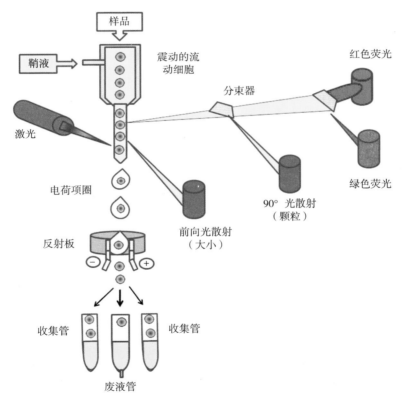

图13-5　流式细胞术工作原理示意图

二、免疫细胞功能测定

（一）淋巴细胞增殖试验

淋巴细胞受到特异性抗原或有丝分裂原刺激后活化、增殖。如PHA、Con A、抗CD3抗体能非特异性活化T细胞，引起T细胞增殖；PWM能非特异性活化T、B细胞，引起T、B细胞增殖。抗原能特异性活化相应 T、B 细胞克隆，引起相应 T、B 细胞克隆增殖。可用以下方法检测淋巴细胞的增殖活性。

1. 形态计数法　淋巴细胞在体外培养受到特异性抗原或有丝分裂原刺激后，会出现形态学的变化，如体积增大、形态不规则、细胞质增多、细胞核松散及出现较多核仁等。通过计数可算出淋巴细胞转化率，以判断淋巴细胞对相关刺激的反应性及功能状态。

2. ^{3}H – TdR 掺入法　细胞在 DNA 合成时利用 TdR 而使 ^{3}H 掺入，细胞增殖水平越高，掺入的 ^{3}H 越多，放射活性就越强。用液体闪烁仪测定放射活性，放射活性与细胞增殖呈正相关。该方法灵敏可靠，应用广泛，但要注意放射性污染。

3. MTT 比色法　MTT 为一种噻唑盐，化学名为 3 –（4,5 – 二甲基 – 2 – 噻唑）– 2,5 – 二苯基溴化四唑，作为细胞内线粒体琥珀酸脱氢酶的底物参与反应。在细胞培养终止前数小时加入 MTT，在细胞内线粒体琥珀酸脱氢酶作用下，形成紫蓝色甲臜颗粒并沉积于细胞内或细胞周围，在培养终止时加入盐酸异丙醇或二甲基亚砜使甲臜颗粒溶解，可用酶标仪测定 OD 值，甲臜生成量与细胞增殖水平呈正相关。

（二）细胞毒试验

细胞毒试验主要检测杀伤细胞（如 CTL、NK 细胞）对靶细胞的杀伤作用。

1. ^{51}Cr 释放法　用 $Na_2^{51}CrO_4$ 标记靶细胞，将 ^{51}Cr 标记的靶细胞与杀伤细胞混合培养一定时间，最后用液体闪烁仪测定上清液的放射活性。放射活性越高，说明杀伤细胞对靶细胞的杀伤活性越强。

2. 乳酸脱氢酶释放法　将靶细胞与杀伤细胞混合培养，靶细胞的细胞膜受损释放乳酸脱氢酶，用分光光度仪测定培养上清液的乳酸脱氢酶含量 OD 值。乳酸脱氢酶含量与杀伤细胞对靶细胞的杀伤活性呈正相关。

3. 细胞染色法　在补体依赖性细胞毒试验中，细胞表面的抗原与相应抗体（IgG、IgM）结合后，激活补体损伤细胞膜，导致细胞死亡。用台盼蓝进行染色，活细胞拒染而不着色，损伤细胞因膜损伤而通透性增加，可被染成蓝色。在显微镜下观察，计数蓝色死亡细胞数占总细胞数的比率，判断细胞的死亡率。

4. 凋亡细胞检测法　凋亡是细胞的一种重要生理和病理过程，在细胞毒试验中杀伤细胞会诱导靶细胞凋亡，常用的检测方法有以下几种。

（1）形态学观察法　凋亡细胞的形态学改变主要特征：体积缩小，胞质浓缩，核染色质密度增加呈现浓染的半月形或斑块状，并出现核着边现象，最终呈现细胞膜内陷，形成多个由胞膜包绕的凋亡小体。

（2）琼脂糖凝胶电泳法　凋亡细胞 DNA 可被核酸内切酶在核小体间切割，形成 180 ~ 200bp 的核小体及其倍数的寡核苷酸片段，在琼脂糖凝胶电泳呈现梯状 DNA 区带图谱（DNA ladder band）。

（3）TUNEL 法　在细胞培养物中加入末端脱氧核苷酸转移酶（TdT）和生物素标记核苷酸（dUTP），TdT 能将断裂 DNA 的 3′末端连接 dUTP，经过亲和素 – 生物素 – 酶放大系统，在 DNA 断裂处显色，显示凋亡细胞。

（4）流式细胞术　凋亡细胞由于 DNA 断裂而成为非二倍体或亚二倍体，流式细胞仪分析可见在二倍体峰前出现一个亚二倍体峰，依据其峰值大小，判断细胞凋亡百分率。

（三）吞噬细胞功能测定

吞噬细胞包括中性粒细胞和巨噬细胞，其功能测定主要包括趋化功能测定和吞噬功能测定。

1. 趋化功能的测定　中性粒细胞在趋化因子（如微生物及其代谢产物，补体活性片段 C3a、C5a，某些细胞因子等）的作用下能定向移行到感染炎症部位，发挥固有免疫作用。在体外测定中性粒细胞的趋化运动强度可反映其趋化功能。常用测定方法如下。

（1）琼脂糖平板法　在琼脂糖凝胶平板同一直线上打三个间距相等的孔，中间孔中加入中性粒细胞悬液，两侧孔中分别加入趋化因子和对照液。反应后通过固定和染色，测量中性粒细胞向两侧移行的距离，计算趋化指数，判断细胞定向移动的能力。

（2）微孔滤膜法　又称 Boyden 小室法，用微孔滤膜分隔特制趋化小室成上下两室，在上室加待测细胞，下室加趋化因子或对照液。细胞沉降至滤膜，受趋化因子吸引可通过微孔爬行至滤膜下面，孵育结束后，取滤膜固定、染色，在高倍镜下观察计数，计算趋化指数，即可判断细胞的趋化功能。

2. 吞噬功能的测定

（1）硝基蓝四氮唑（nitroblue tetrazolium，NBT）试验　NBT 是一种水溶性的淡黄色染料。中性粒细胞在杀菌过程中产生的超氧阴离子（O_2^-）能使被吞入细胞内的 NBT 还原成不溶的蓝黑色甲䐶颗粒，沉积于胞浆中，称 NBT 阳性细胞。显微镜下计数 NBT 阳性细胞，其百分率可反映中性粒细胞的吞噬杀伤功能。

（2）巨噬细胞吞噬试验　巨噬细胞对颗粒性抗原具有很强的吞噬作用，常用鸡红细胞、白色念珠菌、酵母细胞等作为吞噬颗粒，用斑蝥敷贴法收集人巨噬细胞或从小鼠腹腔渗出液中获得小鼠巨噬细胞，将鸡红细胞等与巨噬细胞在体外孵育后，涂片、染色，通过计算吞噬率和吞噬指数来反映巨噬细胞的吞噬功能。

第三节　机体免疫功能检测

一、细胞免疫功能测定

正常机体建立了对某种抗原的细胞免疫后，以相同抗原进行皮肤试验会出现以局部红肿为特征的迟发型超敏反应，因此可通过皮肤试验测定机体的细胞免疫功能。

1. 皮肤实验　常用的抗原为结核菌素、链激酶 – 链道酶、念珠菌素、麻风菌素、腮腺炎病毒等。将抗原定量的注入皮内，48～72 小时后观察结果，如果注射局部出现红肿、硬结，直径大于 5mm 为阳性反应。细胞免疫正常者出现阳性反应，细胞免疫低下者则出现弱阳性或阴性反应。该方法简单方便，可用于免疫缺陷病和肿瘤患者细胞免疫功能的测定。

2. 耳肿实验（ear swelling test，EST）　在动物可进行耳肿实验，半抗原二硝基氟苯（DNFB）涂于皮肤后，可与皮肤组织结合，引起机体产生迟发型超敏反应，因此，可用其监测细胞免疫应答功能。先用 DNFB 涂于小鼠皮肤致敏，致敏后第 4 天，用 DNFB 分别涂于耳郭皮肤双面进行攻击。攻击前和攻击后 24～48 小时，测量耳厚程度，计算耳肿值。耳肿值越大，说明动物的细胞免疫应答反应就越强。

二、体液免疫功能测定

B 细胞受到抗原刺激活化、分化成浆细胞，合成并分泌抗体。可通过检测 B 细胞活化率或抗体产生量，判定体液免疫功能。

1. 抗体测定　体液免疫应答主要由 B 细胞介导，B 细胞接受抗原刺激后分化为浆细胞，通过合成和分泌抗体而发挥作用。因此，测定体内各种免疫球蛋白的水平可直接反映机体体液免疫的状况，常采用单向琼脂扩散法、速率比浊法、ELISA 等方法进行检测。

2. 抗体形成细胞测定　常用溶血空斑试验（hemolytic plaque assay），用绵羊红细胞（SR-BC）免疫小鼠后，取其脾脏制成脾细胞悬液。将 SBRC 和脾细胞悬液混合加入冷却至 45 ~ 48℃的琼脂液中，倾注平皿，然后加入一定量的补体。在琼脂层中由于致敏浆细胞释放抗体，与其周围的 SRBC 结合，在补体参与下导致以浆细胞为核心的 SRBC 溶解空斑，每个空斑代表一个致敏浆细胞。通过计算溶血空斑数目可判断 B 细胞活化率，空斑直径大小与其抗体产生量呈正相关。

知识纲要

1. 抗原抗体检测技术　抗原抗体检测技术是根据抗原与相应抗体相遇发生特异性结合，在一定条件下出现可见反应的原理而设计的实验技术，又称抗原抗体反应实验。

（1）抗原抗体反应的原理与特点：①抗原与抗体的结合具有高度特异性；②抗原与抗体的结合牢固而又可逆；③抗原抗体反应的可见性与二者比例有关；④抗原抗体反应分特异性结合和可见反应两个阶段；⑤抗体类别与反应类型选择：IgG 宜选择沉淀反应，IgM 和 SIgA 宜选择凝集反应。

（2）抗原抗体反应的影响因素：①电解质：常以 PBS 为稀释液；②温度：最适温度是 37℃；③酸碱度：最适 pH 为 6 ~ 8。

（3）抗原抗体反应的检测方法：

1）凝集反应：是指颗粒性抗原与相应抗体结合后，在一定条件下出现肉眼可见的颗粒凝集现象。①直接凝集反应：颗粒固有抗原与抗体结合的凝集反应；②间接凝集反应：将可溶性抗原吸附于颗粒表面与抗体结合的凝集反应；③间接凝集抑制反应：先将待测可溶性抗原与抗体反应，再加入可溶性抗原吸附颗粒，出现抑制凝集为阳性，出现凝集为阴性；④反向间接凝集反应：将抗体吸附于颗粒表面与可溶性抗原结合的凝集反应。

2）沉淀反应：是指可溶性抗原与相应抗体结合后在一定条件下出现肉眼可见的免疫复合物沉淀现象。①液相中的沉淀反应：环状沉淀、絮状沉淀和免疫比浊法；②凝胶内的沉淀反应：用于定性检测的双向琼脂扩散法、对流电泳，用以定量检测的单向琼脂扩散法、火箭电泳。

3）免疫标记技术：是指用荧光素、酶、放射性核素或电子致密物质等标记抗体或抗原进行抗原抗体反应的实验技术。①免疫荧光技术：用荧光素标记抗体或抗原，主要用于检测组织细胞抗原的免疫组化；②免疫酶测定法：用酶标记抗体或抗原，最常用是 ELISA 法（间接 ELISA、夹心 ELISA、BAS - ELISA）；③放射免疫测定：用放射性核素标记抗体或抗原；④发光免疫分析：用发光物质标记抗体或抗原；⑤免疫胶体金标记技术：用胶体金标记抗体或抗原，利用胶体金聚集后呈橘红色、紫红色改变原理设计。

4）免疫印迹技术：又称 Western - blotting，是将凝胶电泳的高分辨率与固相免疫测定相结合的抗原抗体检测法。

5）蛋白质芯片技术：将待测抗原（或抗体）有序地固定于固相载体制成待检芯片，用荧光标记已知抗体（或抗原）与待检芯片反应，经洗涤后，用激光扫描仪或激光共聚扫描技术测定芯片上各点的荧光强度，定性或定量检测抗原（或抗体）。

2. 免疫细胞检测技术 主要包括免疫细胞数量和功能测定。需先分离免疫细胞：①外周血单个核细胞的分离：常用葡聚糖 - 泛影葡胺密度梯度离心法；②淋巴细胞及其亚群的分离：常用贴壁黏附法去除单核细胞分离淋巴细胞悬液，尼龙毛柱分离法分离 B 细胞，用免疫磁珠法、免疫吸附法和流式细胞术分离不同亚群的淋巴细胞等。

（1）淋巴细胞增殖试验：T、B 细胞受到抗原或有丝分裂原刺激活化、增殖。①形态计数法：依据转化淋巴细胞形态计数，计算转化率；②^{3}H - TdR 掺入法：用液体闪烁仪测定淋巴细胞增殖的^{3}H 掺入量判定增殖活性；③MTT 比色法：用酶标仪测定 MTT 在细胞内线粒体琥珀酸脱氢酶作用下生成甲臜量判定增殖活性。

（2）细胞毒试验：主要检测杀伤细胞（如 CTL、NK 细胞）对靶细胞的杀伤作用。①^{51}Cr 释放法：用液体闪烁仪测定^{51}Cr 标记靶细胞死亡后释放至上清液中的^{51}Cr 量判定杀伤活性。②乳酸脱氢酶释放法：用分光光度仪测定靶细胞死亡后释放至上清液中的乳酸脱氢酶含量判定杀伤活性。③细胞染色法：台盼蓝染色，死亡靶细胞被染成蓝色，计数靶细胞死亡百分率。④凋亡细胞检测法：形态观察法，计数形成凋亡小体细胞；琼脂糖凝胶电泳法观察梯状 DNA 区带图谱；TUNEL 法显示 DNA 断裂处显色的凋亡细胞；流式细胞术可见在二倍体峰前出现一个亚二倍体峰，依据其峰值大小，判断细胞凋亡百分率。

（3）吞噬细胞功能测定：主要包括趋化功能测定和吞噬功能测定。

1）趋化功能的测定：①琼脂糖平板法：在平板同一直线上打三个间距相等的孔，中间孔加中性粒细胞悬液，两侧孔中分别加入趋化因子和对照液，反应后固定和染色，测量中性粒细胞向两侧移行的距离，计算趋化指数，判断细胞定向移动的能力；②微孔滤膜法：用微孔滤膜分隔趋化小室为上下两室，上室加待测细胞，下室加趋化因子或对照液。细胞受趋化因子吸引可通过微孔爬行至滤膜下面，孵育结束后，取滤膜固定、染色，在高倍镜下观察计数，计算趋化指数，即可判断细胞的趋化功能。

2）吞噬功能的测定：①硝基蓝四氮唑（NBT）试验：中性粒细胞吞噬 NBT，胞内超氧阴离子（O_2^-）使淡黄色 NBT 还原成不溶的蓝黑色甲臜颗粒而沉积（即

NBT 阳性细胞）。计数 NBT 阳性细胞百分率可判断其吞噬功能。②巨噬细胞吞噬试验：常用鸡红细胞、白色念珠菌、酵母细胞等作为吞噬颗粒，将吞噬颗粒与巨噬细胞共同孵育后，涂片、染色，计算吞噬率和吞噬指数，判断其吞噬功能。

3. 机体免疫功能检测   ①细胞免疫功能测定：通过迟发型超敏反应实验（皮肤试验或耳肿实验），检测机体细胞免疫应答功能；②体液免疫功能测定：包括免疫球蛋白测定和溶血空斑试验检测。

复习思考题

1. 简述抗原抗体反应的特点及其影响因素。
2. 分别指出用于定量或定性的抗原抗体反应实验方法。
3. 简述 ELISA 的原理与方法。

第十四章　免疫学防治技术

随着免疫学理论与技术的迅速发展，免疫学防治技术已从预防和控制传染性疾病，扩展到非传染性疾病，如肿瘤、自身免疫病、免疫缺陷等的免疫预防与治疗。现代免疫学的应用，开创了更多更有效使机体获得免疫力的免疫生物疗法，以提高人类健康水平，防治疾病的发生。

机体获得特异性免疫力的方式主要包括主动免疫和被动免疫（图14 – 1）。

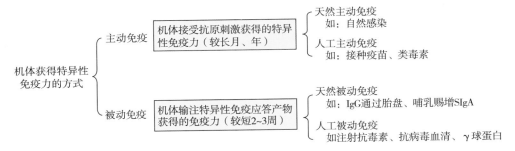

图14 – 1　机体获得特异性免疫力的方式

第一节　免疫预防

从1796年Jenner发明牛痘疫苗，到1979年世界卫生组织在内罗毕宣布"天花已在全世界被消灭"这一事实，被认为是有史以来，人类征服疾病最为辉煌的成绩，这完全是由牛痘疫苗免疫预防接种获得的成果。后人为纪念这一成就发明了vaccine（疫苗）一词，该词词根vac即来源于牛痘。

疫苗接种、计划免疫的实施，成为人类预防传染病的最有效措施，并已取得巨大成就。随着当代疫苗的发展和应用，免疫预防不仅限于传染病领域，已扩展到许多非传染病领域，疫苗既包括了预防性制剂，也包括了极有发展前途的治疗性制剂。

一、人工主动免疫预防

人工主动免疫（artificial active immunization）的主要措施，是接种疫苗使机体主动产生适应性免疫应答，从而预防或治疗疾病。

（一）疫苗的分类

疫苗是指用于预防、控制疾病的发生、流行，或用于治疗相关疾病的抗原类生物制品。疫苗的基本特征是毒力减低或消失，免疫原性保持。根据疫苗的结构和发展时期，可将疫苗分为三代。

1. 第一代疫苗　即全序列疫苗。该类疫苗是用减毒或灭活的病原体或者病原体产物制成。该类疫苗免疫效果强，但因为减毒或灭活的病原体或者病原体产物中可能含有对人体有害的成分，所以该类疫苗副作用也比较大。发现有些第一代疫苗可存在使接种者被感染的风险。第一代疫苗包括以下种类。

（1）减毒活疫苗（live - attenuated vaccine）　包括：①病原体在培养基或敏感细胞中反复传代，使其毒力减低或消失，免疫原性保持的减毒病原体，如卡介苗、麻疹疫苗、脊髓灰质炎疫苗等；②选择与病原体带有相同免疫原性，但对机体低毒或无毒的活的微生物，如牛痘疫苗。

活疫苗的突出优势：①活疫苗在体内繁殖从而产生类似天然感染的抗原刺激过程，多数活疫苗的免疫效果良好、持久，一般不需加强免疫，其中模拟自然感染的接种途径（如口服疫苗）还可形成黏膜局部免疫效应；②活疫苗可刺激机体产生体液免疫应答和细胞免疫应答。减毒活疫苗不足之处：在免疫力差的个别机体可引发感染；突变低毒株可能恢复毒力（但在实践中十分罕见）。

（2）灭活疫苗（inactivated vaccine）　又称死疫苗，是选用免疫原性强的病原体，经人工大量培养后，用理化方法灭活制成，如伤寒疫苗、百日咳疫苗等。灭活疫苗接种主要诱导机体产生抗体，一般不引起细胞免疫应答。

（3）类毒素（toxoid）　类毒素是将蛋白性毒素（如细菌外毒素）经 $0.3\% \sim 0.4\%$ 甲醛处理制成。其特点是毒性消失、免疫原性保持。如破伤风类毒素、白喉类毒素等，接种后可诱导机体产生抗毒素。

2. 第二代疫苗　即组分疫苗。随着科学技术的发展，人类逐渐认识到第一代疫苗的不足，而且一些病原体也很难通过制作第一代疫苗方法获得有效疫苗。人类开始寻找新的疫苗制备方法，即出现了第二代疫苗。该疫苗为采用基因工程方法将有免疫效果的组分组合在一起制成的组分疫苗，最大限度地避免了第一代疫苗的副作用和风险。

（1）亚单位疫苗（subunit vaccine）　提取病原体有效免疫原组分制成的疫苗称亚单位疫苗。如脑膜炎球菌、肺炎球菌、b 型流感杆菌的多糖疫苗等。亚单位疫苗可减少无效抗原组分所致不良反应，毒性显著低于全序列疫苗。

（2）结合疫苗（conjugate vaccine）　是将细菌荚膜多糖与蛋白质偶联的疫苗。多糖抗原缺乏 T 细胞表位多为 TIAg，只能刺激 B 细胞产生 IgM。将细菌荚膜多糖与蛋白质载体偶联，由蛋白质提供 T 细胞表位成为 TDAg，可诱导机体产生 IgG 类抗体。目前已获准使用的结合疫苗有 b 型流感杆菌疫苗、脑膜炎球菌疫苗和肺炎球菌疫苗等，已取代了传统的单用细菌荚膜多糖制作的多糖疫苗。

（3）重组抗原疫苗（recombinant antigen vaccine）　将编码有效免疫原组分的 cDNA 片段（目的基因）引入细菌、酵母或能连续传代的哺乳动物细胞基因组内，通过大量繁殖这些细菌或细胞，表达目的基因产物（有效抗原组分），提取纯化制成的疫苗。如 HBsAg 基因工程疫苗、口蹄疫疫苗和莱姆病疫苗等用于相应传染病预防。

（4）合成肽疫苗（synthetic peptide vaccine）　又称抗原肽疫苗，是根据有效免疫原的氨基酸序列，设计合成免疫原性多肽，结合适当的载体再加入佐剂（脂质体）制成的疫苗。如果设计合成抗原表位多肽与载体结合的抗原表位疫苗，则可更有效地激发免疫应答。目前，根据疟原虫孢子表位制作的疟原虫疫苗已在临床试用，HIV 和肿瘤等的合成肽疫苗正在研制中。

（5）重组载体疫苗（recombinant vector vaccine）　将编码病原体有效免疫原的基因插入载体（痘类病毒、细菌或植物细胞等），使其表达病原体抗原制成的疫苗。这种具有活疫苗特点的疫苗株可在体内增殖，表达大量所需抗原。目前使用最多的载体是痘类病毒，用其表达多种外源基因，已用于甲型和乙型肝炎、麻疹、单纯疱疹等疫苗的研究。将编码有效免疫原的基因导入可食用植物（如番茄、黄瓜、马铃薯、香蕉等）的细胞基因组中，免疫原即可在植物的可食用部分稳定地表达和积累，人类和动物食用即完成预防接种。这类疫苗尚在初期研制阶段，具有口服、易被儿童接受、价廉等优点。目前用马铃薯表达乙型肝炎病毒表面抗原并在动物试验中获得成功。

3. 第三代疫苗　即核酸疫苗，包括 DNA 疫苗（DNA vaccine）和 RNA 疫苗（RNA vaccine）。①将编码有效免疫原的 cDNA 或 mRNA 基因插入载体（如质粒 DNA），建成基因重组质粒，将其直接接种于机体，转染宿主细胞，使宿主细胞表达目的抗原；②将编码有效免疫原的基因插入减毒病毒（痘苗病毒或腺病毒等）基因组中，接种于机体感染宿主细胞，使其持续性表达目的抗原。最终可通过 MHC Ⅱ 类分子和 MHC Ⅰ 类分子提呈途径激活免疫系统，从而诱导机体产生适应性免疫应答。

核酸疫苗的出现，开拓了疫苗学的新纪元，被称为第三次疫苗革命。目前，研究最多的是 DNA 疫苗，由于它不需要任何化学载体，故又称为裸 DNA 疫苗（naked DNA vaccine）。HIV 和疟原虫 DNA 疫苗等正在研制中。核酸疫苗需要接种的次数少，尽管有很多优点，但安全性问题仍未能完全解决，目前正进行进一步研究。

（二）疫苗的基本要求

疫苗制备的基本要求是有效性、安全性、实用性。

1. 有效性　具有良好免疫原性是疫苗有效性的基本保障，也是疫苗首要要求。疫苗接种后应能在大多数人中引起保护性免疫，增强群体的抗感染能力。在疫苗设计中须考虑：①诱导保护性免疫类型：是以体液免疫为主或是细胞免疫为主，或是二者兼备。②免疫记忆：接种后易引起显著的免疫记忆，维持较长的保护性免疫。③接种途径：根据病原体侵袭机体门户，选择合适的接种途径，如预防以黏膜为感染门户的病原体感染，宜采用口服，诱导黏膜免疫在局部产生 SIgA；而经血感染如乙型肝炎等，则不宜口服疫苗，因为口服可能存在诱导耐受分离的危险。

2. 安全性　疫苗多用于健康人群，特别是儿童的免疫接种，直接关系到人类的健康和生命安全，故应确保安全性。灭活疫苗多为致病性强的病原体毒株，应灭活彻底；活疫苗要求遗传性状稳定，无回复突变，无致癌性。各种疫苗应避免无关蛋白和毒素污染，减少接种后的副作用。

3. 实用性　疫苗的可接受性十分重要，否则难以达到接种人群的高覆盖率。要在保证免疫效果的前提下，尽量简化接种程序。如口服接种、联合疫苗接种等。

（三）人工主动免疫的应用

1. 抗感染　临床已证实根据某些特定传染病的疫情监测和人群免疫状况分析，有计划地进行疫苗接种，可以预防相应传染病，最终达到控制甚至消灭相应传染病的目的。但是，有不少传染病如疟疾、艾滋病、埃博拉出血热等尚无有效疫苗，传染病的疫苗研制仍是未来的首要任务。

2. 抗肿瘤　利用肿瘤疫苗进行肿瘤主动免疫治疗，已在临床获得一定疗效。例如，给肿瘤细胞导入 HLA、B7 等基因而制备的瘤苗，可促进 T 细胞活化；导入 TNF – α、IL – 2、IFN – γ 等基因而制备的瘤苗，可使局部产生具有杀瘤活性或免疫调节的细胞因子，从而增强抗瘤效应。某些肿瘤的发生与病毒感染密切相关，相应病毒的疫苗可用于肿瘤的免疫预防，如 EB 病毒疫苗可预防鼻咽癌等。

3. 防止免疫病理损伤　某些慢性感染导致的免疫病理损伤与免疫应答的类型有关，通过调整免疫应答类型，有可能防止或减轻病理损伤。如在Ⅰ型超敏反应中，皮下多次小量注射变应原，诱导 IgG 类抗体产生，通过竞争变应原与 IgE 结合，达到减轻、缓解临床症状，甚至达到长期脱敏目的。

诱导免疫耐受将是防治自身免疫病、移植排斥的根本方法之一，目前研究表明，如通过口服免疫原，在防治实验性变态反应性脑脊髓炎（EAE）及非胰岛素依赖型糖尿病的动物模型中，取得了可喜治疗效果。

4. 计划生育　人促绒毛膜性腺激素（HCG）亚单位疫苗已在临床试验，初步证明安全、有效，并且具有可逆性。如用 HCG – β 亚单位疫苗免疫人体，可刺激机体产生抗 HCG，可切断黄体营养而终止妊娠。卵细胞表面的 ZP3 糖蛋白是精卵结合位点，抗 ZP3 抗体能阻止精卵结合，达到避孕目的。

（四）我国计划免疫程序

计划免疫（planed immunization）是根据某些特定传染病的疫情监测和人群免疫状况分析，有计划地进行疫苗接种，预防相应传染病，最终控制乃至消灭相应传染病，确保儿童健康成长而采取的重要措施。

根据国家卫生部 2007 年印发的《扩大国家免疫规划实施方案》，疫苗种类从原有的"五苗七病"增加到 15 种（表 14 – 1）。根据传染病流行趋势，在重点流行地区对重点人群进行出血热疫苗接种；若发生炭疽、钩端螺旋体病疫情或发生洪涝灾害可能导致钩端螺旋体病暴发流行时，对重点人群进行炭疽疫苗和钩体疫苗应急接种。

表 14 –1　我国儿童计划免疫程序表

疫苗名称	第一次接种	第二次接种	第三次接种	加强接种	预防的传染病
卡介苗	出生				肺结核
乙肝疫苗	出生	1 月龄	6 月龄		乙型肝炎
脊髓灰质炎疫苗	2 月龄	3 月龄	4 月龄	4 周岁	脊髓灰质炎
百白破疫苗	3 月龄	4 月龄	5 月龄	18～24 月龄	百日咳、白喉、破伤风
白破疫苗	6 周岁				白喉、破伤风
麻风疫苗	8 月龄				麻疹、风疹
麻腮风疫苗	18～24 月龄				麻疹、流行性腮腺炎、风疹
乙脑疫苗	8 月龄	2 周岁			流行性乙型脑炎
A 群流脑疫苗	6～18 月龄（第 1、2 次间隔 3 个月）				流行性脑脊髓膜炎
A＋C 群流脑疫苗	3 周岁	6 周岁			流行性脑脊髓膜炎
甲肝疫苗	18 月龄				甲型肝炎

二、人工被动免疫预防

人工被动免疫（artificial passive immunization）是人工输注适应性免疫应答产物等免疫效应性制剂，以紧急预防或治疗的措施。因这些免疫物质并非机体自身产生，缺乏主动补充的来源，维持时间短暂，一般维持 2～3 周。

1. 抗毒素（antitoxin） 用蛋白性类毒素免疫动物（如马）后，经分离纯化的免疫血清。免疫血清中含有具有中和毒素的 IgG 类抗体，主要用于紧急预防和治疗，如白喉抗毒素、破伤风抗毒素、蛇毒抗毒素等。

2. γ球蛋白 即从健康人血浆或健康产妇胎盘中提取的 γ球蛋白，主要含有抗人常见病原体成分的抗体 IgG。可用于人常见病原体感染性疾病的辅助预防及免疫力低下患者的治疗。

3. 特异性抗体 是从临床患某种感染性疾病痊愈后或健康人接种疫苗后血浆中提取，含有针对某种病原体的高效价抗体，用于预防和治疗相应病原体感染。如 HBV－Ig，用于乙型肝炎病毒感染。

第二节 免疫治疗

依据免疫学原理，针对疾病发生机制，人为地干预或调整机体免疫功能，以达到治疗目的所采取的措施，称为免疫治疗（immunotherapy）。传统免疫治疗的分类方法包括主动免疫疗法和被动免疫疗法、特异性免疫疗法和非特异性免疫疗法、免疫增强和免疫抑制等。随着生物技术的发展，已能够制备多种重组免疫分子和免疫细胞用于临床治疗，更新了免疫治疗概念。免疫治疗的基本策略是从分子、细胞和机体水平干预或调整免疫功能。

一、分子治疗

分子治疗是指给机体输注分子制剂，调整机体免疫应答的治疗措施。

（一）分子疫苗为基础的免疫治疗

治疗性疫苗与传统预防性疫苗不同。预防性疫苗接种对象主要为健康个体或儿童，主要激发适应性免疫应答，用于疾病的免疫预防；治疗性疫苗接种对象是已病患者，主要目的是激发免疫应答或诱导免疫耐受或表达特殊蛋白，从而改善病情甚至治愈疾病。

用于治疗的疫苗已有长足进展：①HSP 具有"伴侣抗原肽"作用，从肿瘤组织提取 HSP 与不同抗原肽结合，形成多种 HSP－抗原肽复合物，可激活多个 CTL 克隆，从而产生较强的抗肿瘤效应；②人乳头状瘤病毒（HPV）E6 或 E7 重组疫苗均在临床使用效果良好；③治疗某些酶缺陷疾病，在 20 世纪 90 年代有报道，应用重组表达腺苷脱氨酶的重组病毒疫苗，注入腺苷脱氨酶缺陷的患者体内，并治愈了该病；④美国食品和药品管理局（Food and Drug Administration，FDA）已经批准以 DNA 疫苗诱导对髓磷脂碱性蛋白（MBP）免疫耐受的 I 期临床试验；⑤某些人类肿瘤与病原体感染有关，例如乙型肝炎病毒与肝细胞癌、EB 病毒与鼻咽癌、幽门螺杆菌与胃癌、人乳头瘤病毒与宫颈癌等，利用这些病原体疫苗可预防和治疗相应的肿瘤。

(二) 抗体为基础的免疫治疗

以抗体为基础的免疫治疗包括多克隆抗体、单克隆抗体及基因工程抗体的应用。

1. 抗细胞表面分子抗体 该抗体在体内与表达相应细胞膜表面分子结合，在补体参与下使细胞溶解。例如，1986 年，美国 FDA 批准应用抗人 CD3 单抗，特异性破坏 T 细胞，临床已用于心、肝、肾、骨髓移植时发生的急性排斥反应；1997 年美国 FDA 获准抗人 CD20（Rituximab）用于 B 细胞淋巴瘤的治疗，抗人 CD4 单抗也可以用于预防器官移植排斥反应，治疗类风湿性关节炎、多发性硬化症等。

2. 抗细胞因子抗体 具有中和活性的抗 TNF 单抗（Infliximab）可特异阻断 TNF 与其受体结合，减轻炎症反应，临床上已成功用于类风湿性关节炎等慢性炎症性疾病的治疗。用抗 IL-1 单抗治疗上述疾病，目前正在进行临床试验。

3. 抗体导向药物治疗 化疗药物、毒素、同位素等细胞毒性物质对肿瘤细胞都有很强的杀伤作用，但因缺乏特异性，易损伤正常细胞，可导致不良反应或严重毒副作用。用高度特异性的单抗作为载体，将细胞毒性物质靶向性地携至肿瘤病灶局部，可特异性地杀伤肿瘤。目前根据所导向的细胞毒性物质不同，导向疗法分为：①放射免疫疗法（radioimmunotherapy）：指将放射性核素（^{131}I、^{125}I、^{111}In、^{90}Y 等）与特异性单抗连接，进行肿瘤的导向治疗，如 2002 年美国 FDA 第一个获准用于癌症治疗的放射免疫偶联药物，^{90}Y 偶联抗 CD20 制成的 Zevalin 治疗非霍金奇淋巴瘤；②抗体导向化学疗法（antibody-guided chemotherapy）：将化疗药物（甲氨蝶呤、长春新碱、阿霉素）与特异性单抗连接，进行导向治疗；③免疫毒素疗法（immunotoxin therapy）：将毒素与特异性单抗相连，常用的毒素包括植物毒素（如蓖麻毒素、苦瓜毒素等）和细菌毒素（如白喉毒素、绿脓杆菌外毒素等）。目前美国 FDA 批准用由 calicheamicin 毒素与抗 CD33 单抗偶联的免疫毒素（Mylotarg）治疗急性髓性白血病。

目前，一些单克隆抗体或基因工程抗体已用于肿瘤、感染、自身免疫病、超敏反应性疾病等的治疗（表 14-2）。

表 14-2 美国 FDA 已批准生产和临床使用的单克隆抗体（截至 2011 年）

分类	单克隆抗体（括号内为商品名）	适应证
移植免疫	抗 CD25（Zenapax，Simulect）	急性肾移植排斥反应
肿瘤	抗 CD20 单抗（Rituxan，Zevalin，Bexxer）	非霍奇金淋巴瘤
	抗 HER-2/neu/CD340（Herceptin）	转移性乳腺癌
	抗 EGFR（Erbitux，Panitumumab）	转移性结肠直肠癌，头颈部肿瘤
	抗 CD33（Mylotarg）	急性髓样细胞白血病
	抗 CD52（Campath）	B 细胞白血病，T 细胞白血病，T 细胞淋巴瘤
	抗 RANKL（Prolia/Xgevr）	预防已经转移并损害骨质的肿瘤患者的骨骼相关事件
自身免疫病和过敏性疾病	抗 TNFα（Remicade，Humira，Simponi）	Crohn's 病，类风湿性关节炎，强直性脊柱炎，银屑病性关节炎，溃疡性结肠炎
	抗 IgE（Xolair）	持续性哮喘
	抗 CD11a（Raptiva）	斑块性银屑病
	抗 α4 整合素（Tysabri）	多发性硬化症
	抗 VEGF（Lucentis）	年龄相关性黄斑病变
	抗 CD45RO$^+$（Amevive）	银屑病，其他自身免疫紊乱疾病
	抗 TNF（Cimzia）	类风湿性关节炎
	抗 IL-1β（Ilaris）	自身炎症性疾病
	抗 IL-2/IL-23（Stelara）	中度至严重的斑块性银屑病成年患者
	人源型抗 C5（Soliris）	阵发性睡眠性血红蛋白尿症

续表

分类	单克隆抗体（括号内为商品名）	适应证
其他	抗呼吸道合胞病毒（Synagis）	预防儿童高危期呼吸道合胞病毒感染
	抗 gpⅡb/Ⅲa（ReoPro）	预防冠状动脉血管成形术中血栓发生
	抗 IgGI（OncoScint）	检测结直肠癌和卵巢上皮细胞癌，诊断乳腺癌，小细胞癌，胰腺癌，胃癌淋巴转移
	抗 PSMA（ProstaScint）	评估疑有复发的前列腺癌患者，用于患者的分期
	抗 CEA（CEA – Scan）	检测原发性、转移性结直肠癌、乳腺癌淋巴转移
	抗肌凝蛋白单株（Myoscint）	心肌梗死引起的胸痛定位，心肌梗死和心肌炎造影
	抗 SCLC 抗体片段 – LU – 10 – Fab（Verlu-ma）	诊断常规方法检查无效的小细胞肺癌
	抗 CD15（NeutroSpec）	用于阑尾炎疑似患者的鉴别诊断

（三）细胞因子及其拮抗剂为基础的免疫治疗

1. 重组细胞因子治疗　利用基因工程技术生产的重组细胞因子为临床应用奠定了基础。目前已有多种细胞因子类药物用于感染、肿瘤、造血障碍等疾病的治疗。

2. 细胞因子基因疗法（cytokine genetherapy）　细胞因子类药物在体内半衰期短，需要给患者大剂量反复多次注射方能取得一定疗效，往往导致严重副作用。细胞因子基因疗法，是将细胞因子或其受体基因通过一定技术方法导入体内，使其在体内持续表达并发挥治疗效应。目前已有 IL – 2、IL – 12 等多项细胞因子基因疗法试用于临床，治疗恶性肿瘤、感染、自身免疫性疾病等。

3. 细胞因子阻断和拮抗疗法　该疗法是通过抑制细胞因子产生或阻断细胞因子与其相应受体结合或结合受体后阻断信号传导过程，使细胞因子的病理性作用难以发挥。其适用于自身免疫性疾病、移植排斥、感染性休克等的治疗。TNF 单抗可以减轻甚至阻断感染性休克的发生；IL – 1 受体拮抗剂对于炎症、自身免疫性疾病等具有较好的治疗效果（表 14 – 3）。

表 14 – 3　美国 FDA 已批准生产和临床应用的细胞因子类药物

药物名称	适应证
IFN – α	白血病、Kaposi 肉瘤、病毒性肝炎、恶性肿瘤、AIDS
IFN – β	多发性硬化症
IFN – γ	慢性肉芽肿、生殖器疣、恶性肿瘤、过敏性皮炎、类风湿性关节炎等
G – CSF	自身骨髓移植、化疗导致的粒细胞减少、AIDS、白血病、再生障碍性贫血
GM – GSF	自身骨髓移植、化疗导致的血细胞减少症、AIDS、再生障碍性贫血、MDS
EPO	慢性肾功能衰竭导致的贫血、恶性肿瘤或化疗导致的贫血、失血后贫血
IL – 2	恶性肿瘤、免疫缺陷、免疫佐剂、AIDS
IL – 11	恶性肿瘤或化疗导致的血小板减少症
sTNFRⅡ – Fc	类风湿性关节炎
PDGF	糖尿病所致腿、足溃疡

二、细胞治疗

（一）细胞疫苗为基础的免疫治疗

肿瘤细胞型瘤苗是目前研究最多、使用时间最长的细胞疫苗，其优越性在于包容了所有自身肿瘤抗原，免疫机体可诱发较强的免疫效应。

1. 病毒修饰的瘤苗　20 世纪 90 年代初开始研制的应用病毒处理自体或异体肿瘤细胞的疫苗，使肿瘤细胞表达病毒抗原，激发免疫应答杀伤肿瘤细胞，已在临床沿用至今。

2. 基因修饰的瘤苗　将肿瘤细胞用基因修饰方法改变其遗传背景，降低致瘤性，增强免疫原性。例如，将编码 HLA 分子、共刺激分子（如 B7）、细胞因子（如 IL-2、IFN-γ、GM-CSF）基因转染的肿瘤细胞注入体内，可激活抗瘤免疫。

（二）免疫细胞为基础的免疫治疗

免疫细胞为基础的免疫治疗，是指给机体输注自体或异体造血细胞、免疫细胞等，以激活或增强机体的免疫应答。

1. 自体细胞毒性细胞　将自体细胞毒性细胞经体外激活、增殖后回输患者，直接杀伤肿瘤或激发机体抗肿瘤免疫效应。适合于该疗法的免疫效应细胞包括 CTL、NK 细胞、巨噬细胞、淋巴因子激活的杀伤细胞（LAK）、肿瘤浸润性淋巴细胞（TIL）和细胞因子诱导的杀伤细胞（CIK）。TIL 是从实体肿瘤组织中分离，在体外经 IL-2 诱导培养后的淋巴细胞；CIK 则是外周血淋巴细胞在体外经 PHA+IL-2+IL-1 等多种细胞因子诱导培养后的淋巴细胞。目前已将 LAK 细胞、CIK、TIL 与 IL-2 合用于临床，治疗晚期肿瘤患者，对于如黑色素瘤、肾细胞癌等肿瘤患者有一定疗效。

2. 抗原提呈细胞　树突状细胞（DC）可以直接刺激初始 T 细胞活化增殖。肿瘤细胞免疫原性较弱，难以激活机体的免疫应答发挥抗肿瘤作用。在体外用肿瘤抗原、肿瘤抗原多肽、肿瘤提取物致敏自身 DC 等 APC，回输给肿瘤患者，可激活抗肿瘤适应性免疫应答。

3. 造血干细胞移植　移植自体或同种异体的造血干细胞，可以促进机体造血和免疫功能，已经成为癌症、造血系统疾病、自身免疫性疾病等的重要治疗手段。临床移植所用的干细胞来自于 HLA 型别相同的供者，可采集骨髓、外周血或脐血，分离 CD34^+ 干/祖细胞。

三、免疫调节剂及其应用

通常将可非特异性促进或抑制免疫功能的制剂称免疫调节剂，包括生物应答调节剂和非特异性免疫抑制剂等。

（一）生物应答调节剂

生物应答调节剂（biological response modifier，BRM）是指具有非特异性促进或调节免疫功能的制剂，通常对免疫功能正常者无影响，而对免疫功能异常，特别是免疫功能低下者有促进或调节作用。其制剂包括治疗性疫苗、细胞因子、微生物及其产物、合成性分子等。BRM 发展极为迅速，已广泛应用于肿瘤、感染、自身免疫病、免疫缺陷病等的免疫治疗。

1. 微生物制剂

（1）分枝杆菌制剂　①卡介苗（BCG）：为牛型结核杆菌的减毒活疫苗，具有很强的非特异性免疫刺激作用，可活化巨噬细胞，增强 NK 细胞活性，促进 IL-1、IL-2、IL-4、TNF 等多种细胞因子的产生，提高 APC 对抗原的摄取和提呈能力，增强 T 细胞对肿瘤抗原的识别能力激发其细胞毒性。目前已用于某些肿瘤的辅助治疗，如膀胱滴注治疗浅表性膀胱癌疗效显著。②胞壁酰二肽（muramyl dipeptide，MDP）：是分枝杆菌胞壁中最小免疫活性单位，具有非特异性抗感染和抗肿瘤作用，能直接刺激单核－巨噬细胞，使其活性增强 10 倍以至百倍，促使 IL－1、IL－6、IFN、CSFs 和超氧离子释放，诱导内源性 TNF 生成，能增强 NK 细胞杀伤力。现已制成肿瘤疫苗用于临床。

（2）短小棒状杆菌 短小棒状杆菌可以活化巨噬细胞，促进 IL－1、IL－2 等细胞因子的产生，非特异地增强机体免疫功能。其常与化疗药物联合使用，作为肝癌、肺癌、淋巴瘤、黑色素瘤等的辅助治疗。

（3）CpG DNA 是细菌 DNA 片段中具有免疫激活作用的特定碱基系列，又称为 CpG 基序。含有 CpG 基序的寡核苷酸（CpG ODN）可活化 NK 细胞、APC、T 细胞等免疫细胞，诱导 IL－2、IFN－γ、TNF 等多种细胞因子的产生，促进 APC 上调表达 MHC Ⅱ类分子和共刺激分子、增强其抗原提呈能力，产生较强的细胞免疫和体液免疫。CpG DNA 以佐剂形式或作为 DNA 疫苗的一部分，用于黑色素瘤、非霍奇金淋巴瘤和肾癌的治疗。

（4）多糖类物质 某些细菌、真菌的多糖成分有明显的非特异免疫刺激作用，可促进淋巴细胞的分裂增殖，促进细胞因子的产生，常作为传染病、肿瘤的辅助治疗药物。如革兰阳性菌细胞壁成分脂磷壁酸、食用菌香菇及灵芝多糖等。

2. 免疫因子

（1）转移因子 是由致敏淋巴细胞经反复冻融或超滤获得的产物，包括游离氨基酸、核酸和多肽等，无种属特异性，可将供者的细胞免疫活性转移给受者。目前已试用于治疗一些细胞免疫功能低下的疾病，例如乙型肝炎及真菌的感染、红斑性狼疮、恶性肿瘤、免疫缺陷病等。

（2）胸腺肽 是从小牛或猪胸腺提取的可溶性多肽混合物，包括胸腺素、胸腺生成素等，对胸腺内 T 细胞的发育有辅助作用。因其无种属特异性而常用于治疗细胞免疫功能低下和病毒感染、肿瘤等。

（3）免疫核糖核酸（iRNA） 先用抗原（肿瘤细胞或病原体等）免疫动物，然后取免疫动物的脾、淋巴结分离淋巴细胞，提取其中的核糖核酸给患者注射，可使患者获得体液免疫及细胞免疫。目前试用于治疗肿瘤、真菌感染及慢性乙型肝炎等疾病。

3. 化学合成制剂 最常用的为左旋咪唑，该药原是驱虫剂，后来发现其能激活吞噬细胞的吞噬功能，促进 T 细胞产生 IL－2 等细胞因子，增强 NK 细胞的活性，对免疫功能低下的机体具有较好的免疫增强作用，用于大肠癌术后的长期治疗效果显著；西咪替丁为组胺拮抗剂，可通过阻止组胺对抑制性 T 细胞的活化作用，而增强机体的免疫功能；异丙肌苷也具有增强免疫功能，可用于抗病毒的辅助治疗。

4. 中药及其制剂 许多中药具有促进免疫作用，并已广泛应用于免疫性疾病的防治。补气类药如人参、黄芪、党参、黄精、茯苓、大枣、白术、参三七、冬虫夏草、灵芝、甘草（后三者具有双向调节效应）等及其部分多糖成分（如黄芪多糖、枸杞多糖等）均可提高细胞免疫和体液免疫功能。临床上补气药常用于治疗免疫功能低下的虚证（如阳虚、气虚、血虚证等），以及化疗、免疫抑制剂所致的免疫功能低下。滋阴药、清热药、活血药如南沙参、女贞子、当归、制首乌、薏苡仁、猪苓、枸杞子、石斛、柴胡、白花蛇舌草等可提高细胞免疫功能；天花粉、女贞子、当归、鳖甲、白花蛇舌草能提高体液免疫功能。另外，如补肾填精、活血化瘀、健脾益气类中药方剂也有一定的免疫增强功能。

（二）非特异性免疫抑制剂

1. 微生物制剂　具有免疫抑制效应的微生物制剂主要为真菌代谢产物：①环孢菌素 A（cyclosporin A，CsA）：主要通过阻断 T 细胞内 IL–2 基因的转录，抑制 IL–2 依赖的 T 细胞活化，用于抗移植排斥反应及自身免疫性疾病的治疗；②FK–506：属大环内酯抗生素，作用机制与 CsA 相似，但比 CsA 强 10~100 倍，目前 FK–506 应用于临床器官移植中，取得了很好的效果；③雷帕霉素（rapamycin）：能阻断 IL–2 启动的 T 细胞增殖而选择性抑制 T 细胞，用于抗移植排斥反应及自身免疫性疾病的治疗。

2. 化学合成药物　具有免疫抑制效应的化学合成药物，主要有烷化剂、抗代谢物类药及糖皮质激素等。

（1）烷化剂　常用的有氮芥、苯丁酸氮芥、环磷酰胺等。主要作用是抑制 DNA 复制和蛋白质合成，阻止细胞分裂。T、B 细胞被抗原活化后，进入增殖、分化阶段，对烷化剂的作用较敏感，故可以起到抑制免疫应答的作用。目前，环磷酰胺主要用于器官移植和自身免疫病的治疗。

（2）抗代谢物类药　主要有嘌呤、嘧啶的类似物和叶酸拮抗剂两大类。如硫唑嘌呤，主要通过抑制 DNA、蛋白质的合成，阻止细胞分裂，对细胞免疫、体液免疫均有抑制作用，常用于防治移植排斥反应；甲氨蝶呤等，可通过干扰蛋白质合成、抑制中性粒细胞趋化、减少 IL–1、IL–6、IL–2 的产生，具有很强的免疫抑制及抗炎作用，临床主要用于自身免疫病和肿瘤的治疗。

（3）糖皮质激素　具有明显的抗炎和免疫抑制作用，对单核 – 巨噬细胞、T 细胞、B 细胞均有较强的抑制作用，常用于治疗炎症、超敏反应性疾病及移植排斥反应。

3. 中药及其制剂　雷公藤对细胞免疫和体液免疫均具有明显的抑制作用，其提取物雷公藤多甙已用于治疗肾炎、系统性红斑狼疮、类风湿性关节炎及移植排斥反应。另外，滋阴药、清热药、活血药中的北沙参、细辛、忍冬藤、郁金、生蒲黄、白鲜皮等能抑制细胞免疫和体液免疫；土茯苓、决明子等能抑制细胞免疫；苦参、大黄、黄连、黄柏、紫草、青蒿、莪术、防己、白头翁等可抑制细胞增殖或分裂。

需要强调指出的是，大多数中药及其制剂的免疫增强或免疫抑制作用均是相对性的，目前已发现很多中药如生地黄、玄参、决明子、苦参、麦门冬、天门冬、制首乌等及其制剂均具有双向调节免疫功能，因而在临床实践中对中药应辨证论治、综合分析选用。

知识纲要

1. 免疫预防

（1）人工主动免疫预防：主要通过接种疫苗预防和治疗疾病。疫苗的基本特征是毒力减低或消失，免疫原性保持。根据疫苗的结构和发展时期分为三代。

1）第一代疫苗：即全序列疫苗。①减毒活疫苗：通过反复传代培养毒力减低或消失的活病原体和与病原体有相同免疫原性的低毒或无毒微生物；②灭活疫苗：

用理化方法灭活病原体；③类毒素：蛋白性毒素经 0.3% ~ 0.4% 甲醛处理毒性消失、免疫原性保持的制品。

2）第二代疫苗：即组分疫苗。①亚单位疫苗：提取病原体有效免疫原组分；②结合疫苗：将细菌荚膜多糖与蛋白质偶联；③重组抗原疫苗：将编码有效免疫原组分的 DNA 片段引入细菌、酵母等基因组内，使其表达有效抗原组分；④合成肽疫苗又称抗原肽疫苗：合成抗原表位多肽与载体结合的抗原表位疫苗；⑤重组载体疫苗：将编码病原体有效免疫原基因插入载体（痘类病毒、细菌或植物细胞等），使其表达抗原。

3）第三代疫苗：即核酸疫苗，包括 DNA 疫苗和 RNA 疫苗。①将编码有效免疫原的 cDNA 或 mRNA 基因插入到质粒 DNA，将其直接接种于机体，转染宿主细胞而表达目的抗原；②将编码有效免疫原的基因插入减毒病毒基因组中，接种于机体感染宿主细胞，使其持续性表达目的抗原。

（2）人工被动免疫预防：人工输注适应性免疫应答产物等免疫效应性制剂，以紧急预防或治疗的措施，包括抗毒素、γ 球蛋白、特异性抗血清等。

2. 免疫治疗 依据免疫学原理，针对疾病发生机制，人为地干预或调整机体免疫功能，以达到治疗目的所采取的措施。

（1）分子治疗：是指给机体输注分子制剂，调整机体免疫应答的治疗措施。

1）分子疫苗为基础的免疫治疗：接种疫苗激发免疫应答或诱导免疫耐受，从而改善病情甚至治愈疾病。如激发抗瘤免疫、治疗自身免疫病等。

2）抗体为基础的免疫治疗：①抗细胞表面分子抗体：抗体与细胞表面抗原结合，在补体参与下杀死靶细胞；②抗细胞因子抗体：抗体与细胞因子结合，阻断其与受体结合，减轻炎症反应等；③抗体导向药物治疗：将抗肿瘤抗体与化疗药物、毒素、同位素等细胞毒性物质连接，将其带到肿瘤局部，特异地杀伤肿瘤。

3）细胞因子及其拮抗剂为基础的免疫治疗：①重组细胞因子治疗；②细胞因子基因疗法：将细胞因子或受体基因导入体内，使其在体内持续表达并发挥治疗效应；③细胞因子阻断和拮抗疗法：抑制细胞因子产生或阻断细胞因子与受体结合或阻断信号传导过程。

（2）细胞治疗：

1）细胞疫苗为基础的免疫治疗：①病毒修饰的瘤苗：病毒处理自体或异体肿瘤细胞，使肿瘤细胞表达病毒抗原，通过激发抗病毒免疫，间接杀伤肿瘤；②基因修饰的瘤苗：用编码 HLA 分子、共刺激分子、细胞因子等基因转染的肿瘤细胞，激活抗瘤免疫。

2）免疫细胞为基础的免疫治疗：①自体细胞毒性细胞：在体外激活、增殖后回输患者，直接杀伤肿瘤或激发抗肿瘤免疫效应；②APC：在体外将用肿瘤抗原或多肽等致敏自身 APC，回输给肿瘤患者，可激活抗肿瘤免疫应答；③造血干细胞移植：移植自体或同种异体的造血干细胞，可以促进机体造血和免疫功能，已经成为癌症、造血系统疾病、自身免疫性疾病等的重要治疗手段。

（3）免疫调节剂及其应用：通常将可非特异性促进或抑制免疫功能的制剂称

为免疫调节剂，包括生物应答调节剂和非特异性免疫抑制剂等。①生物应答调节剂：是指具有非特异性促进或调节免疫功能的制剂，通常对免疫功能正常者无影响，而对免疫功能异常，特别是免疫功能低下者有促进或调节作用；②非特异性免疫抑制剂：通过抑制免疫细胞活性，降低机体免疫应答的制剂。

复习思考题

1. 简述机体获得特异性免疫力的方式。
2. 试述疫苗的基本特征及其分类。
3. 试述疫苗预防与治疗区别。
4. 抗体治疗包括哪些及其意义是什么？

第十五章 中医药理论的研究策略

近年来，随着免疫学实验技术、分子生物学、各种组学技术、计算机科学和生物信息学等学科快速发展及其学科交叉，从理论到实践上具备了从系统水平研究复杂生命科学的可能性，也为阐明中医药理论实质奠定了实验研究基础。本章主要讨论免疫学实验技术以及各种组学技术在中药成分分析与检测、中药作用机制和中医证候本质研究中的思路和策略，希望能起到抛砖引玉加快中医药理论研究步伐的作用。

第一节 中医药理论的实验研究技术

一、免疫学实验技术

应用于生命科学研究的免疫学实验技术，主要是抗原抗体实验技术。抗原抗体实验技术是一种克隆化检测各种物质的实验技术；用已知抗体检测相应抗原性物质，无需对被检物纯化提取，便可直接检测，且具有特异、准确、敏感的特点，是中医药理论研究的重要方法之一。

中医药理论研究的免疫学实验技术，主要包括检测各种液相成分的免疫分析法和检测各种固相成分的免疫组化技术（详见第十三章）。

二、组学技术

组学技术主要包括基因组学、转录组学、蛋白组学、代谢物组学、细胞组学等，是通过检测、分析某一层面所有构成要素（如机体整个基因组、所有蛋白分子、所有代谢物等），以及构成要素之间的相互作用关系来研究生命状态的一种方法。它是目前生命科学活跃的领域之一。它所具有的多层次、多靶点的研究特点及所关注的整体性、动态性、时空性和复杂性，与中医药理论特点有着相似的趋同，必将成为中医药理论研究的重要方法之一。

（一）基因组学

基因组学是从整个基因组的层面来阐释所有基因在染色体上的位置、结构、基因产物的功能及基因之间的关系及其基因的活动规律，也是从基因层面揭示中药作用机制、中医证候本质并为现代医学认可的必然趋势之一。

1. 概念 基因组（genome）通常是指细胞核染色体 DNA 序列所包含的全部基因信息，广义上还包括细胞线粒体 DNA 基因信息。基因组学（genomics）是研究生物基因组的组成、组内各基因的精确结构、相互关系及表达调控的科学。

2. 研究内容方向与主流技术 研究内容方向主要分为两个方面，一是结构基因组学，以测定基因序列为目标；二是功能基因组学（或称为后基因组学），以研究基因的功能为目标。主流技术包括基因测序技术、基因芯片技术等。

（1）基因测序技术　至今已发展到第三代的单分子测序技术，即 DNA 测序时，无需经过 PCR 扩增，实现了对每一条 DNA 分子的单独测序。

依据其技术原理主要分为两大技术阵营：①单分子荧光测序：代表性的技术为美国螺旋生物（Helicos）的 SMS 技术和美国太平洋生物（Pacific Bioscience）的 SMRT 技术。其原理是用荧光标记脱氧核苷酸，通过显微镜实时记录荧光的强度变化。当荧光标记的脱氧核苷酸被掺入 DNA 链时，其荧光就能在 DNA 链上探测到。当荧光标记脱氧核苷酸与 DNA 链形成化学键，其荧光基团会被 DNA 聚合酶切除，荧光消失。这种荧光标记的脱氧核苷酸不会影响 DNA 聚合酶的活性，并且在荧光被切除之后，合成的 DNA 链和天然的 DNA 链完全一样。②纳米孔测序：代表性公司为英国牛津纳米孔公司。新型纳米孔测序法（nanopore sequencing）是采用电泳技术，借助电泳驱动单个分子逐一通过纳米孔来实现测序。由于纳米孔的直径非常细小，仅允许单个核酸聚合物通过，而 A、T、C、G 单个碱基的带电性质不一样，可通过电信号差异检测出通过的碱基类别，从而实现测序。

（2）基因芯片（gene chip）技术　是通过应用平面微细加工技术和超分子自组装技术，把大量分子检测单元集成在一个微小的固体基片表面，可同时对大量核酸实现高效、快速、低成本的检测和分析。基因芯片的测序原理是杂交测序方法，即通过与一组已知序列核酸探针杂交进行核酸序列测定的方法。所谓基因探针即是一段人工合成的碱基序列，在探针上连接一些可检测的物质，根据碱基互补的原理，利用基因探针到基因混合物中识别特定基因。它可将大量探针分子固定于支持物上，与标记样品进行杂交，通过检测杂交信号的强度及分布来进行分析。

基因芯片又称为 DNA 微阵列（DNA microarray），可分为三种主要类型：①固定在聚合物基片（尼龙膜、硝酸纤维膜等）表面上的核酸探针或 cDNA 片段，通常用同位素标记靶基因与其杂交，通过放射显影技术进行检测。这种方法的优点是所需检测设备与目前分子生物学所用的放射显影技术相一致，相对比较成熟。但芯片上探针密度不高，样品和试剂的需求量大，定量检测存在较多问题。②用点样法固定在玻璃板上的 DNA 探针阵列，通过与荧光标记的靶基因杂交进行检测。这种方法点阵密度可有较大的提高，各个探针在表面上的结合量也比较一致，但在标准化和批量化生产方面仍有不易克服的困难。③在玻璃等硬质表面上直接合成寡核苷酸探针阵列，与荧光标记的靶基因杂交进行检测。该方法把微电子光刻技术与 DNA 化学合成技术相结合，可以使基因芯片的探针密度大大提高，减少试剂的用量，实现标准化和批量化大规模生产，有着十分重要的发展潜力。

（二）转录组学

1. 概念　转录组（transcriptome）即一个活细胞能转录出来的所有 RNA 的总和。广义上包括信使 RNA、核糖体 RNA、转运 RNA 及非编码 RNA；狭义上指所有 mRNA 的集合。与基因组不同的是，转录组的定义中包含了时间和空间的限定。同一细胞在不同的生长时期及生长环境下，其基因表达情况是不完全相同的。转录组学（transcriptomics）是功能基因组学（functional genomics）的重要组成部分，是在整体水平上研究某一时刻某一细胞中基因全部转录本的种类、结构和功能及转录调控规律的学科，其目的在于提供构成生物全部基因的表达调节系统和全部蛋白质的功能、相互作用等信息，以及实现对生物及细胞功能的全部情况解析等。

2. 研究内容方向与主流技术　研究内容方向主要包括两方面，一是对基因表达的研究，即机体的生长发育、疾病的不同阶段中细胞或组织基因表达的改变；二是对基因功能的研究，主要集中在 mRNA 水平基因之间相互作用的生物学通路关系。转录组学研究技术主要包括两种：基于杂交技术的微阵列技术（microarray）和基于测序技术的转录组测序技术，具体技术包括以下几种。

（1）表达序列标签技术（expression sequence tags technology，EST）　以大规模 cDNA 测序为基础，即提取生物体的 mRNA，在逆转录酶的作用下获得 cDNA 文库。cDNA 文库所得到的许多表达序列标签，集合组成表达序列标签数据库，即代表在一定的发育时期或特定的环境条件下，特定组织细胞的基因表达序列。其可用于验证基因在特定组织中的表达，推导全长 cD-NA 序列，或作为标签标志基因组中的特殊位点以确定基因的位置等。挑选其中 300～500bp 的部分（即 EST 序列）进行序列测定，然后通过生物信息学手段得到全长的基因序列。通常 EST 序列位于一段 cDNA 的 3′端非翻译区，也可以在该 cDNA 中随机选取。

（2）基因表达系列分析技术（serial analysis of gene expression，SAGE）　SAGE 的基本原理是基于 RNA 所特有的 9～14bp 标签，将这些标签串联起来进行克隆和测序，即代表一种转录产物的特异性序列。选用特定的限制性内切酶分离转录产物中的代表基因特异性的 9～14bp 核苷酸序列并制成标签，再将这些序列标签连接、克隆和测序。依据其占总标签数的比例，即可分析出其所对应的编码基因的表达频率。

SAGE 是一种全基因组基因表达分析和寻找差异基因的新技术，能同时对大量的转录物进行定性或定量分析，可同时反映正常或异常等不同功能状态下细胞整个基因组基因全貌，特别对低丰度表达基因有较高检测结果。它不仅能快速详细地同时分析成千上万个基因转录子的丰富信息，而且还能发现新基因。

（3）大规模平行测序技术（massively parallel signature sequencing，MPSS）　是基于序列分析技术的高通量、高特异性和高敏感性的基因分析技术。

MPSS 基本方法：从生物样品中提取 mRNA，将 mRNA 逆转录成 cDNA，通过固相克隆将该 cDNA 均匀地加载到特制的小分子载体表面，在小分子载体上进行大量 PCR 扩增。将所有 cDNA 游离的一端进行精确测序，产生 16～20 个碱基，每一特定序列在整个生物样品中所占的比例，即代表了含有该 cDNA 基因在样品中的相对表达水平。

该技术能将一个生物样品中几乎所有表达基因，全部分别克隆到特制的小分子载体上，然后再把小分子载体放进一个特殊的反应系统内，使所有小分子载体都排列在一个平面上。将带特定荧光标记的 G、A、T、C 单核苷酸按顺序分别加入反应体系中，分别与小分子载体上的 cDNA 进行分子杂交。每次分子杂交后将所有小分子载体进行激光扫描照相，只需经过 4 次反应 4 次激光扫描照相就可将上百万个 cDNA 同时测出其碱基序列。

该技术的特点：①不必事先知道基因的序列，适用于任何生物体及任何性状；②基因组覆盖面高，能测量出样品中几乎所有表达了的基因；③基因表达水平的测量是通过直接计算样品中 cDNA 的拷贝数目，属于非连续变量，所以只需两个样品对照（如正常与病理）即可进行严格的统计检验，能有效地检测差异性中等或较小的基因；④实验效率高，只需两个星期即可获得几十万个克隆的 16～20 个碱基序列。

（4）RNA 测序技术（RNA sequencing，RNA－seq）　　是一种鉴定并且定量解析样品中所有 RNA 的重要工具，目前 RNA－Seq 可以对 total RNA 样品中所有种类的转录本进行测序和表达谱分析，因此是对 RNA 进行测序的一种发现基因的有效方法，而且还是对编码基因及非编码基因进行注释的金标准。

RNA－seq 主要的流程包括：①用 Poly（T）寡聚核苷酸从总 RNA 中抽取全部带 Poly（A）的 RNA，其中的主要部分就是编码基因所转录的 mRNA，将所得 RNA 随机打断成片段，再用随机引物和逆转录酶由 RNA 片段合成 cDNA 片段；②对 cDNA 片段进行末端修复并连接测序接头（adapter），得到将用于测序的 cDNA。将 RNA 随机片段化和采用随机引物进行反转录的过程中，有时为提高测序效率，还会用电泳切胶法获取长度范围在 200bp（±25 bp）的 cDNA 片段，再通过 PCR 扩增，得到最终的 cDNA 文库。

（三）蛋白质组学

1. 概念　蛋白组（proteome）指细胞或组织基因组所表达的全部蛋白质，是对应于一个基因组的所有蛋白质构成的整体。蛋白质组学（proteomics）指在组学的水平上，研究蛋白质的结构与功能及其相互作用的学科。本质上指的是在大规模水平上研究蛋白质的特征，包括蛋白质的表达水平、翻译后的修饰、蛋白与蛋白相互作用等，由此获得蛋白质水平上的关于疾病发生、细胞代谢等过程的整体而全面的认识。

2. 研究内容方向与主流技术　蛋白质组学研究内容方向主要包括两方面，一是对蛋白质表达的研究，即机体的生长发育、疾病的不同阶段中，细胞或组织蛋白质组成的改变；二是对蛋白质组功能的研究，主要集中在蛋白质之间相互作用网络关系。其主流技术主要有双向电泳（2－DE）、DIGE－2D、质谱技术和酵母双杂交技术等。

（1）双向电泳（2－DE）　又称二维电泳。它是将不同种类蛋白质按照等电点和分子量差异进行高分辨率分离的分析方法，是目前唯一能同时分离成百上千种蛋白质的工具。双向凝胶电泳的原理是第一向基于蛋白质的等电点不同用等电聚焦分离，第二向则按分子量的不同用 SDS－PAGE 分离，把复杂蛋白混合物中的蛋白质在二维平面上分开。成功的二维电泳可以将 2000～3000 种蛋白质进行分离。通过对蛋白质二维电泳图谱扫描，用相关软件（PDQUEST 等）进行图谱差异分析，找到差异蛋白质点，然后把差别点切出，进行脱色、酶解，最后样品进入质谱测试，得到质谱原始数据文件。通过搜索数据库（Genebank、PIR、SWISS－PROT 及 EMBL 等）可得到差别点蛋白质的详细信息。

（2）DIGE－2D　在传统二维电泳技术的基础上，结合了多重荧光分析方法，极大地提高了结果的准确性、可靠性和重复性。

（3）质谱技术（mass spectroscope，MS）　是通过正确测定蛋白质分子的质量而进行蛋白质分子鉴定、蛋白质分子的修饰和蛋白质分子相互作用的研究。

（4）酵母双杂交技术　作为发现和研究在活细胞体内蛋白质之间相互作用的技术平台，在近几年来得到了广泛运用。酵母双杂交系统是在真核模式生物酵母中进行的，研究活细胞内蛋白质相互作用，对蛋白质之间微弱的、瞬间的作用通过报告基因的表达产物敏感地检测到，是一种具有很高灵敏度的研究蛋白质之间关系的技术。

以上技术手段，二维电泳与质谱分析常常联合应用，需要研究者具备丰富的生物信息分析方法。

（四）代谢物组学

1. 概念　代谢物组（metabolome）是指细胞内在某一特定生理和发育阶段的所有小分子的代谢物质，或指在一个生物样品中发现的完整一套小分子化学物质。生物样品可以是一个细胞，一个细胞器，一个器官，一个组织，一个组织提取物，一个生物体。在给定的代谢物组发现的小分子化学物质，既包括内源性代谢物（如氨基酸、有机酸、核酸、脂肪酸、胺、糖、维生素、辅因子、颜料、抗生素等），又包括外源化学物质（如药物、环境污染物、食品添加剂、毒素和其他生物异源物质）。代谢物组学（metabolomics）是一门对生物体内所有代谢产物进行定量分析，并寻找代谢产物与生理病理变化的相对关系，揭示机体生命活动代谢本质的科学，其研究对象大都是相对分子量 1000 以内的小分子物质。

2. 研究内容方向与主流技术　代谢物组学的研究一般包括代谢物组数据的采集、数据预处理、多变量数据分析、标记物识别和途径分析等步骤。

（1）**研究对象**　主要是生物体液。如血浆或血清、尿液、粪便提取物、舌苔液、唾液，以及生物组织样品等的各种生物体液。不同体液的器官分布及功能各不相同，因此包含的代谢产物成分也存在较大差异。每种体液都具有特异性的核磁共振指纹谱，其中可溶性物质的浓度和分子间的相互作用决定了峰谱的密度和分布。如血浆、脑脊液和尿液的代谢谱能够反映某些药物或某种发生在单一器官或多个器官的疾病所产生的代谢变化。

（2）**研究的核心技术**　主要为核磁共振技术（NMR）和模式识别技术。

1）**核磁共振技术（NMR）**　是物质分子结构研究中的重要剖析工具。H、F 等原子的原子核如同小磁体，当置于外界磁场中时，即按磁场方向取向。NMR 谱就是以测定改变这种取向所需要的射频能为基础。其中最常用的是 1H – NMR，它能反映有机分子结构中处于不同位置的 H 原子的信息。在外加磁场作用下，分子中多个 H 原子所处的电子环境不同，其共振频率也不相同。因此，其原子就会有不同的化学位移。相反，在不同分子中，处于相同电子环境的质子（也称等性质子）都有大致相同的化学位移。通过辨析各种质子的吸收峰并根据各自的化学位移，就可初步推断其分子结构。除 NMR 外，质谱（MS）、气质联用技术（GC/MS）、高效液相色谱（HPLC）和其他光谱分析技术都可应用于代谢物组学研究。

2）**模式识别技术**　生物体液 NMR 谱图的复杂性是妨碍得到有用的生物学信息的限制因素，即使是一张一维 1H – NMR 谱图就可能含有几千条可分辨的谱线，从中得到可以区分不同代谢状态的信息是代谢物组研究的关键。显然，这几千条谱线不可能都作为参数研究。因此，代谢物组研究需要进行数据降维模式识别技术分析。

数据降维模式识别技术分析方法，大致可分为有监督的（supervised）模式识别方法和无监督的（unsupervised）的模式识别方法：①有监督的模式识别方法：主要包括 SIMCA（soft independent modeling of class analogy）、PLS（partial least squares）和 PLS – DA（PLS – discriminant analysis）方法等；②无监督的模式识别方法：主要包括主成分分析（principal component analysis，PCA）、非线性作图（non – linear mapping，NLM）和分层聚类分析（hierarchical cluster analysis，HCA）等。数据降维模式识别分析方法的一般过程：首先对数据进行无监督的模式识别分析，然后选定某一类样本进行数据建模，再对变量进行加权处理，选定主成分建模的主成分数目，最后利用有监督性统计的方法，判别未知样本。通过数据降维模式识别分析方法，对获得的多维复杂数据进行降维和生物信息挖掘，并研究相关代谢物变化涉及的代谢途径和变化

NOTE

规律，以阐述生物体对相应刺激的响应机制、发现生物标记物。

（五）宏基因组学

1. 概念   宏基因组（metagenome）即环境中全部微小生物遗传物质的总和。它包含了可培养的和不可培养的微生物基因，目前主要指环境样品中的细菌和真菌的基因组总和。把人体内所有微生物菌群基因组的总和称为人体宏基因组（human metagenome）。宏基因组学（metagenomics）又称元基因组学，是指不经过微生物培养阶段，采用直接提取环境中总 DNA 的方法，以功能基因筛选和（或）测序分析为研究手段，以微生物多样性、种群结构、进化关系、功能活性、相互协作关系及其与环境之间的关系为目的的微生物研究新兴学科。

2. 研究内容与方向   宏基因组技术的出现，使研究者对占微生物总体 99% 以上不可培养微生物的研究成为现实，微生物基因的可探测空间显著增大。目前宏基因组学技术的应用主要分为两个方面：一方面是筛选功能基因，开发具有所需功能的蛋白；另一方面是通过对宏基因组文库进行分析，探讨在各种环境下微生物间相互作用和微生物与周围环境间相互影响的规律。一般包括环境样品中提取基因组 DNA、宏基因组文库的构建和筛选、高通量测序、生物信息学分析等工作。

人体与正常菌群构成医学微生态，尤其是肠道正常菌群参与了人体的营养吸收和代谢，影响着人体的健康和疾病发展。有些中药也可能通过影响正常菌群或被其分解转化后发挥作用。因此，通过采集机体粪便、尿液等外分泌液，运用宏基因组学研究机体的微生态变化，也是研究中药作用机制和中医证候的重要方法之一。

（六）细胞组学

细胞组学（cytomics）是基于基因型差异并综合全面的生物信息学知识而概括出的单细胞分子表型的学科。其主要技术是采用高灵敏多参数荧光分析方法（如免疫组化技术），研究细胞表型信息。

细胞是机体表现功能的基本单位，随着细胞状态或功能的转变，其存在的分子基础也必将改变，这将是细胞组学的主要研究对象与内容。因此，研究细胞的不同分子表型（疾病或受疾病影响的细胞分子表型），是细胞组学成为探索细胞乃至机体的生理、病理、药理作用分子机制行之有效的策略。

三、生物芯片技术与高通量筛选技术

生物芯片与高通量筛选的开发，为大规模分析、研究生物信息开辟了可行的研究方法。

1. 生物芯片（biochip）技术   是通过缩微技术，根据分子间特异性地相互作用的原理，将生命科学领域中不连续的分析过程集成于硅芯片或玻璃芯片表面的微型生物化学分析系统，以实现对细胞、蛋白质、基因及其他生物组分的准确、快速、大信息量的检测。按照芯片上固化的生物材料不同，可将生物芯片划分为基因芯片、蛋白质芯片、多糖芯片、活性小分子芯片和细胞芯片等。

2. 高通量筛选（high throughput screening，HTS）技术   是指以分子水平和细胞水平的实验方法为基础，以微板形式作为实验工具载体，以自动化操作系统执行试验过程，以灵敏、快速的检测仪器采集实验结果数据，以计算机分析处理实验数据的筛选技术，在同一时间检测数以千万的样品，并以得到的相应数据库支持运转的技术体系，它具有微量、快速、灵敏和准确等特点。

第二节　中药成分的免疫分析法检测与组学分析

一、中药成分的免疫分析法检测

免疫分析法无需对被检成分提取分离，便可直接检测，且具有特异、敏感、快捷的特点。因此，中药成分免疫分析法检测将对判定中药材真伪、鉴定中药品质、检测药效成分或毒性（或药效拮抗）成分、建立中药质量标准等领域具有重要意义。

（一）中药成分抗原的制备

中药材主要包括植物类药、动物类药、微生物类药和矿物类药等，除矿物类药外的中药材成分均可制备特异性抗体，进行免疫分析法检测。

根据中药成分的免疫原性，将其分为两大类：①中药大分子抗原（如蛋白质、多糖等），多具有免疫原性，可直接免疫动物制备抗体；②中药的药效成分或标示性成分，大多属于小分子半抗原，必须与大分子载体连接成半抗原-载体人工抗原，才具免疫原性。

1. 中药大分子抗原制备　植物类、动物类、微生物类中药，均含有蛋白质、多糖、核酸等大分子胶体性物质。大分子胶体性物质一般均具有免疫原性，免疫动物制备特异性抗体。然而，中药材大多数需经过干燥、炮制、制剂工艺等程序处理才应用于临床。经过这些程序处理多易导致大分子胶体物质变性，引起免疫原性和特异性改变。因此，在制备抗中药大分子胶体成分抗体时，须从经相应程序处理的中药材中提取抗原，以避免出现假阴性结果。

（1）中药蛋白抗原的制备　蛋白质具有良好的免疫原性，可直接用中药提取蛋白做抗原，免疫动物制备特异性抗体。蛋白质是由遗传基因编码翻译而成，具有严格的种属特异性，中药蛋白的免疫分析法可用于鉴别药材真伪。

（2）中药多糖抗原的制备　大分子多糖一般多具有免疫原性，也可直接用中药提取多糖做抗原，免疫动物制备特异性抗体。不同生物类药物的多糖多具有特异性，中药多糖也可作为药效成分发挥治疗作用。因此，中药多糖的免疫分析法检测，在鉴定中药材真伪和质量评价方面具有一定价值。

2. 中药小分子半抗原-载体免疫原制备　中药的药效成分或标示性成分，大多属于小分子半抗原，必须与大分子载体连接成半抗原-载体免疫原，才能制备抗半抗原抗体。

半抗原与载体的连接方法有多种，其基本原则：①不明显改变半抗原结构，保留半抗原的特有表位；②半抗原与载体间需保留一定空间距离，使半抗原表位能够相对独立表达。迄今制备半抗原-载体免疫原的通用方法，是采用化学偶联法制备共价键连接的半抗原-载体免疫原。依据半抗原分子所带基团的不同，化学偶联法主要分为以下两大类。

（1）含有-NH$_2$、-COOH 或糖基的中药半抗原成分　可采用戊二醛法、碳化二亚胺法或过碘酸盐氧化法等化学偶联法，将其直接与载体蛋白的-NH$_2$、-COOH 连接，制备共价键连接的半抗原-载体免疫原。例如：Fukuda N 等用硅胶薄层色谱法分离人参皂甙 Rb1，采用过碘酸钠氧化法制备 Rb1-BSA 免疫原，免疫 BALB/c 小鼠，制备了抗人参皂甙 Rb1 单克隆抗体；

Shan S 等用同法，制备甘草皂甙 – BSA 免疫原，制备了抗甘草皂甙 GC 单克隆抗体。

（2）不含 – NH_2、– COOH 或糖基的中药半抗原成分　需要先与偶联剂连接，制成带有 – NH_2 或 – COOH 的半抗原衍生物，再通过半抗原衍生物的 – NH_2 或 – COOH，采用用戊二醛法、碳化二亚胺法或过碘酸盐氧化法等化学偶联法与载体连接，制备共价键连接的半抗原 – 偶联剂 – 载体免疫原。如刘文泰等分别用重氮化法制备大黄素 – 重氮盐衍生物、用琥珀酸酐法制备大黄素 – 琥珀酸单酯衍生物，再通过碳化二亚胺法与 BSA 连接，分别制成大黄素 – 重氮盐 – BSA 和大黄素 – 琥珀酸单酯 – BSA 免疫原，免疫 Wistar 大鼠，制备了抗大黄素抗体等。

（二）抗中药成分抗体的制备

1. 液相抗原皮下注射免疫法　这是目前最通用的免疫法。一般均需加佐剂乳化后，进行动物皮下多点注射，经初次免疫、再次免疫、追加免疫，即可制得抗体。

2. 抗原包被膜片皮下包埋免疫法　用 PVDF 或 NC 等膜片包被抗原，制成抗原包被膜片。刘文泰等（2015 年）建立了半抗原 – 载体包被膜片皮下包埋免疫法，免疫大鼠制备了较高效价的抗大黄素抗体。具体操作步骤：将 PVDF 制成 8mm×3mm 和 4mm×3mm 膜片。先用 BSA 包被膜片，然后再用大黄素 – 重氮盐衍生物溶液 + EDCI 或直接用大黄素溶液包被膜片，制备大黄素 – BSA 包被膜片免疫原。初次免疫：将 8mm×3mm 抗原包被膜片光面向内纵向折叠放于套管针内，分别在两个后大腿内侧进针，将膜片推至皮下（2 片/鼠）；加强免疫：间隔 14 天在一侧大腿外侧，同法包埋（1 片/鼠）；追加免疫：间隔 14 天在另一侧大腿外侧同法包埋 4mm×3mm 膜片（1 片/鼠）。末次免疫后第 10 天，动物放血制抗血清。

半抗原 – 载体包被膜片皮下包埋免疫法，具有以下优点：①载体蛋白包被膜片，不仅可用于纯化蛋白溶液包被，而且还可直接使用动物血清包被；②使用的半抗原和载体量极少（仅需能淹没膜片的溶液量即可），可大大节省半抗原和载体蛋白实验用量；③可增加半抗原与载体蛋白接触的紧密性，尤其适用于非共价键连接的半抗原 – 载体免疫原制备，可增加半抗原与载体连接的牢固性；④半抗原 – 载体蛋白包被膜片，无需透析，仅需将膜片漂洗即可去除游离半抗原和杂质；⑤包被膜片皮下包埋，能达到缓慢释放抗原作用，无需再加佐剂即有良好的免疫原性，省去了免疫前抗原与佐剂的乳化过程。与半抗原 – 载体液相抗原相比，无论在半抗原 – 载体免疫原制备，还是免疫接种方法等方面，具有省材、省时、操作简便的明显优势。

（三）中药成分免疫分析法的检测方法

中药成分免疫分析法的检测方法很多，诸如胶体金试纸条定性或半定量检测法、ELISA 法、免疫荧光法、免疫放射法或 Western 印迹法、生物芯片法等。

中药的药效成分或标示性成分多为易溶于有机溶剂而难溶于水的小分子物质。免疫分析法检测时，若直接用半抗原有机溶液与抗体反应，多易导致抗体变性失活。一般采用以下方法进行免疫分析法检测：①采用固相包被半抗原与抗体反应；②用悬浮法制成半抗原悬液（如用羧甲基纤维素溶液、血清等作悬浮剂）与抗体反应。

半抗原免疫分析法，通常采用共价键偶联法包被半抗原：①采用化学偶联法制成共价键连接的半抗原 – 非免疫原蛋白或半抗原 – 偶联剂 – 非免疫原蛋白复合物，通过蛋白包被法间接将半抗原固相包被；②先对固相载体进行改性处理，在其表面引入羧基、氨基、羟基或羰基等功能基团，再通过化学偶联法共价键包被半抗原或半抗原 – 偶联剂衍生物，进行免疫分析法检测。

（四）中药成分免疫分析法的意义

中药成分的免疫分析法在药材真伪与品质鉴定、中药质量标准建立等方面具有重要意义。

1. 中药材的真伪鉴定 不同药材，由于遗传背景不同，其蛋白或多糖存在着种属特异性。其种属特异性不因药材产地、生长时间、栽培方法、药用部位的不同而改变。因此，可用抗某药材蛋白或多糖的种属特异性抗体，通过免疫分析法定性或定量检测，鉴别药材的真伪。如冯振波等制备的抗虎血清蛋白抗体，经交叉反应和对照实验证实，只与虎骨蛋白发生反应，不能与同科动物如狮、豹、猞猁、原猫等的骨质蛋白反应；郭月秋等制备的抗鹿血清蛋白抗体，能与不同种鹿的胎组织发生反应，而不与牛、羊的胎组织反应等。不过，这些抗血清对于检测经炮制、制剂工艺后的相应中药材成分的意义，有待深入研究。

蛋白质是由遗传基因编码翻译而成，具有严格的种属特异性，中药蛋白的免疫分析法在鉴别药材真伪方面具有重要价值。然而，同科属生物间在遗传上存在着一定程度的同源性而表达相同表位，尤其植物蛋白与免疫动物间的亲缘关系比动物蛋白相差更远，表达相同表位的几率更多，抗植物蛋白抗体可能更易与同科属植物蛋白发生交叉反应。因此，抗中药蛋白抗体也可能包含针对同科属生物的共同表位而发生交叉反应，须进行特异性鉴定或分离纯化。①抗中药蛋白抗血清（即多克隆抗体）须与近缘生物类药物的提取成分进行交叉反应鉴定，若有交叉反应发生，可采取免疫微球抗体吸附法，筛检、分离和纯化特异性抗体；②抗中药蛋白单克隆抗体则须用免疫原蛋白和近缘生物类药物蛋白筛检，鉴定其特异性，也有可能同时分检出针对同科、同属和同种特异性的单克隆抗体。

2. 中药材的品质鉴定 同一药材会因产地、生长时间、栽培方法、药用部位的不同存在着质量差异。影响药材质量的主要是产生药效作用或毒副作用的小分子成分。因此，可以选择抗药效成分或毒性成分抗体，采用免疫分析法定量检测，从而判定药材品质。

现已有人采用这种方法进行中草药成分的定量检测。如 Fukuda N 等用抗人参皂甙 Rb1 单克隆抗体，通过 Western 印迹法测定人参皂甙；Nah J J 等用抗人参皂甙 Rf 单克隆抗体，通过 ELISA 法定量检测人参皂甙 Rf；Shan S 等用抗甘草皂甙（GC）单克隆抗体，通过 Western 印迹法，定量检测甘草次酸等。

3. 建立中药质量标准 中成药主要是由多味中药组成的复方制剂，质量标准应该包含复方中的主要中药材品质及其主要成分含量。当建立了大多数药成分特异性抗体库后，就可以建立鉴定中药复方制剂多种中药成分的质量标准，使中成药的质量控制体系更为完善。

控制中成药质量主要有两个基本环节，一是组成复方的中药材品质控制；二是生产工艺条件的控制。只有保证了两个环节的严格把关，才能制出质量稳定的合格产品。生产工艺过程中的质量检控，需要简单、快捷、准确的检测方法。而免疫分析法如免疫荧光法、免疫放射法、ELISA 法、胶体金试纸条半定量法等一般可以达到这一要求。例如：对于易致抗体失活的被检品（如被检品有机溶液等），可采用待测品固相包被芯片法检测［即将待测品制成固相包被芯片，分别与荧光素（或同位素或酶）标记特异性抗体反应，快速定量检测相应成分含量］；对于不干扰抗体活性的被检品溶液，可采用更为快速、便捷的胶体金试纸条半定量法检测。因此，中药成分的免疫分析法不仅能控制药材品质和成品质量，而且还可以随时监控生产过程中的半成品质量。

随着中药作用机制和证候本质的阐明，可以分别用"药效成分组"和"毒性（或药效拮抗）成分组"的特异性抗体，采用上述的中成药溶液固相包被芯片法或胶体金试纸条半定量法，定量检测相应成分含量，建立更为完善的中成药质量标准的监控系统。

二、中药成分的组学分析

采用代谢物组学、蛋白组学等进行中药成分的组学分析，对判定中药材真伪、鉴定中药品质，尤其对中药的"药效成分组"分析研究具有重要意义。

1. 药材真伪与品质鉴定　通过采用道地药材与被检药材的蛋白组学检测比较，鉴定药材真伪；通过采用道地药材与被检药材的代谢物组学比较，判定药材品质；通过同种药材不同入药部位的代谢物组学分析，并结合相关疗效比较，判定和精选最佳入药部位。

2. "药效成分组"的分析研究　中药成分尤其是中药复方成分的组成十分复杂。就其作用而言，包括药效成分组、毒性成分组、药效拮抗成分组和无效成分组。筛选药效成分，去除毒性、药效拮抗和无效成分，对提高疗效、减少副作用具有重要意义。这些成分多属于小分子物质，代谢物组学技术为其系统研究提供了实验技术支撑。

在中药全成分的代谢物组学分析，明确各种成分组成的基础上，提取分离各种成分，采用各种成分递加法或剔除法的药效作用比较研究，即可筛选出药效成分、药效拮抗成分、无效成分和毒性成分等组合，为中药材炮制方法、中药复方组成和中成药成分精选与制备工艺设计等提供科学依据。

3. 发现新成分　采用代谢物组学技术的中药材成分或血清药物分析法，不仅能够检测已知成分，而且还可能发现未知的新成分。

第三节　中药作用机制的研究策略

药物作用的本质研究，主要应从药物作用靶点及其效应着手，主要包括中药成分材料的制备、中药成分作用的靶标定位及其作用效应检测等。

一、中药成分材料的制备

中药复杂成分对机体的作用，可能存在有以下几种情况：①被吸收入体的成分和不被吸收的成分。一般不被吸收的成分多为无作用成分，但有些可在局部（如在胃肠道等）发挥作用；②吸收入体的成分，又有中药固有成分、口服后经肠道菌群分解后转化成分或经机体代谢后转化成分；③就其产生的效应而言，有能产生效应的成分和不能产生效应的无效成分；④根据产生作用的效果，又可分为药效成分、药效拮抗成分和毒性成分等。因此，在体外进行的中药作用机制研究中，仅用直接的中药制剂材料是不够的，还必须使用血清药物材料或尿液药物材料来共同完成。

1. 中药提取物　是目前最常用的中药制剂材料。中药成分复杂，不同溶剂提取的中药成分不尽相同，常用的有水提法、乙醇提取法、甲醇提取法等，可根据需要选择不同的提取方法。提取物获得后可以制备成冻干粉，冷冻保存备用。为保证材料的可靠性，一般需要根据

《中国药典》进行质控鉴定。

2. 血清药物材料　通过动物灌胃给药或注射给药后，从血清中分离药物成分，或者直接用血清药物进行检测。这种血清药物材料基本上符合在体内发挥药效作用的条件，但血清药物材料由于同时含有动物血清甚至动物体内的各种生物活性成分，且取药时间不同，其浓度和成分不尽相同，体外研究时必然会产生干扰，应注意设计排除性对照试验。避免出现假阳性和假阴性结果。

3. 尿液药物材料　由于体内药物成分多以原型经尿排出，可以通过收集给药后的尿液，制备尿液药物材料。尿液中所含的动物体内生物活性成分较少，可以大大地减少血清药物材料带来的血清成分干扰，也是比较理想的实验材料。但是有些有效成分可能已被分解或药物成分量少，也会出现假阴性和假阳性结果。

二、中药成分作用的靶标定位研究

中药是由多种物质分子构成的混合体系，对机体的作用基本不可能仅通过单靶点和单一途径来完成，而可能存在着多靶点和多途径参与机体功能的调节。因此，需要从多靶点和多途径进行研究。从目前化学合成药物的作用机制来看，所有化合物药物所涉及的重要药物分子靶标的数目约为 500 个，其中，细胞膜受体约占靶标总数的 45%，酶占 28%，激素和因子类占 10%，离子通道占 5%，核受体占 2%，其他占 10%。这些药物靶标几乎都是蛋白质，这些靶标均应作为中药成分作用机制的研究对象。

中药成分的靶标定位，可分为分子靶标定位和细胞靶标定位，它们主要通过生物芯片、高通量筛选法来实现。

（一）分子靶标定位筛选

药物作用的分子靶标，绝大多数是蛋白质或核酸。因此，可以用蛋白芯片、基因芯片等作为筛选中药成分的作用靶标。制备蛋白芯片，可以用重组蛋白，也可以用已知抗体特异性提取分离天然蛋白。

（二）细胞靶标定位筛选

某些药效成分（如矿物类药、微量元素等）的作用靶标不是蛋白质，而是通过某种途径影响特定细胞的功能。因此仅用蛋白芯片做靶标定位筛选是不够的，还必须通过细胞芯片来直接筛选作用于靶标细胞的中药成分。即选择某些中药成分，加入体外培养的活性细胞芯片中，通过检测对细胞活性的影响，鉴定中药成分作用的靶标细胞。

三、中药成分作用的细胞效应和机体效应研究

在中药成分作用靶标研究的基础上，可通过基因组学、蛋白组学、代谢物组学、宏基因组学、细胞组学等，研究中药成分与靶标结合后对细胞和机体产生的综合效应，最终阐明中药作用机制。

1. 药效成分的细胞效应研究　药效成分（包括中药提取成分、血清药物材料或尿液药物材料等）对细胞作用的效应研究（图 15 - 1）。

（1）中药成分直接作用效应研究　①单成分的靶细胞效应：将与靶标蛋白结合的中药单成分，加入表达靶标蛋白的体外培养细胞株中，进行体外培养细胞干预实验，研究中药单成分

对细胞作用的效应；②中药多成分联合作用的靶细胞效应：取能与靶标蛋白结合的中药多成分混合液，选择表达相应靶标分子的靶细胞，进行细胞体外培养干预实验，研究多成分对细胞产生的综合效应。通过与各自单成分对靶细胞效应的比较分析，便可做出共同作用的相加、协同或拮抗效应结论。

（2）中药成分作用于靶细胞后产生的联合效应　①中药成分与靶细胞活性成分联合的协同效应检测法：取中药成分作用后的体外培养细胞上清液（即含有中药成分和细胞分泌活性分子）加入另一靶标细胞体外培养体系中培养，检测中药成分和上一级细胞分泌活性分子的网络效应。通过与空白对照、单纯细胞培养上清液对照进行比较分析，便可得出中药成分作用于靶细胞后，再通过中药成分和细胞分泌活性因子共同作用的协同效应结果。②中药成分作用于靶细胞再由靶细胞作用的连锁效应检测法：中药成分与靶细胞孵育一定时间，经洗涤去除中药成分后，再培养一定时间取上清液，加入另一目的细胞体外培养体系中培养，或者将经干预细胞直接加到目的细胞体外培养体系中共同培养，同上法检测，便可得出中药成分作用于靶细胞后，通过靶细胞分泌活性因子或通过直接接触对下级细胞作用的连锁效应结果。

这里需要指出的是：中药复方制剂治疗的相应证候属于病态机体。因此，除了从相应证候的患者体内提取靶细胞，制备病态细胞模型外，多数的细胞模型都不是证候病态时的细胞，可能因某些中药成分对证候病态细胞与正常细胞的作用机制存在着差异而影响效果。因此，要真正阐明中药复方作用机制，还必须进行中药作用于机体证候模型的实验。

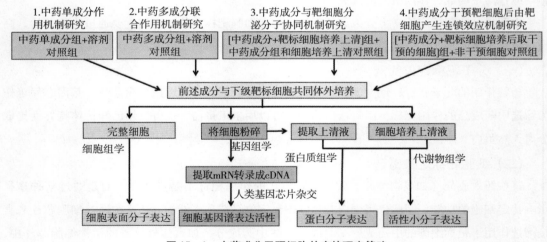

图 15 -1　中药成分干预细胞效应的研究策略

2. 中药作用的机体效应研究　辨证施治是中医理论的精髓，须在中药成分作用靶点、对细胞作用效应的基础上，通过中药复方制剂对机体证候模型治疗前后的比较研究，来阐明中药作用机制和中药药效学理论。

在机体功能检测上，尤其注意影响机体整体功能状态的神经、内分泌功能状态和能反映机体综合状态的血细胞功能状态和血浆成分的指标检测。如神经递质及其受体表达、内分泌激素及其受体表达、血细胞表面分子表达与功能检测、细胞因子及其受体表达等（图 15 -2）。

（1）中药复方制剂对临床典型证候的作用　运用中医诊断理论选择临床典型证候患者给予经典复方治疗，如图 15 -2 的程序进行研究，通过证候治疗的临床效果与细胞效应实验结果的相关性研究，得出的研究结果可能才最为可靠，还可能对中医证候本质研究具有指导性意义。

（2）中药成分对证候模型的作用 依据中医证候与机体细胞效应的关联性和中药特定成分靶标定位和细胞效应的研究结论，选择中药复方中可能发挥药效的单一或相关组合成分，进行动物证候模型干预实验，如图15－2的程序进行研究。通过全面分析比较，研究中药复方中相应成分在中药复方中发挥效应的地位和中药复方组成的合理性，对优化组方具有重要意义。

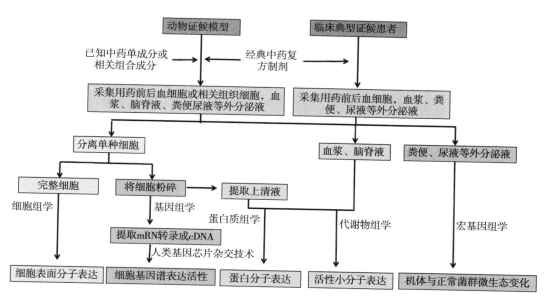

图15－2 中药作用于机体证候的机制研究策略

第四节 中医证候本质的研究策略

中医证候严格来讲不是一种疾病，它属于包括疾病在内的一种病态（morbidity）复合表型，受多细胞、多分子、多基因复杂网络体系的调控。生物体是一个极其复杂的有机系统，但可将其依次分解为相对简单的次级系统，即系统、器官、细胞、分子系统。细胞是机体生命活动的基本单位，分子表达又是细胞活动效应的具体体现。细胞乃至机体接受外来信号刺激所做出的反馈反应，都是通过多个简单分子系统构成的极其复杂的网络体系来实现。但就其构成复杂网络体系的单一分子系统而言，产生的反应信号则较为单纯。研究这些反馈信号信息，是研究中医证候本质的重要措施。

一、中医证候的研究方法

辨证施治是通过对患者望、闻、问、切所获的临床指标进行诊断、治疗，须以临床典型证候患者作为研究对象，结论才可靠、准确。因此，采用无伤害性的标本采集策略十分关键，如采血、脑脊液、粪便、尿液等外分泌液，以及治疗性手术后的组织标本等。建立的动物证候模型，只能作为辅助性研究或验证性研究。

采集典型证候标本，通过基因组学、蛋白质组学、代谢物组学和细胞组学等研究方法，是

NOTE

研究证候本质的重要手段之一。

二、中医证候的研究策略

(一) 中医证候本质的研究层次

从基因、分子、细胞和机体与器官的不同层次研究中医证候，是阐明其本质的重要手段。

1. 基因水平研究　主要包括基因谱结构和基因谱表达活性。

（1）**基因谱结构差异**　一般认为，素体证候或素体好发证候，多与证候相关的结构基因差异有关。研究证候患者与正常人基因结构的差异性，通常采用基因测序或 SNP 芯片作为研究手段，检测与素体证候相关的特异基因位点或 SNP 的改变。王阶、袁肇凯等学者在冠心病血瘀证基因组学研究发现：G 蛋白 β3 亚单位基因多态性中 825TT 基因型可能是冠心病血瘀证、痰浊证的易感基因；载脂蛋白 E（apolipoprotein E，ApoE）基因多态性可能是促使冠心病和血瘀证发生的遗传因素；血管紧张素转换酶基因（Angiotensin converting enzyme，ACE）DD 基因型中 D 等位基因与早发冠心病血瘀证的发病相关。

（2）**基因谱表达活性差异**　证候具有动态性、时空性和复杂性的特点。通常以转录组生物芯片或转录组测序为技术手段，采用自身对照设计（如患者治疗前、后）的基因转录表达差异，筛选与证候演变相关的基因谱表达活性，认识证候动态演变规律和发生机制。

采集受试对象 mRNA，转录并标记 cDNA 作探针，与人类基因芯片杂交检测，研究证候患者基因谱表达活性。王米渠等经中医诊断学教授把关，精选典型寒证病例，通过临床热药治疗，选择对热药治疗后疗效明显的 5 例寒证患者的治疗前、后比较，发现有 59 个基因的表达量发生了显著改变。其中有 43 条基因表达下调，有 16 条基因上调。涉及 7 类病理性基因：①与能量代谢相关的 5 条基因均为表达下调；②与糖代谢有关的 2 条基因下调；③脂类代谢基因 2 条均表现为下调；④与核酸代谢相关基因 10 条，其中以下调为主，上调为辅；⑤与蛋白质代谢有关的 16 条基因中，除少数上调外，多数表达下调；⑥与免疫机制有关的基因 15 条，大部分表达下调，少数表达上调；⑦与内分泌代谢有关的基因 1 条上调。

2. 分子水平研究　细胞乃至机体接受外来信号所做出的反馈效应，都是通过活性分子系统来实现的。研究活性分子表达水平，是阐明中医证候的重要措施之一。其主要包括采用蛋白组学和代谢物组学研究液相蛋白和小分子活性物质表达水平。

目前，已经有诸多中医证候的蛋白质谱研究开展。如刘友平等以二维电泳结合质谱分析、生物信息学分析数据为手段，以病例（慢性乙肝脾肾阳虚证患者）与对照（正常健康同龄人）对照设计，进行血浆蛋白质组学比较分析，获得 8 个有明显规律性变化的差异蛋白质点，这些蛋白质的组合变化可能是慢性乙肝脾肾阳虚证的物质基础，有可能成为该病证诊断和治疗的靶点。

3. 细胞水平研究　细胞是生命活动的基本单位，细胞表型分子和分泌分子是研究细胞功能活动状态的重要指标。通过细胞组学研究细胞表型分子、蛋白质组学和代谢物组学研究其分泌分子，阐明证候状态下细胞的功能状态。

4. 机体或组织器官水平研究　中医证候是机体所处功能状态的一种体现。因此，进行机体水平研究，才能获得较完整的生物信息。另外，某些证候表现出明显的脏腑定位，如肝气郁结、胃火上炎等，应重点选择相关器官或系统的检测指标，进行选择性检测研究。

（二）中医证候的系统研究策略

1. 依据证候的症状群产生机制进行选择性目标研究　例如：寒、热证候，可能多与能量代谢高低、细胞兴奋度高低、交感神经与副交感神经的功能上调或下调，内分泌激素间平衡等有关。选择相关正负对照因素进行比较研究。

2. 阴阳证候的比较性研究　中医证候的辨证方法包括八纲辨证、脏腑辨证、六经辨证、气血津液辨证、卫气营血辨证、三焦辨证等，其中八纲辨证是中医的纲领性辨证方法，在八纲辨证中阴阳辨证又是诸多辨证之纲纪，起着提纲挈领作用。

阴阳学说认为，世界是物质的整体，始终处于阴阳对立统一的矛盾运动之中。宇宙间一切事物的发生、发展和变化，都是阴阳对立统一矛盾运动的结果。机体生理功能的相对平衡（亦即机体阴阳的相对平衡）是机体健康的标志。由于某些病因、局部病理改变或者素体因素等必然会影响这种平衡体系，从而引起临床证候。在中医理论最具纲领性的八纲辨证中，用阴阳虚实寒热表里来概括，其证候综合归纳起来不外乎"阴证"与"阳证"。具体临床病理改变，表现在细胞水平上，则为某类细胞的功能低下或亢奋和相对低下或相对亢奋；表现在基因水平上，有基因谱表达的上调或下调、相互制约关系基因谱的激活或抑制；在分子水平上，有分子表达的上调或下调、相互制约关系分子的激活或抑制。因此，在研究阐明了阴阳对立的其中一种证候（如虚寒证）机制，并建立了证候相关综合生物信息的研究结论之后，进行相互对立证候对比研究。不仅是研究探讨中医证候本质的一种捷径，而且还对中医阴阳学说理论思想的阐明具有重要意义。

3. 方证对应的分析研究　方证对应研究是探讨中医证候本质的重要研究手段之一。随着中药经典复方作用机制的阐明，从中药经典复方有效成分作用的靶标定位、细胞效应和机体效应的不同层面，推断相应证候时机体所处的功能状态，即为中医证候本质所在。例如四物汤与血虚证、四君子汤与气虚证、六味地黄丸与肾阴虚证、肾气丸与肾阳虚证等。

4. 典型证候治疗前后的比较研究　依据中医辨证施治理论，建立能反映证候的主要症状、体征指标。经过严格辨证，选择临床典型的证候病例，给予中药经典复方治疗，利用"组学"技术等检测治疗前后的变化，探讨证候本质。

5. 相同证候的群体相关性研究　只有获得同一证候群体中出现某些指标的基本一致性或相近性，才能真正反映证候状态。因此，相同证候的群体相关性研究，是验证其他各项研究结果合理性、准确性的手段。

在阐明中医证候形成机制的基础上，还可以通过系统分析和归纳总结，建立中医证候临床诊断客观化的辅助诊断指标。如选择在中医证候中表达最为显著并具代表性的相关活性分子指标，建立证候相关活性分子指纹图谱，可作为中医证候辅助诊断的客观指标等。

知识纲要

抗原抗体免疫实验技术是一种克隆化检测各种物质的实验技术，它无需对被检物纯化提取，便可直接检测，且具有特异、准确、敏感的特点，是中医药理论研究的重要方法之一。

组学技术是通过检测、分析某一层面所有构成要素（如机体整个基因组、所有蛋白分子、所有代谢物等），以及构成要素之间的相互作用关系来研究生命状态的一种方法。它是目前生命科学活跃的领域之一。它所具有的多层次、多靶点的研究特点及所关注的整体性、动态性、时空性和复杂性，与中医药理论特点有着相似的趋同，必将成为中医药理论研究的重要方法之一。

1. 中药成分的免疫分析法检测与组学分析

（1）中药成分的免疫分析法检测：免疫分析法无需对被检成分提取分离，便可直接检测，且具有特异、敏感、快捷的特点。因此，中药成分免疫分析法检测将对判定中药材真伪、鉴定中药品质、检测药效成分或毒性（或药效拮抗）成分、建立中药质量标准等领域具有重要意义。

（2）中药成分的组学分析：采用代谢物组学、蛋白组学等进行中药成分的组学分析，将对判定中药材真伪、鉴定中药品质，尤其对研究中药的"药效成分组"分析研究具有重要意义。

2. 中药作用机制的研究策略　药物作用的本质研究主要应从药物作用靶点及其效应着手，主要包括中药成分材料的制备、中药成分作用的靶标定位及其作用效应检测等。

（1）中药成分材料的制备：包括中药材提取成分、血清药物成分、尿液药物成分。

（2）中药成分作用的靶标定位研究：包括分子靶标定位筛选、细胞靶标定位筛选。

（3）中药成分作用的细胞效应和机体效应研究：在中药成分作用靶标研究的基础上，通过基因组学、蛋白组学、代谢物组学、宏基因组学、细胞组学等，研究中药成分与靶标结合后对细胞和机体产生的综合效应，最终阐明中药作用机制。

3. 中医证候本质的研究策略

（1）中医证候本质的研究层次：从基因、分子、细胞和机体不同层次研究中医证候，是阐明其本质的重要手段。

（2）中医证候的系统研究策略：①依据证候的症状群产生机制进行选择性目标研究；②阴阳证候的比较性研究；③方证对应的分析研究；④典型证候治疗前后的比较研究；⑤相同证候的群体相关性研究。

复习思考题

1. 为什么说免疫学实验技术、分子生物学技术和各种组学技术，是研究中医药理论的重要手段？

2. 你认为中药作用机制和中医证候本质的研究策略还应采取哪些方法？

英中文名词索引

NOTE

NOTE

NOTE